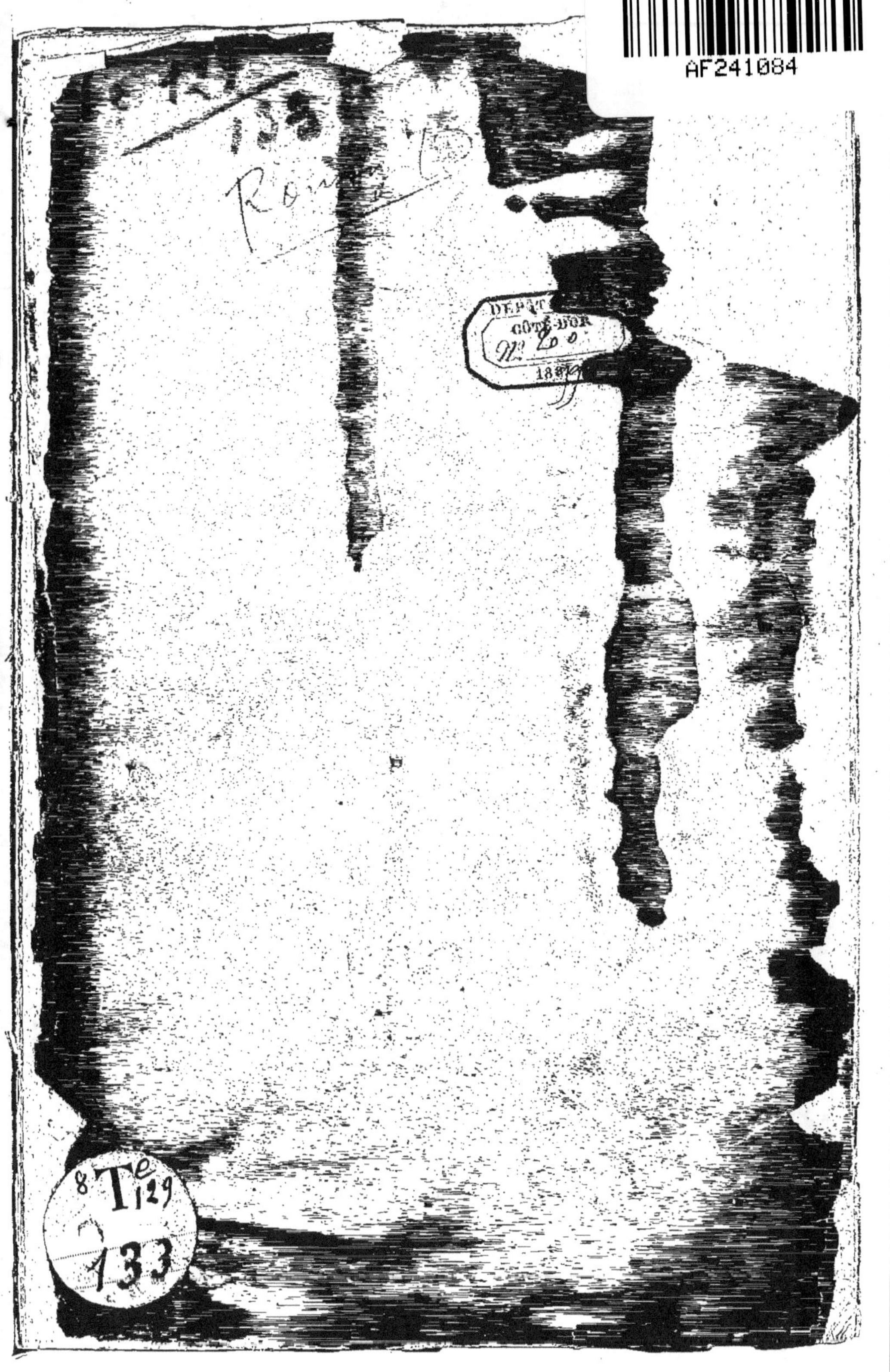

TRAVAUX DU MÊME AUTEUR

1. — Recherches cliniques et expérimentales sur la pathogénie de l'angor-pectoris par rétrécissement ou occlusion des artères coronaires du cœur. Thèse pour le doctorat en médecine. Paris, 1881, Derenne, édit. *(Couronnée par la Faculté de médecine de Paris)*.

2. — Arrêt rapide des contractions rythmiques des ventricules cardiaques sous l'influence de l'occlusion des artères coronaires. *(Compt. rend. Acad. des Sc., 10 janvier 1881)*.

3. — Microbes, Ptomaïnes et Maladies. In-12 de 235 pages. Doin, édit. Paris, 1886. Ouvrage portant le millésime de 1887, mais publié en 1886. Traduit de l'allemand en collaboration. Arrangé et augmenté d'une préface, d'une introduction et de nombreuses notes.

4. — Ptomaïnes et Leucomaïnes. Revue générale de 63 pages in-4 (composition très compacte en caractères n° 7). In *Revue des Sciences médicales* de janvier et avril 1888, t. XXXI, p. 296, 704.

5. — Les alcaloïdes animaux devant la médecine légale. Revue générale de 11 pages in-4 (composition très compacte en caractères n° 7). In *Revue des Sciences médicales*, octobre 1888, t. XXXII, p. 729.

6. — Recherches expérimentales sur la pathogénie de la fièvre. — Théorie générale sur la nature et les rôles physiologique, pathogène et thérapeutique des diastases ou ferments solubles. Mémoires lus devant l'Académie de médecine de Paris (séances des 12 février et 12 mars 1889), honorés de remerciments. *(Bulletin de l'Académie, 12 novembre 1889)*, couronnés du prix Perron « *décerné, tous les 5 ans, au mémoire qui paraît le plus utile au progrès de la médecine* » (1890), insérés dans le Recueil de ses mémoires, t. XXXVII, fasc. 1.

7. — Étude critique sur le service médical des Bureaux de bienfaisance de Paris. 12 grandes colonnes du *Progrès médical*, 1891, nos des 11 juillet, 1er et 8 août.

8. — Nouveau matériel d'Attache, de Contention, d'Immobilisation, d'Enregistrement et d'Inscription. Mémoire de 75 pages, avec planches, déposé à l'Académie des Sciences, en janvier 1893 (Section du Prix Montyon).

9. — Auto-observation et Auto-expérimentation tendant à démontrer la nature et le mode d'action de l'agent pathogène de l'influenza, ainsi qu'à établir un traitement curatif et préventif de cette maladie. Mémoire lu à l'Académie de médecine de Paris (séance du 10 juillet 1894). — In *Revue de médecine*, 10 août 1895.

10. — Nouvelles Recherches sur la Pyrétogénine. — In *Compt.-rend. Soc. de Biologie*, 30 mars 1895.

11. — Action des Agents physiques sur les propriétés pyrétogène et diastasique de l'invertine. In *Compt.-rendu Soc. de Biologie*, 27 avril 1895.

12. — Nouvelle Méthode de Recherches physiologiques basée sur un nouveau Matériel applicable à l'étude dynamique et statique du système vivant humain en état de Santé ou de Maladie. — Pli cacheté déposé à la Société de Biologie de Paris (Séance du 15 juillet 1899).

13. — Nouveau Tirage des Mémoires n° 6 (*ci-dessus*) augmentés de *nombreuses remarques* et de *Notes* hors texte. Juillet 1899. Rousset, libraire éditeur, 36, rue Serpente, Paris.   Prix :   2 fr. 50

DIJON. — IMPRIMERIE DARANTIERE

TRAVAUX
DE LABORATOIRE

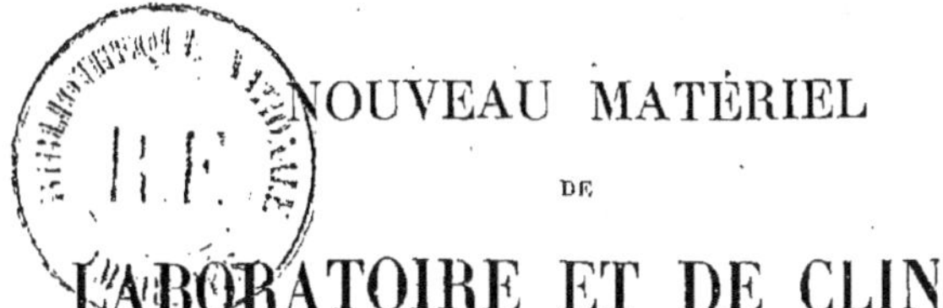

NOUVEAU MATÉRIEL

DE

L'ABORATOIRE ET DE CLINIQUE

A L'USAGE DES

PHYSIOLOGISTES EXPÉRIMENTATEURS,

Médecins praticiens, vétérinaires, anatomistes, etc.

AVEC 54 PLANCHES COMPRENANT 85 FIGURES DANS LE TEXTE

PAR

Le Docteur ROUSSY

Maître de conférences à l'École pratique des Hautes Études
au Collège de France, etc., etc.

PARIS

OCTAVE DOIN, ÉDITEUR

8, Place de l'Odéon, 8

—

1899

PRÉFACE

Le Nouveau matériel de *Préhension*, d'*Attache*, d'*Incarcération*, d'*Immobilisation* des animaux, d'*Inscription*, d'*Enregistrement* et d'*Études des courbes*, de *Pelliplanimétrie*, de *Salubrité*, etc., figuré et décrit dans le présent volume (1) ne comprend pas moins de *trente-quatre* appareils originaux qui ont, tous, été construits sur mes propres plans, dessins, schémas et indications diverses.

Quelques-uns ont été présentés à l'*Exposition annuelle de la Société de physique*, en 1891, 1892 ou 1893.

Presque tous ont été présentés, ensuite, à la section de Physiologie du dernier Congrès international de médecine tenu à Rome, en mars 1894.

Chacun de ces appareils répond à un besoin spécial

---

(1) Ce volume représente le *Tome i* d'un ouvrage beaucoup plus étendu qui comprend un certain nombre d'autres appareils nouveaux, non encore publiés, que j'ai imaginés et fait construire, pour étudier, spécialement, les fonctions de l'organisme humain ou de quelques animaux.

Me proposant de publier à part, dans un autre ouvrage, les résultats obtenus avec les différents appareils de ce *Nouveau Matériel*, je me bornerai, dans le présent volume, à faire connaître, seulement, la construction et les avantages des différents appareils qui le composent.

souvent éprouvé par les *Physiologistes*, les *Médecins pra-ticiens*, les *Vétérinaires* et les *Anatomistes*.

Quelques-uns de ces appareils sont présentés sous diffé-rents modèles. C'est ainsi, que le « *Mors Ouvre-gueule* », par exemple, se trouve figuré sous une dizaine de formes différentes.

Le lecteur se demandera, sans doute, pourquoi je ne me suis pas borné à présenter, seulement, le dernier mo-dèle, le plus perfectionné, celui qui, en raison de sa sim-plicité et de sa commodité, paraît avoir le plus de chances d'être adopté.

J'avoue que cette façon de procéder eût été plus régu-lière, plus conforme aux habitudes prises. Je l'aurais certainement employée, si quelques empêchements ne m'avaient pas forcé, pour ainsi dire, à procéder comme je l'ai fait. En voici les raisons :

Après chaque principal perfectionnement que mon inex-périence de la marche de l'invention me faisait considérer comme définitif, je m'empressais d'en faire exécuter le dessin et le cliché, ayant l'intention bien arrêtée de le publier le plus rapidement possible.

Mais, en méditant, de nouveau, sur les défectuosités que pouvait présenter encore ce nouvel appareil, je voyais qu'il était possible de lui faire subir de nouveaux perfec-tionnements importants. Dans ces conditions, je me fai-sais un devoir d'en ajourner la publication et de recom-mencer mon travail. J'ai dû agir, ainsi, un assez grand nombre de fois. Puis, je suis devenu circonspect.

Il est résulté de ces nombreux perfectionnements un

grand nombre de dessins et de clichés qui n'avaient plus qu'un intérêt historique, avant même d'avoir été publiés.

Il m'était d'autant plus difficile de les mettre au rebut que la plupart de ces dessins de mors se trouvaient compris dans d'autres dessins destinés à être publiés. Je me trouvais, ainsi, dans l'alternative de publier, avec ces derniers, des dessins représentant des modèles abandonnés, ou de rejeter les bons avec les surannés et de faire refaire tous les dessins et tous les clichés.

Après des hésitations bien légitimes, on le comprendra, sans doute, j'ai pris le parti de publier tous les dessins que j'avais fait exécuter et clicher et de faire, ainsi, en quelque sorte, l'histoire de ce nouvel outillage et plus spécialement celle du mors ouvre-bouche.

D'autres raisons sont venues, du reste, consolider encore ma résolution.

J'ai pensé, en effet, que la publication de toutes les constructions expérimentées et abandonnées par moi pourrait, peut-être, rendre quelques services à certains lecteurs engagés dans la même voie de recherches que j'ai parcourue, soit en les détournant de consacrer leur temps, leurs efforts et leurs ressources pécuniaires à la réalisation de ces mêmes constructions, soit en leur mettant, sous les yeux, l'image de quelque idée à leur convenance qu'ils pourraient être heureux d'introduire dans leurs propres constructions.

J'ai pensé, enfin, que cette publication ne pouvait aucunement gêner le lecteur; qu'il lui serait toujours facile de remplacer, mentalement, dans les figures compliquées où ils se trouvent représentés, les modèles abandonnés, par le·modèle le plus perfectionné.

J'ose espérer que ces différentes raisons paraîtront suffisantes, pour justifier la façon de procéder que j'ai employée.

Bien que j'aie consacré, à peu près, dix ans d'efforts persévérants de 'toutes sortes, conçu et étudié plusieurs centaines de constructions théoriques, fait exécuter ou exécuté moi-même plusieurs autres centaines de perfectionnements matériels, ce qui peut paraître fantastique et même incroyable à tout autre qu'à un véritable inventeur constructeur, nul ne sera plus convaincu que je le suis moi-même, que les meilleurs des appareils de ce nouvel outillage sont, encore, bien loin d'avoir atteint leur maximum de perfection. De nombreuses déceptions m'ont rendu, en cette matière, trop circonspect et même trop sceptique, pour qu'il n'en soit pas ainsi.

Sur le rude terrain de la pratique, la perfection est insaisissable. Personne ne peut, raisonnablement, prétendre à sa réalisation. Quand on se réjouit de l'avoir touchée, on ne tarde point à voir, ainsi qu'une expérience déjà longue me l'a souvent démontré, que l'on a été dupe d'une illusion.

Quel que soit le progrès accompli, quoi qu'on fasse, la perfection, dans les constructions matérielles, beaucoup plus encore que dans les constructions théoriques, ne cesse de fuir et de s'éloigner toujours, torturant, ainsi, constamment, le malheureux qui croit l'entrevoir, et qui s'obstine, quand même, à la vouloir posséder. Aussi, ne publierait-on jamais rien, si on attendait de l'avoir réalisée.

Si donc, je présente, aujourd'hui, les modestes résultats de mes efforts, ce n'est pas, certes, parce que je considère que mon entreprise est, enfin, achevée. Cette pensée est bien loin de mon esprit. Mais, c'est, tout simplement, parce que j'estime que, malgré les nombreuses imperfections qu'il présente encore, ce « *Nouveau Matériel* » pourra rendre quelques services aux *Physiologistes*, aux *Cliniciens*, aux *Vétérinaires*, aux *Anatomistes*, etc., qui voudront bien en faire usage. C'est parce que j'espère que d'autres, plus capables ou mieux inspirés que moi, pourront, ou en corriger les défauts, ou prendre ce qu'il contient de meilleur, pour l'introduire dans leurs propres constructions originales.

Paris, le 15 Octobre 1899.

INTRODUCTION

—

I

CONSIDÉRATIONS GÉNÉRALES SUR LA TECHNIQUE
ET LA MÉTHODE THÉORIQUE

La technique du physiologiste a fait de grands progrès depuis l'époque où, en 1830, *Magendie*, récemment nommé professeur au Collège de France, y fonda le premier laboratoire de médecine expérimentale, dans un réduit qui, dit *Claude Bernard*, pouvait, à peine, admettre deux hommes. Le matériel de laboratoire se réduisait, alors, à quelques instruments grossiers.

Mais, l'exemple donné par notre célèbre expérimentateur et philosophe fut bientôt imité. A l'étranger, comme en France, on vit surgir de nombreux laboratoires et de nombreux maîtres qui rivalisèrent dans la création et le perfectionnement du matériel d'observation et d'expérimentation.

Et aujourd'hui, 70 ans, à peine, après la fondation de la première salle de vivisection, les laboratoires modèles ont pris la forme, surtout à l'étranger, de superbes monuments, de vrais palais, où se trouve un outillage très varié, très perfectionné et très puissant.

Si les laboratoires ont reçu un aussi magnifique développement, c'est parce que l'homme le mieux doué et le plus résolu, mais qui ne peut employer que les seules ressources de son organisme pour modifier la matière et les êtres qu'elle constitue, observer et mesurer les phénomènes qu'ils présentent, se voit, bientôt, réduit à une impuissance presque absolue.

Et que ferait-il, en effet, si il était encore obligé d'inventer ou dans l'impossibilité d'utiliser les précieux outils élémentaires ou leurs innombrables combinaisons dont il s'arme, aujourd'hui, chaque fois qu'il entre en action, pour adapter, suivant ses besoins, soit les corps qui l'entourent à son organisme, soit cet organisme à ces corps? Rien ou presque rien. Cela est évident.

Les outils, les instruments, les appareils, les agents modificateurs en général, les procédés et les méthodes de travail dont l'ensemble constitue la *Technique générale*, lui sont donc absolument nécessaires. Ils augmentent sa force musculaire, la puissance de ses sens et des diverses facultés de son entendement dans des proportions incalculables. Et cette force ou cette puissance sont d'autant plus grandes, que cette technique est plus perfectionnée. C'est, là, un théorème qui se comprend facilement et sans commentaire.

La *Méthode* est, en somme, la source fondamentale de la science.

Empirique ou scientifique, c'est-à-dire, irraisonnée ou raisonnée (*théorique*), elle est la *Condition Mère* de sa naissance et de son développement. Aucune connaissance ne peut être dégagée, solidement établie, sans elle.

Toute Méthode Nouvelle comporte des recherches et

des connaissances originales spéciales. Toujours, elle engendre des découvertes nouvelles ou elle en perfectionne d'anciennes.

On ne saurait donc s'attacher trop à rechercher des *Méthodes Nouvelles* ou à perfectionner les anciennes.

Aussi, les expérimentateurs, toujours plus désireux d'approfondir et de résoudre, enfin, les fameux problèmes de la vie, se sont-ils constamment efforcés d'augmenter les ressources de la technique. Ils sont parvenus, ainsi, à créer des appareils d'observation, des procédés d'investigation qui permettent d'étudier le fonctionnement, on pourrait presque dire, de chaque système d'organes, de chaque organe, de chaque tissu, de chacun des phénomènes les plus intimes de la machine animale, c'est-à-dire, du *Système vivant animal*.

Je voudrais pouvoir citer, ici, tous ceux qui, obscurs ou célèbres, ont contribué à créer, en si peu de temps, ce puissant outillage et ces précieux procédés d'investigation. Je serais heureux, si je pouvais rendre, à leurs efforts et à leurs succès, tous les hommages qui leur sont dus.

Mais, je ne puis accomplir, ici, une telle tâche. Je suis obligé de me borner à ne citer que quelques-uns des principaux d'entre eux, tels sont, par exemple : *MM. Berthelot, Pasteur, Schutzenberger, A. Gautier, Grimaux, Marey, Cl. Bernard, d'Arsonval, Bert, Chauveau, Arloing, Gréhant, François-Franck, Malassez, Regnard, Ch. Richet*, etc., pour la France ; *Ludwig, Vierordt, Helmoltz, du Bois-Reymond, Fick, Wundt, J. Rosenthal, Richard, Gscheidlen, Hering*, etc., etc., pour l'Allemagne ; *L. Frédericq*, pour la Belgique ; *Sterling, J. Burdon-Sanderson*, en Angleterre ; etc., etc.

Les admirables résultats réalisés, jusqu'ici, sont vraiment encourageants, excitants. Ils ont fait naître ou développé, partout, une grande émulation. L'ardeur que les médecins expérimentateurs, que les biologistes en général, mettent à poursuivre, dans tous les pays imprégnés par notre civilisation moderne, la solution des grands problèmes de la vie, inspire les plus belles espérances. L'avenir apparaît plein de promesses.

II

PRINCIPALES RAISONS QUI M'ONT AMENÉ A CRÉER LE NOUVEL OUTILLAGE FIGURÉ ET DÉCRIT DANS LE PRÉSENT OUVRAGE

La *Technique générale*, ai-je dit, a acquis un haut degré de perfectionnement. Cependant, il est juste de remarquer qu'il en est une section, celle des appareils de *Préhension*, *d'Attache*, de *Claustration*, *d'Incarcération* et *d'Immobilisation* qui a fait, relativement, peu de progrès. Ces appareils sont encore, aujourd'hui, à peu près les mêmes que ceux, vraiment trop primitifs, dont se servaient *Vésale*, *Régnier de Graaf* et *Magendie*.

A part *Cl. Bernard* (1) qui a toujours donné une grande importance aux appareils de cette section et qui en a même imaginé quelques-uns encore très répandus ; à part *Schwann*, *Pirogoff*, *Blondlot*, *Malassez*, *Ranvier*, *Czermak*, *Livon*, *Jolyet*, *Cowl*, qui, chacun de son côté, ont imaginé quelques appareils ingénieux, peu d'auteurs s'en sont occupés.

(1) *Leçons de physiologie opératoire*, Paris, 1879.

Il semble que ce genre d'appareils ait été quelque peu négligé. Pourquoi? C'est, probablement, parce que les efforts et les sacrifices que l'on y consacre, les résultats qu'on en obtient, sont, en général, peu appréciés ou même méconnus. C'est parce que, dans tous les cas, ils ne donnent pas, à leurs auteurs, tout le prestige qu'ils valent.

Il y a, aussi, d'autres raisons.

Un certain nombre d'expérimentateurs estiment, bien à tort, selon moi, qu'ils peuvent se passer d'appareils perfectionnés; que les mains, quelques bouts de ficelles, une planche, suffisent pour prendre, attacher ou immobiliser un animal; qu'un sous-sol, une cave plus ou moins privés d'air et de lumière, humides et remplis d'odeurs infectes, qu'une cage contenant un lit de fumier pâteux, sont bien assez bons pour loger les animaux placés en réserve ou en observation, avant ou après l'expérience.

Quelques-uns même mettent leur orgueil à n'opérer qu'avec les appareils les plus primitifs, les plus grossiers, peut-être pour se donner un caractère d'habileté particulier.

Certes, je ne veux pas soutenir qu'il est indispensable de se servir d'appareils très perfectionnés, pour entreprendre et poursuivre, avec succès, des recherches, pour faire même de belles découvertes. L'histoire de la science me donnerait de nombreux démentis.

Mais parce que *Magendie* a fait, dans un réduit où il avait peine à se mouvoir, presque sans outillage, de belles découvertes qui ont assuré l'immortalité de son nom; parce que *Cl. Bernard* et d'autres savants ont fait, dans des conditions qui ne valaient guère mieux, des découvertes tout aussi belles et non moins immortelles, est-ce une raison suffisante pour ne point améliorer les conditions de travail des investigateurs, pour ne point mettre à leur disposition, chaque fois qu'on le peut, et un outillage perfectionné, et de grands locaux, de belles salles de travail commodes, agréables et confortables, qui suppriment ou atténuent une partie des difficultés inhérentes aux recherches.

Quoi qu'on fasse, ces recherches présenteront toujours assez de difficultés ; on n'enlèvera jamais trop de soucis et de désagréments aux expérimentateurs ; on ne facilitera jamais trop et leur bonne volonté et leurs efforts.

Et puis, tout progrès, si petit qu'il soit, apporté dans une partie de la *Technique*, soit du côté de la théorie, soit du côté de la pratique, n'est-il donc pas un nouvel élément de progrès pour la science et, conséquemment, de puissance pour l'homme ?

Du reste, aujourd'hui que l'*enseignement pratique* tend, heureusement, à devenir la base d'une instruction positive, que les étudiants en médecine, comme les étudiants en zoologie, auront, par conséquent, à exécuter, de plus en plus, des travaux physiologiques, pathologiques ou thérapeutiques, aussi bien que des travaux anatomiques, physiques ou chimiques ; aujourd'hui, encore, que les médecins praticiens sont souvent obligés, et ils le seront de plus en plus, d'avoir recours à des essais de pathologie expérimentale pour arriver à formuler un diagnostic positif et, partant, un traitement scientifique ; aujourd'hui, enfin, que les vétérinaires sont obligés d'examiner et de traiter les animaux plus méthodiquement qu'autrefois, qu'un assez grand nombre d'entre eux dirigent, surtout, dans les grandes villes, des cliniques spéciales de chiens ou de chats, le matériel de préhension, d'attache, de contention et d'immobilisation ne saurait être, il me semble, trop parfait.

Ces raisons, malgré toute leur valeur, ne sont point les seules qui m'aient engagé à consacrer beaucoup de temps et d'efforts à la création d'un nouveau matériel de ce genre.

J'ai eu, en effet, jusqu'ici, à organiser, à outiller deux laboratoires destinés, plus spécialement, aux recherches de pathologie et de thérapeutique expérimentales et, par conséquent, dans une large mesure, aux vivisections.

Le premier fut le laboratoire de thérapeutique et de matière médicale de la Faculté de médecine de Paris que j'organisai en 1887, 1888, 1889 et qui comprend plus de dix salles de travail, sans compter les annexes.

Le second est celui où je travaille actuellement, à l'Ecole pratique des Hautes Etudes, au Collège de France.

J'ai profité de ces différentes circonstances pour imaginer et faire construire, non seulement un matériel complet de préhension, d'attache et d'immobilisation, mais, aussi, quelques nouveaux appareils d'inscriptions, d'enregistrement, d'hygiène, etc.

J'ai essayé, ainsi, de combler une lacune de la technique du physiologiste expérimentateur. Certes, je n'ai pas la prétention d'y avoir réussi complètement et je sens que, malgré tous mes efforts, malgré tous mes sacrifices de temps et d'argent, je suis resté bien loin de l'idéal que j'aurais voulu atteindre. Cependant, tel qu'il est figuré dans ce travail, ce nouveau matériel pourra, je l'espère, rendre quelques services.

PREMIÈRE PARTIE

APPAREILS
DE PRÉHENSION, D'ATTACHE, DE LOGEMENT, D'INCARCÉRATION ET D'IMMOBILISATION DES ANIMAUX

SECTION I

APPAREILS DE PRÉHENSION

Si les animaux sont dociles avec ceux qu'ils connaissent bien; si ils se laissent prendre et manier, sans difficulté, par eux, il n'en est plus de même pour les animaux qui subissent des expériences désagréables ou douloureuses, dans le laboratoire du vivisecteur.

§ 1. — Utilité des Appareils de préhension.

Le chien obéissant et doux y devient, souvent, méfiant, récalcitrant et méchant. Il a bonne mémoire. Quand on l'appelle, il s'empresse d'aller se cacher sous une table, dans un coin ou derrière un obstacle peu accessible et il s'y tient obstinément blotti. Si on veut le prendre par la force, il gronde, montre ses dents, en regardant de travers la main de celui qui le poursuit, finit par se mettre, plus ou moins, en colère et par user de ses moyens naturels de défense. Il peut, ainsi, blesser grièvement celui qui veut absolument l'entraîner.

Le fait suivant donnera, je pense, une idée suffisante du danger qui, quelquefois, peut menacer l'expérimentateur.

Il y a une douzaine d'années, étant encore chef de laboratoire à la Faculté de médecine de Paris, mon aide et moi avons eu, l'un le pouce, l'autre la paume et le dos de la main, assez fortement comprimés (presque écorchés), entre les maxillaires d'un chien récalcitrant que nous voulions tirer d'un recoin difficile à aborder.

Or, cet animal qui, à ce moment, ne nous paraissait pas malade, est mort, quinze jours plus tard, après avoir présenté tous les symptômes les plus typiques de la *rage*.

Je pourrais, aussi, citer un assez grand nombre de cas où d'autres ont eu, comme moi, à livrer de véritables batailles avec des chiens vigoureux, récalcitrants et méchants, pour les saisir et les immobiliser.

Un travail aussi pénible et émouvant met, cela se comprend, l'expérimentateur dans un état peu favorable, pour opérer et observer avec le calme et la précision qui lui sont nécessaires.

§ 2. — Collier-Préhenseur non limitable
à distance.

C'est pour atténuer, sinon supprimer, ces graves inconvénients que j'ai imaginé et fait construire le *Collier-Préhenseur* figuré ci-après.

I. *Construction.* — Cet appareil se compose d'une sorte de *collier en cuir rond* (1) percé de trous armés de petites douilles métalliques (6, 6), rigide et, cependant, très flexible, ayant 60 à 70 centim. de long sur 16 mm. de diamètre. Ce collier est solidement fixé, au moyen d'une douille de métal (2) vissée, sur l'extrémité d'une *canne* de 1 m. de long en bois de *cornouiller* (2') qui, comme on sait, est flexible, très dur et très résistant.

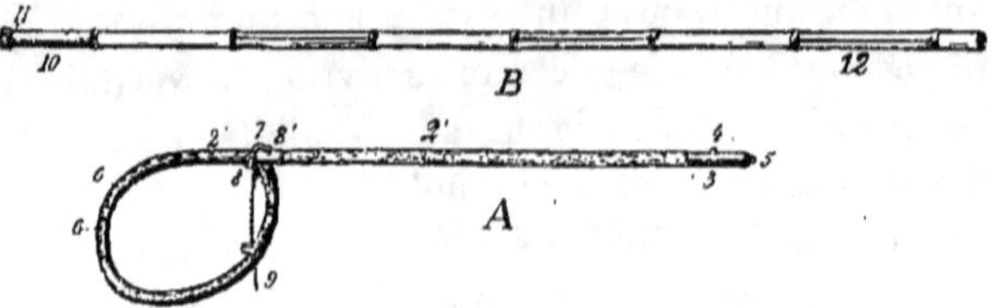

Fig. 1. — Collier-Préhenseur, non limitable à distance, pour chiens, etc. (*Modèle de 1894*) (*a*).

L'extrémité libre de ce collier porte un anneau en métal (7) qui glisse très librement sur la canne et le collier formant, ainsi, une sorte de *nœud coulant*. Cet anneau

(a) *Comptes Rendus de la Société de Biologie de* 1899 (séance du 17 juin).

porte, à l'extrémité d'une petite chaînette fixée sur lui, une goupille conique (9) dont l'extrémité, en forme de pointe mousse, présente 3 à 4 pas de vis. Aux deux extrémités du diamètre de l'anneau sont deux trous, le plus grand (8), et le plus petit (8') qui est conique et qui porte 3 à 4 filets de pas de vis, comme la vis (9) qu'il est destiné à recevoir.

Cette construction permet de limiter, solidement et à volonté, quand l'animal est pris, le diamètre du collier. Il suffit, lorsque l'anneau a glissé sur la région des trous du collier, de faire traverser, par la goupille, les trous de l'anneau et du collier qui se trouvent naturellement sur la même ligne et de faire faire, à l'oreille de la goupille, deux ou trois tours, pour la visser dans le trou (8').

Sur l'extrémité libre de la canne de cornouiller est rivée une douille de métal (3) qui porte un anneau allongé (5). Par cet anneau, on peut accrocher la canne à un clou recourbé ou au mousqueton d'un bout de chaîne convenablement placés et fixés. On fait, ainsi, du préhenseur, quand l'animal est pris, un moyen d'attache solide et commode.

La longueur de la canne de cornouiller n'étant que de 1 m., elle peut être insuffisante, dans certains cas, lorsque, par exemple, l'on veut prendre l'animal dans une courette, à une distance assez grande.

On peut, alors, l'allonger facilement de 2 m. 50, et même plus, si c'est nécessaire, en enfonçant l'extrémité libre de la canne dans la douille de métal (10) rivée sur l'extrémité d'une *canne de bambou* (**B**-12), aussi légère que solide. Pour bien assujétir les deux moitiés **A** et **B** de l'appareil complet, il suffit de faire tourner l'extrémité (3) dans la douille (10), de façon à ce que le bouton (4) s'engage dans la rainure (11). On a, ainsi, une fermeture dite de *bayonnette* qui est très solide.

II. *Mode d'emploi.* — La manœuvre de cet appareil est aussi simple que possible. L'anneau occupant la position indiquée dans la figure **A**, on fait traverser le cercle de cuir par la tête de l'animal, on tire et l'animal suit nécessairement.

Son emploi n'exige aucune habileté spéciale. Le premier venu peut, sûrement et très facilement, prendre dans un recoin, à un ou plusieurs mètres de distance et maîtriser, sans aucun danger, l'animal le plus vigoureux, le plus récalcitrant, le plus méchant et le plus dangereux.

Il peut, ensuite, à volonté, ou l'attacher au moyen de l'anneau 5, comme il a été dit plus haut, ou le tirer dans l' « *Immobilisateur* » et l'y attacher, en faisant traverser un des trous 6,6 par l'extrémité de la pièce accessoire (fig. 31), préalablement solidement fixée dans la douille de l'*Immobilisateur*.

§ 3. — Collier-Préhenseur perfectionné, rétrécissable et limitable à distance, pour chiens, etc.

L'appareil figuré et décrit ci-dessus (p. 19), présenté un grave inconvénient : il expose l'animal à subir, soit par les tractions qu'il exerce pour se dégager, soit par celles que fait l'opérateur pour l'entraîner, un certain degré, très variable, de strangulation.

En réfléchissant, de nouveau, à cet inconvénient, j'ai imaginé, dans ces derniers temps, un perfectionnement important représenté par la figure ci-après :

I. — *Construction*. — Une courroie de cuir solide (1), percée d'un grand nombre de trous non figurés, sur presque toute sa longueur, ayant environ 70 à 80 cm. de longueur, 2 cm. de largeur et 4 à 5 mm. d'épaisseur, est fixée, par l'une de ses extrémités (1' de **B**), au moyen de trois rivets, dans l'extrémité aplatie d'une douille de

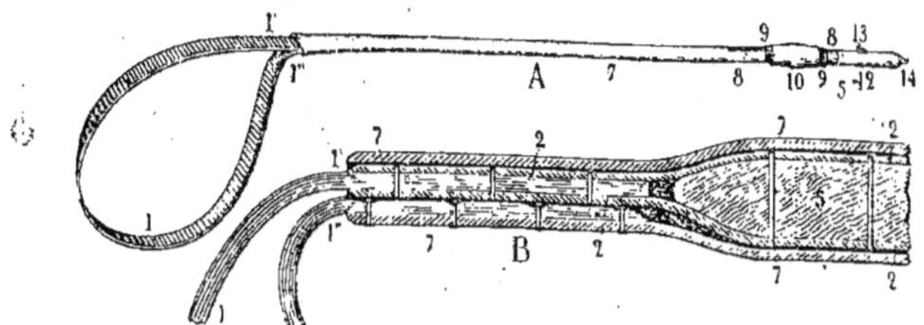

Fig. 2. — Collier-Préhenseur perfectionné, rétrécissable et limitable à distance, pour chiens, etc. (*Modèle de 1899*) (*a*).

métal. Cette douille est, elle-même, solidement fixée, par son autre extrémité tubulaire, arrondie, et également par des rivets, sur l'une des extrémités (5 de **B**) d'une canne de cornouiller de 1 m. de longueur. Le reste de cette canne ne diffère pas de celle qui se trouve dans l'appareil précédent (fig. 1).

L'autre extrémité de la courroie (1" de **B**) est rivée sur la moitié inférieure et dans l'intérieur de l'extrémité aplatie, d'un tube de métal (7 de **B**). Ce tube glisse avec la plus grande facilité, sur la canne de cornouiller (5 de **A**) dont il a, à peu près, la longueur (7 de **A**).

L'extrémité droite de ce tube présente trois fentes de 20 cm. de longueur (8 de **A**). De plus, elle est filetée sur

(*a*) *Compte-rendu Soc. Biol.* 1899 (*Séance du 24 Juin*).

une partie de son étendue (9 de **A**) et, sur cette partie filetée, se meut un écrou tubulaire (10 de **A**) que l'on prend à pleine main et qui est très fort et très facile à manœuvrer.

On comprend facilement que les trois fentes donnent, aux trois segments qu'elles limitent, un certain degré d'élasticité et que, au moyen de l'écrou tubulaire, on peut les appliquer fortement sur une partie convenable de la longueur de la canne.

L'extrémité droite du tube de métal peut être, ainsi, solidement fixée sur cette partie.

II. — *Mode d'emploi*. — Pour se servir de cet appareil, on commence par desserrer l'extrémité droite du tube (7 de **A**), de façon à ce qu'il puisse glisser très librement sur la canne de cornouiller. On donne, au collier de cuir (1 de **A**), un diamètre largement suffisant, en faisant glisser le tube de métal sur la canne. Puis, on y fait passer la tête de l'animal, ou une autre partie et on enserre, aussi étroitement qu'on le désire, la partie entourée, en tirant, en sens inverse, le tube et la canne.

Quand la partie est convenablement enserrée, on fixe, sur la canne, l'extrémité droite du tube, en vissant fortement l'écrou tubulaire. Le collier est, ainsi, solidement limité.

Comme on voit, grâce à cette construction, l'opérateur peut, à son gré et facilement, régler, à distance et sans danger, les dimensions du collier et enserrer son cou, sans gêner sa respiration, ou une autre partie de son corps. Il est maître de l'appareil.

Les services que peut rendre ce nouvel appareil peuvent être, ce me semble, particulièrement importants, lorsque l'opérateur a besoin de prendre, pour l'immobiliser, un

animal fort dangereux, comme le *serpent*, ou un autre
moins dangereux, comme le *loup*, le *rat*, le *chat*, etc.

L'appareil peut être allongé, au besoin, comme l'appareil primitif (fig. 1), avec une canne de bambou plus
ou moins longue. Comme lui, aussi, il peut remplacer la
chaîne collier, en procédant ainsi qu'il a été expliqué dans
la description de ce dernier.

SECTION II

APPAREILS D'ATTACHE

Le *Collier-Préhenseur* peut être employé, ainsi qu'il a été dit, comme appareil d'attache. Pour cela, il suffit d'assujettir l'anneau allongé (5, **A**, fig. 1) sur un mousqueton fixé dans un lieu approprié du laboratoire, ou, ce qui est encore plus commode, d'ajouter, sur cet anneau, un morceau de chaîne armée d'un mousqueton, à chaque extrémité, et assez long pour se fermer sur lui-même, après avoir formé collier autour d'un pied de table ou de toute autre tige solide.

Ce procédé peut être le plus utile, lorsque l'on s'est déjà servi du *Collier-Préhenseur* pour prendre l'animal.

§ 1. — Chaîne-Collier universel.

Dans les autres cas, on peut employer l'appareil figuré ci-après ou les autres, indiqués plus bas.

1. *Construction*. — Cet appareil se compose d'une chaîne vaucanson, en acier, très solide ; d'un mousqueton et d'un fermoir spécial placés, chacun, à l'une des extrémités de la chaîne.

Le *fermoir* (fig. 4) représente, seul, la partie originale
de ce petit appareil. Il se compose d'un morceau de tube

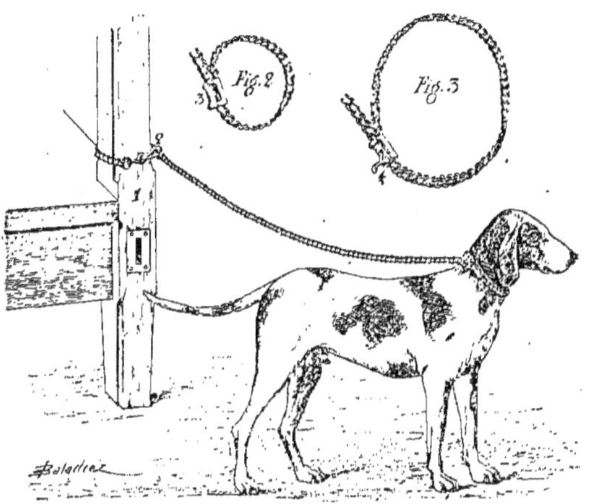

Fig. 3. — Chaîne-Collier universel (a).

carré (1) ayant 3 cent. de longueur sur 15 mm. de largeur
et 8 mm. de hauteur intérieures. L'une de ses larges parois
a été enlevée et les deux bords ainsi formés (2, 3) ont été
limés, de façon à former une petite oreille à chaque extrémité. Chacune de ces quatre oreilles est percée d'un trou.
Entre deux de ces oreilles est goupillée une lame mobile (3)
percée d'un trou en son milieu (5) et formant, à la fois, la
paroi du tube et une sorte de ressort. Entre les deux autres
oreilles est goupillé un petit levier (4) dont la tête, taillée
d'une façon spéciale, vient appuyer sur l'extrémité libre
de la lame mobile. Du milieu de la longueur de ce levier
se détache une petite pointe trapue (5), mobile, dont l'extrémité libre, pointue, ne peut sortir du trou de la lame
où elle est restée cachée quand le levier est relevé.

(a) *Compt. Rend. Soc. Biol.* de 1894 (séance du 9 juin).

La *chaine* (7), solidement agrafée sur le bord inférieur de l'une des extrémités du fermoir (6), traverse ce dernier, en passant par son autre extrémité (6'), et vient ressortir par la première (6), au-dessus de son point d'attache. On obtient, ainsi, une sorte de nœud coulant.

Le *mousqueton*, de forme ordinaire, est agrafé à l'extrémité libre de la chaine. Il est destiné à fermer la chaine sur elle-même (fig. 2).

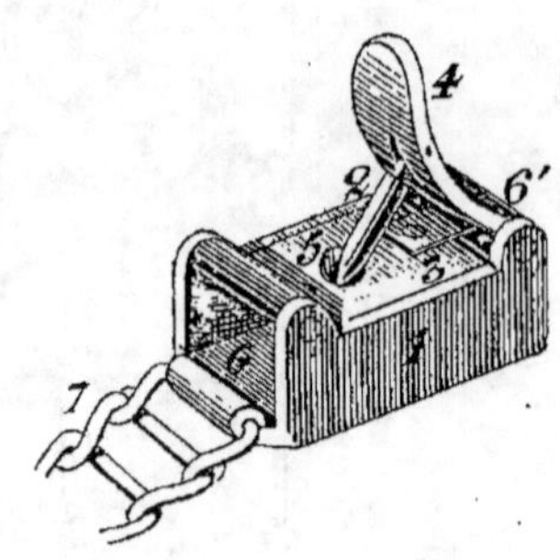

Fig. 4. — Fermoir de la Chaine-Collier universel.

11. *Application.* — L'application de cet appareil est extrêmement facile. Il suffit de tirer la chaine, de façon à former un collier aussi grand qu'on le désire. On y introduit le cou de l'animal et on l'enserre aussi étroitement que possible.

Ceci fait, on abaisse le petit levier (4, fig. 4) dont la pointe traverse la chaine, ainsi que toute l'épaisseur, à peu près, de la grande paroi opposée du fermoir. La tête du levier étant fortement pressée par l'extrémité libre de la lame mobile indiquée plus haut, ou un petit ressort plat, le levier ne peut plus se relever et, partant, le fermoir reste solidement fermé.

Pour attacher l'animal, il suffit d'accrocher directement le mousqueton sur un anneau ou de contourner une tige quelconque, assez solide, avec la chaine que l'on ferme sur elle-même, ainsi que l'indique la figure 3.

§ 2. — Autres modèles de Chaîne-Collier universel.

Il est facile de faire une *Chaîne-Collier*, encore beaucoup plus simple et même plus commode, dans la généralité des cas, que la précédente, en confectionnant les modèles figurés et décrits ci-dessous.

Il suffit, tout simplement, de munir d'un mousqueton chacune des deux extrémités d'une chaîne en acier, à mailles larges et tordues, comme il est figuré par la représentation **A**, fig. 5. Avec l'une des extrémités, on forme un collier de la dimension désirée, en fermant la chaîne sur elle-même, au moyen du mousqueton, avec

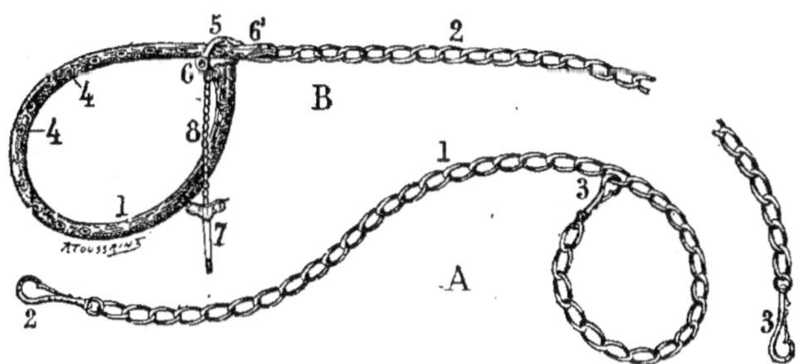

Fig. 5. — Autres modèles de Chaîne-Collier universel.

l'autre on contourne un pied de table ou une tige solide quelconque et on ferme, également, la chaîne avec l'autre mousqueton, ou bien on assujettit ce dernier sur un anneau destiné à cet usage et placé dans un lieu approprié du laboratoire.

Il n'y a point, je crois, d'appareil d'attache qui soit, à la fois, plus simple, plus sûr et plus commode.

Cependant, cette dernière chaîne présente quelques inconvénients qu'il est utile de signaler. Si elle reste trop longtemps appliquée sur le cou de l'animal, elle use les poils et finit même par faire une plaie à la peau.

Pour supprimer cet inconvénient, j'ai imaginé de remplacer l'un des mousquetons de cette chaîne par le collier (1) en cuir rond, doux et flexible du *Préhenseur* (fig. 1) que l'on emploie comme il a été dit dans la description de ce dernier appareil. On obtient, ainsi, l'appareil **B**, fig. 5.

Mais, à son tour, ce dernier appareil présente l'inconvénient de ne pouvoir pas être désinfecté par une température élevée, sans subir une certaine altération ; de se dessécher et de se casser à la longue, comme tous les cuirs, quand ils ne sont pas parfaitement entretenus.

Avantages de la Chaine-Collier. — Les avantages que présentent ces appareils sont évidents et assez nombreux :

1° on peut enserrer, aussi étroitement qu'on le veut, le cou ou toute autre partie d'un très gros ou d'un très petit animal ;

2° il n'est plus nécessaire d'avoir une série de colliers en cuir, de différentes dimensions, qui s'usent rapidement, ni de chaîne spéciale indépendante. Une seule chaîne-collier suffit pour tous les usages ;

3° *il est très facile de la désinfecter par la chaleur, quand elle a été appliquée sur un animal atteint d'une maladie contagieuse, opération qui détériore les colliers en cuir ;*

4° enfin, il est toujours facile d'attacher l'animal. Une tige solide que l'on trouve partout suffit.

§ 3. — Bridon métallique stérilisable.

Le simple collier pouvant être insuffisant dans certains cas, pour les chevaux surtout, on pourrait le remplacer par le *bridon* figuré ci-après :

1. *Construction et application.* — Cet appareil se com-

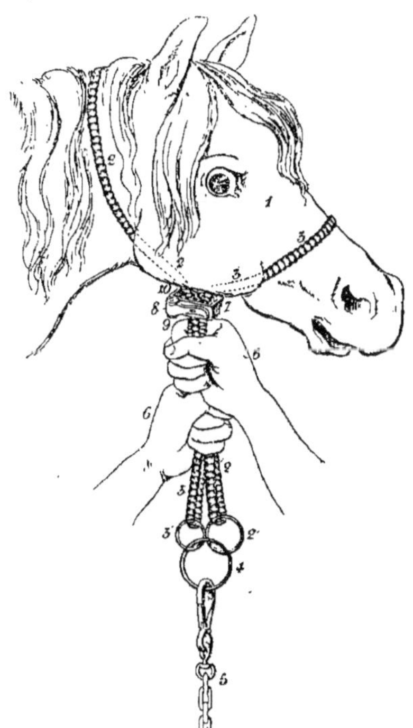

Fig. 6. — Bridon métallique stérilisable.

pose de deux chaînes vaucanson en acier poli fermées sur elles-mêmes, en forme de cercle (2, 3). Ces deux chaînes sans fin s'entrecroisent dans un fermoir spécial (7), entre deux poulies (10). Ce fermoir, dont la construction rappelle celui de la chaîne-collier, porte, sur son levier (8) une longue pointe (9) qui traverse, toujours sûrement, les chaînes, au point même où elles s'entrecroisent.

Chaque chaîne porte un anneau de grandeur différente (2', 3') qui permet de tirer, suivant les besoins, l'une ou l'autre. Ces deux anneaux sont unis par un troisième plus grand (4) qui porte une chaîne ordinaire (5) terminée par un mousqueton.

On pourrait, si cela était nécessaire, remplacer les chaînes par des courroies de cuir convenablement arrangées.

11. *Avantages.* — Cet appareil présente les avantages de pouvoir s'appliquer, aussi étroitement que possible, sur des têtes de grosseurs très variées et d'être stérilisable, sans détérioration, par les hautes températures, avantages qui, dans certains cas, peuvent avoir leur utilité.

SECTION III

APPAREILS DE LOGEMENT ET D'INCARCÉRATION
POUR ANIMAUX

§ 1. — Considérations sur l'importance,
pour l'expérimentateur et pour la santé de l'animal,
des appareils de logement et d'incarcération.

En principe, le physiologiste ne doit entreprendre ses recherches que sur des animaux dont l'état général est *Normal*.

Cette base expérimentale, il faut l'avouer, est encore bien difficile, sinon impossible, à établir, car nous ne connaissons point *toutes* les conditions qui constituent cet état normal. Nous en avons plutôt le sentiment que les raisons positives. Et puis, cet état ne semble point devoir être invariable, absolu. Il est, au contraire, relatif.

Quoi qu'il en soit, l'animal destiné aux recherches doit présenter ce que l'on est convenu d'appeler les attributs de la santé. Et quand il ne les présente pas *tous*, l'expérimentateur ne doit point, théoriquement, l'ignorer.

Avant tout, il doit s'efforcer de déterminer, autant que possible, ceux qui manquent et dans quelle mesure la santé de l'animal s'écarte de l'état normal. Aussi longtemps que l'expérimentateur n'aura point établi cette base d'investigations, il ne pourra avoir la prétention légitime de savoir, exactement, ce qu'il fait, de pouvoir

annoncer, *avec certitude* qu'il peut reproduire les résultats qu'il aura obtenus une ou plusieurs fois.

Il procédera par tâtonnements. Il fera de l'empirisme
plus ou moins méthodique, c'est possible, et cet empirisme pourra même lui donner des résultats intéressants,
fort importants, mais, malgré tout, il restera toujours
bien loin de la rigoureuse méthode théorique, dont l'application intégrale est, seule, capable d'assurer, pleinement, la possession de la science.

Une des principales règles de la *Méthode expérimentale*
exige donc que l'investigateur connaisse, aussi complètement que possible, l'organisme animal sur lequel il se
propose de faire une expérience. Il est donc nécessaire
que les animaux soient tenus à sa disposition, sous ses
yeux et sous sa main, afin qu'il puisse les bien observer,
les étudier commodément, les bien connaître.

Pour faciliter cette étude, on *loge* ces animaux dans
des installations spéciales que j'appellerais volontiers,
Agencements de Claustration ou *Appareils d'Incarcération*, si je ne craignais que la nouveauté de l'appella-
tion ne paraisse quelque peu choquante, suivant qu'ils
sont logés dans des *Cabanes encloses* variées (*chenils,
écuries, étables, volières, lapinières, cobayères*, etc.) en-
tourées d'espaces clos assez grands pour leur permettre
de se livrer librement à leurs ébats, ou dans des *Cages*
appropriées que l'on place dans les salles d'expériences
mêmes, ou bien tout à côté.

Les logements des animaux sont, en général, fort né-
gligés des expérimentateurs. Ils sont peu salubres ou
même tout à fait insalubres. L'insuffisance de l'espace,
de l'air et de la lumière, de la liberté, de la chaleur, ainsi
que l'humidité, les odeurs repoussantes et délétères qu'ils
présentent, presque toujours, unies, très souvent, à l'in-

suffisance et à la mauvaise qualité de la nourriture, sont autant de conditions très défavorables au maintien du fonctionnement normal de ces animaux.

Trop souvent, les expérimentateurs ne tiennent que peu ou même pas du tout compte des influences que ces conditions exercent dans leurs recherches et, conséquemment, sur les résultats qu'ils en obtiennent.

Selon moi, les *conditions d'hygiène* et *de salubrité*, au milieu desquelles on place les animaux destinés aux recherches, devraient être, au moins, aussi bonnes que celles que l'expérimentateur se fait ou doit se faire à lui-même.

Jusqu'ici, il ne m'a pas été possible d'organiser un *grand agencement de claustration* tel que je le désirerais, c'est-à-dire, qui présente toutes les conditions d'hygiène et de salubrité les mieux appropriées aux besoins de chaque espèce animale, et, pour l'investigateur, la plus grande commodité.

Mais, en partant de cet ordre de considérations théoriques et pratiques, j'ai été conduit à imaginer et à faire construire les différents appareils figurés et décrits ci-après.

§ 2. — Nouvelle Niche hygiénique, démontable et stérilisable, pour chiens, etc.

Un des plus graves inconvénients que présentent les *Niches* employées, jusqu'ici, pour loger les animaux, consiste, selon moi, dans la grande difficulté et même dans l'impossibilité où l'on se trouve de les nettoyer complètement et, surtout, de les stériliser, au besoin.

Ces niches construites, presque toujours, en bois, s'imprègnent fatalement, plus ou moins, des matières organiques émises par l'animal (*matières fécales, crottes, urines, déjections stomacales, sang, pus, etc.*) qui se putréfient rapidement et constituent autant de causes d'infection pour l'animal lui-même ou pour son successeur.

Lorsque l'animal est atteint d'une maladie infectieuse

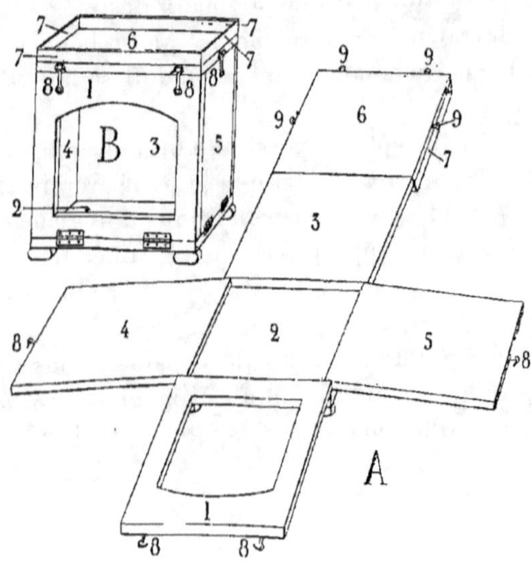

Fig. 7. — *Nouvelle niche hygiénique, démontable et stérilisable, pour chiens, etc.*

A. — Niche dépliée et étalée pour en faire un nettoyage facile et complet.
B. — Niche repliée pour recevoir l'animal (*a*).

spontanée ou provoquée, ce qui est fréquent, l'insalubrité que présente son logement est encore plus grande et plus dangereuse.

Dans ces différentes conditions, il devient nécessaire,

(*a*) *Compt. Rend. Soc. Biol.* 1899 (Séance du 3 juin).

non seulement de nettoyer la niche à fond, mais aussi, de la stériliser.

C'est pour atteindre facilement ce but que j'ai imaginé et fait construire l'appareil figuré ci-dessus.

Construction et mode d'emploi. — Comme on voit, cette niche se compose de six côtés articulés. Grâce à cette construction, il est facile de la déplier rapidement, de l'étaler, comme l'indique la figure **A**, ou de séparer complètement les côtés et de les nettoyer indépendamment et à fond.

Le repliage ou le remontage se font, ensuite, avec la plus grande rapidité et la plus grande facilité.

Suivant qu'elle est construite en bois ou en métal, la désinfection peut être faite, si elle est nécessaire, après le nettoyage, par la chaleur ou par les liquides antiseptiques.

En procédant ainsi, on peut être sûr de supprimer toutes les causes de contagion et d'insalubrité que l'on trouve, ordinairement, dans les autres appareils similaires.

Cette construction présente, encore, l'avantage de permettre au chien de se coucher, aussi bien dessus, quand il a trop chaud, que dedans, quand il fait froid. Un rebord (7) permet, en effet, d'y faire un lit de paille ou d'y maintenir un tapis, etc.

Le principe de la construction de cette niche peut, aussi, servir pour la construction des différentes niches destinées aux autres petits animaux.

Ce nouvel appareil, unique en son genre, rendra, je pense, grâce à ses avantages spéciaux, autant de services aux médecins-vétérinaires qui tiennent des cliniques de chiens, etc., qu'aux physiologistes-expérimentateurs.

§ 3. — Nouvelle cage métallique pour chiens, etc.

Cette cage est tout en métal et assez grande pour qu'un chien d'assez forte taille puisse s'y mouvoir à son aise.

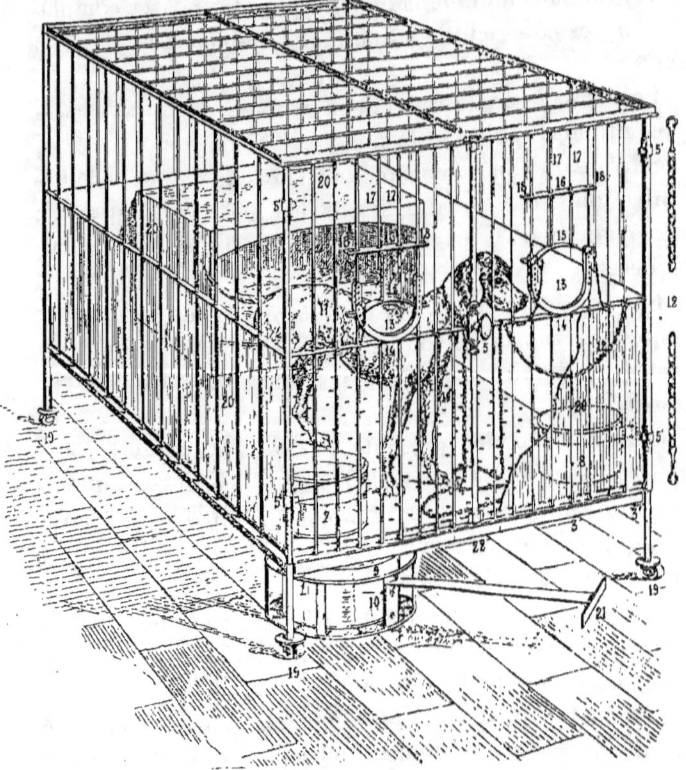

Fig. 8. — Nouvelle cage métallique pour chiens, etc.
(Modèle de 1889) (a).

(a) *Compt.-Rend., Soc. Biol.*, 1889 (Séance du 10 juin).

Je l'ai fait construire pour être placée, plus particulièrement, dans le Laboratoire même, tout à côté de l'expérimentateur et sous ses yeux, afin qu'il puisse facilement observer l'animal mis en expérience et suivre, sans interruption, quand cela est nécessaire et possible, la succession et l'évolution des perturbations qu'il a fait naître dans son organisme.

Construction et mode d'emploi. — Comme la suivante (fig. 9) construite 2 ou 3 ans avant, cette cage contient un double fond (3 et 4) que l'on peut facilement enlever et nettoyer avec une brosse de chiendent.

Les urines sont reçues dans un vase en verre gradué (10) porté sur un support spécial dont un long manche en **T** permet de le placer, facilement et sûrement, sous l'orifice d'écoulement du fond inférieur, en faisant coïncider, exactement, l'extrémité (21) du manche, avec la partie (22) du bord antérieur de ce fond.

Une ceinture en feuilles de zinc (20) contournant l'intérieur de la cage est destinée à empêcher l'animal mâle de projeter ses urines au dehors, ce qu'il fait habituellement, en levant la jambe contre une paroi, pour uriner. Les urines sont, ainsi, recueillies intégralement.

Deux vases en verre (7 et 8), solidement maintenus par un collier de métal, sont destinés, l'un à recevoir l'eau ou le lait, l'autre la soupe et la viande.

Sous chacun d'eux se trouve un vase beaucoup plus large, non figuré, qui forme une sorte de terrasson destiné à retenir l'eau ou la soupe que l'animal projette toujours, en lapant, et qui, sans cette précaution, souilleraient les urines que l'on désire analyser.

Une boîte en bois assez épais, reposant sur la cage par deux traverses de bois, ce qui empêche l'humidité d'en pourrir le fond, contient une épaisse couche de paille qu'un rebord assez élevé maintient sûrement.

Quand il fait froid, l'animal reste couché dans son lit de paille. Mais, quand il fait très chaud, il préfère rester sur le dessus de la boîte. Jamais il n'est dans l'humidité. Sa couche est aussi confortable que possible. Il est toujours facile de tirer la boîte, de la nettoyer, de la désinfecter et d'en changer la paille.

Cette boîte, dont je me suis longtemps servi, peut être très avantageusement remplacée par la *Niche* figurée et décrite plus haut (fig. 7).

Dans les portes sont représentées deux petites ouvertures (13) fermées à gauche, ouvertes à droite, qui permettent de faire sortir, dans certains cas, seulement, la tête de l'animal, en le tirant par sa chaine-collier (12). L'arc métallique (15) pouvant être, à volonté, abaissé ou élevé, en le faisant glisser sur les petites colonnes (17, 17) qui traversent la bande de métal (16), puis fixé, en un point de sa course par les goupilles que l'on enfonce dans les trous de l'arc inférieur, l'animal ne peut plus dégager sa tête, et il est assez facile d'examiner ses yeux, sa gueule, son nez, etc.

Enfin, la cage, assez lourde, reposant sur quatre roulettes (19), il est facile de la déplacer, comme on veut, suivant les besoins.

§ 4. — Cage métallique stérilisable pour lapins, cobayes, etc.

La construction de cette cage présente, comme on voit, de grandes et nombreuses analogies avec celle représen-

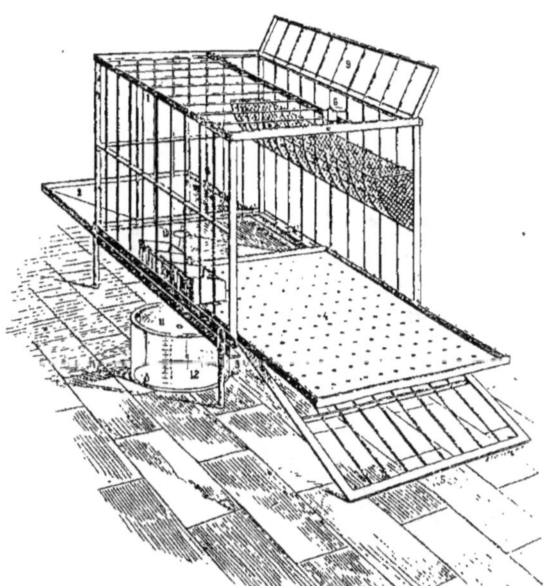

Fig. 9. — Cage métallique stérilisable, pour lapins, cobayes, etc. (*Modèle de* 1887) (*a*).

tée par la fig. 8. Elle l'a, du reste, précédée de plusieurs années et a servi, dans une certaine mesure, à exécuter cette dernière.

(*a*) *Compt.-Rend. Soc. Biol.*, 1899 (Séance du 10 juin).

Construction et mode d'emploi. — Cette cage, tout en métal galvanisé, est composée de parois à barreaux (1); d'un premier fond (2) glissant dans une rainure (3), fond dont la face supérieure, inclinée vers un trou central (10), assure l'écoulement des urines répandues sur un 2° fond (4) percé de trous glissant sur le rebord 4′ 4′ et qui ne retient que les matières solides.

Un vase en verre, jaugé (12), reçoit toutes les urines. Leur évaporation est rendue à peu près impossible, grâce au couvercle (11) en tôle émaillée.

Un système de fermeture très simple (6) assujettit solidement la porte (5) qui peut décrire un demi-cercle sur son bord inférieur..

Une petite augette (7), accrochée sur un fil horizontal, est destinée à contenir le son, les fragments de carottes, etc., ordinairement consommés par les lapins ou les cobayes.

Un ratelier à treillage (8) est spécialement réservé pour recevoir les feuilles vertes (de chou, de carottes, etc.) que l'on y introduit en soulevant la petite porte supérieure (9).

Remarques. — Cette cage a été construite, en 1887, sur mes indications, par M. *Maillocheau*, pour le compte du Laboratoire de thérapeutique expérimentale et de matière médicale de la Faculté de Médecine de Paris, alors que j'étais chef de ce Laboratoire et que j'en faisais la réorganisation complète. Elle s'y trouve depuis cette époque.

A propos de la présentation de cet appareil à la *Société de biologie*, M. *Malassez* a fait insérer, dans le *Bulletin des Comptes-Rendus* de cette société (*séances des 24 juin et 8 juillet 1899*), deux notes où il fait différentes remarques ayant pour but d'établir qu'il a fait construire, également, en 1887, *mais avant moi*, une cage très analogue à celle qui est figurée ci-dessus (p. 40).

J'ai fait deux réponses aux deux notes de M. *Malassez*.

La première, seule, a été publiée (*Compt.-Rend. Soc. Biol.*, 1889, séance du 1er juillet).

La seconde, faite dans la séance du 15 juillet, ne l'a pas été, malgré ma demande, sa justesse et sa modération.

C'est regrettable. Le droit de s'expliquer ou de se défendre, quand on est attaqué, si peu que ce soit, devrait toujours être respecté. Il est sacré.

Je me suis reporté au travail indiqué, dans sa première note, par M. *Malassez* (*Archives de Médecine expérimentale* de 1891, p. 403), mémoire dont j'ignorais l'existence, de même que celle de la cage, et j'y ai vu figuré (p. 410) une « *cage pour petits animaux* » qui présente, en effet, quelques analogies avec la *cage métallique stérilisable pour lapins, cobayes, etc.*, représentée par la figure 9.

Mais, il est facile de voir, aussi, à côté de ces analogies, les différences qui existent entre l'appareil de M. *Malassez* et le mien. Elles sont nombreuses, importantes, et en font deux appareils bien distincts ayant, chacun, son originalité propre.

Ainsi, l'appareil de M. *Malassez* a *trois fonds*.

Le premier fond est en treillage métallique à mailles relativement larges.

Sa porte se trouve sur le dessus.

Sa construction est telle que, pour recueillir les urines, il faut incliner l'appareil. Elles s'écoulent, alors, au dehors, par un tuyau placé à l'un des angles, soit dans un caniveau, soit dans un récipient en verre. Dans ces conditions, l'animal est obligé de se tenir sur un plan incliné, position qui est légèrement gênante. Etc., etc.

L'appareil que j'ai fait construire n'a que *deux fonds*.

Le 1er fond est constitué par une mince lame de zinc

percée de petits trous. Le treillage métallique présente, certainement, des avantages. Cependant, les animaux n'y marchent point dans des conditions normales. Leurs pieds y sont mal et leurs membres ou leurs doigts sont, plus ou moins, suivant leur finesse, exposés à passer au travers des mailles et à s'y blesser.

Le 2ᵉ fond est légèrement incurvé, sur sa face supérieure qui est concave, vers un trou central par où les liquides qui tombent dessus s'écoulent, sûrement et rapidement, dans un récipient spécial, sans qu'il soit nécessaire d'incliner la cage.

Ce récipient est en verre gradué. Son orifice est fermé par un couvercle spécial, en tôle émaillée, qui empêche l'évaporation des liquides, de sorte que l'on peut les recueillir intégralement.

La porte de l'appareil s'ouvre, verticalement, sur la face antérieure. Etc., etc.

Telles sont les principales différences qui existent entre ces deux cages.

Comme on voit, elles en font deux appareils bien distincts.

Quant à la priorité de la construction, elle est moins facile à préciser.

Cependant, *M. Malassez* affirmant qu'elle lui appartient, je ne veux pas la lui contester. En principe, je préfère, dans le doute, abandonner les droits que je pourrais avoir, plutôt que de m'exposer à causer quelque préjudice moral, si petit qu'il soit, à autrui, et surtout à un estimable savant, comme *M. Malassez*.

La priorité, dans l'étude d'une question, quelle qu'elle soit, bien plus que la simple participation, constitue, pour son auteur, un titre de propriété qu'il faut respecter et dont il faut tenir compte. Malheureusement, priorité et participation sont, de nos jours, trop souvent inconnus, méconnus, oubliés ou contestés (a).

Toutefois, je me permettrai de faire remarquer que, pour construire mon appareil, je ne me suis inspiré, ni du mémoire, ni de la cage de *M. Malassez*, ne les connaissant pas, mais, tout simplement, de la vulgaire cage de forme cubique, pour oiseaux. Et vraiment, c'était plus qu'il n'en fallait pour construire un tel appareil.

(a) Ayant subi, moi-même, les différents préjudices indiqués ici, j'ai cherché à démontrer la *légitimité de la propriété* acquise dans les *Recherches expérimentales ou spéculatives*.

Je crois avoir établi :

1° Que la *priorité* ou la simple *collaboration originale*, sincère et consciencieuse, dans l'étude d'un problème, doivent constituer, en bonne justice, pour leur auteur, à des degrés variables, mais incontestables, non seulement, sur le *Capital mental et moral* d'une Société ou de l'Humanité, mais aussi, sur leur *Capital matériel*, lui-même, des *Titres de propriété* aussi *légitimes*, sinon plus, que n'importe quel titre de propriété;

2° Que ceux qui, *ensuite*, s'occupent de l'étude du même problème, ou qui bénéficient de sa solution, ont le *devoir* de respecter et de reconnaître ces *Titres de propriété*;

Etc., etc.

On trouvera cette étude dans *Recherches expérimentales sur la pathogénie de la fièvre — Théorie générale sur la nature et les rôles physiologique, pathogène et thérapeutique des diastases ou ferments solubles*. Travail couronné par l'Académie de Médecine de Paris (*Prix Perron*, 1890) et publié dans le Recueil de ses Mémoires, t. XXXVII, fasc. 1. *Nouveau tirage* augmenté de nombreuses remarques et de notes hors texte. Rousset, libraire-éditeur, 36, rue Serpente, Paris, juillet, 1899.

SECTION IV

APPAREILS D'IMMOBILISATION

CHAPITRE I

CONSIDÉRATIONS TECHNIQUES ET HISTORIQUES

**§ 1. — L'expérimentateur
doit toujours pouvoir immobiliser complètement
l'animal sur lequel il opère.**

Lorsque l'expérimentateur, après avoir pris une connaissance aussi complète et exacte que possible de l'état
d'un animal, se propose de faire, sur lui, une expérience
plus ou moins longue, désagréable et douloureuse, il doit
chercher, tout d'abord, à l'immobiliser aussi complètement
que possible, dans la position la plus commode pour lui
et la plus favorable à la bonne réussite de l'expérience.

Avant tout, il doit mettre cet animal qui, certainement,
va se révolter et se défendre énergiquement, dans l'impossibilité de lui faire aucun mal.

Pour bien opérer et bien observer, l'expérimentateur ne
doit avoir aucune inquiétude sur sa sécurité. De plus, il
ne doit être gêné, ni par les cris, ni par les mouvements
de l'animal. Il doit jouir, pleinement, de toute sa liberté
d'action et de penser.

Après avoir amené l'animal, soit au moyen du *Collier-
Préhenseur*, soit au moyen de la *Chaîne-Collier*, de son

logement particulier, dans la salle d'expériences, son premier soin sera de fermer, solidement, sa gueule qui est son arme la plus redoutable.

§ 2. — Insuffisance ou incommodités des anciens procédés d'immobilisation.

Pour atteindre ce but, différents procédés, plus ou moins simples et ingénieux, ont été imaginés par les expérimentateurs. Je ne rappellerai, ici, que les principaux.

Ainsi, *Vésale (a)*, *Régnier de Graaf (b)*, *Muller*, *Magendie* se servaient uniquement de *liens*;

Cl. Bernard (c) employait, aussi, très souvent, ce procédé ou la muselière à chloroformer.

Schwann se servait principalement de cette dernière.

Czermak, *Ludwig*, *Ranvier*, *Livon (d)*, *Malassez*, *Jolyet*, etc., ont, chacun de son côté, imaginé des appareils ingénieux qui ont joui d'un légitime succès et qui sont, encore, assez répandus dans les laboratoires.

Cependant, tous ces procédés présentent, à côté de leurs avantages, des inconvénients qui, quelquefois, sont très graves.

La gueule est mal fermée et la tête mal immobilisée.

Un animal vigoureux réussit, quelquefois, à se dégager.

Ces appareils ne s'appliquent, à peu près, qu'à une grosseur de tête et il faut en avoir de plusieurs dimensions pour une seule espèce animale. Etc., etc.

(a) Andreæ Vesalii Bruxellensis *Suorum de humani corporis fabrica librorum epitome*, London, 1545.

(b) *Tractatus anatomo-medicus de succi pancreatici natura et usu*, autore Regnero de Graaf, 1671, p. 47.

(c) *Leçons de physiologie opératoire*, Paris, 1879.

(d) *Manuel de vivisections*, Paris, 1882.

CHAPITRE II

MUSELIÈRES IMMOBILISATRICES

---

§ 1. — Muselière métallique immobilisatrice pour chiens, etc.

Les inconvénients plus ou moins graves, maintes fois constatés, dans l'application des procédés indiqués plus haut, pour fermer la gueule d'un animal et immobiliser sa tête, m'ont poussé à rechercher un appareil qui leur fût vraiment supérieur. J'en ai imaginé plusieurs qui, je l'espère, répondront à tous les besoins de l'expérimentateur.

Le premier est la muselière immobilisatrice figurée ci-après qui n'a rien de commun avec aucun des appareils connus jusqu'à ce jour.

I. *Construction.* — Cet appareil se compose des parties énumérées ci-après :

1° *Un plateau* triangulaire (2) sur lequel doit s'appliquer, fortement, le maxillaire inférieur et qui, partant, doit soutenir la tête entière ;

2° Un *trou carré* (3), comprenant toute l'épaisseur du plateau et percé en son milieu, contient *deux poulies* à quatre gorges (6, 6) tournant horizontalement entre deux épaulements placés sur la face inférieure du plateau ;

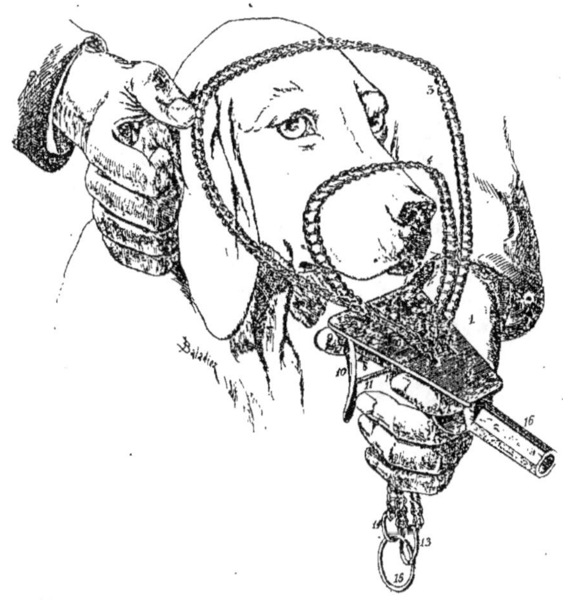

Fig. 10. — Muselière immobilisatrice pour chiens, etc. (a).

3° *Deux chaines* vaucanson (3, 4), de longueurs inégales et fermées sur elles-mêmes, glissent, sur leurs côtés, dans les gorges des poulies mobiles, entre lesquelles elles s'entre-croisent toujours. L'entre-croisement se fait, exactement, dans le plan horizontal passant par les axes des deux poulies, condition capitale sans laquelle l'appareil ne pour-

(a) Voir :
1° *Bull. off. Prop. Ind. Com.* de 1893 ;
2° *Compt. Rend. Soc. biol.*, 1894 (séance du 17 mars) ;
3° *Atti Dell XI Congresso medico-internazionale.* Roma, 1894, t. II, p. 196 (présenté dans la séance du 5 avril).

rait fonctionner. Chaque chaîne porte un anneau (13, 14) de grandeur différente correspondant à leur dimension et les deux anneaux sont reliés par un troisième anneau (15) plus grand ;

4° Un *levier* (10), placé sur la face externe de l'épaulement inférieur droit, se meut horizontalement. Sur le milieu de la face longitudinale interne de ce levier se trouve une pointe assez longue (11), mobile sur son point d'attache, destinée à traverser, pendant l'abaissement du levier, dans leur entre-croisement, les quatre chaînes, ainsi que les deux épaulements de la face inférieure du plateau. Le mouvement horizontal du levier est limité de telle façon que l'extrémité libre de la pointe ne puisse jamais sortir du trou (12) où elle reste toujours cachée. La stabilité de cette position est assurée par un petit ressort plat placé sous la tête du levier ;

5° *Deux arrêts* (7, 8) placés, l'un en arrière, l'autre en avant du plateau, sont destinés à tenir solidement et commodément l'appareil en main ;

6° Enfin, un *prolongement octogonal* (16) qui se détache du sommet du plateau triangulaire est destiné à être fixé, par une vis à pression, dans une douille qui fait partie d'un appareil d'immobilisation sur lequel se trouve tout le corps de l'animal.

II. *Mode d'emploi*. — On prend, de la main gauche, en plaçant l'index et le pouce sur les arrêts, l'appareil tout préparé pour son application, c'est-à-dire, les chaînes étant tirées et écartées et le levier relevé. On s'assoit sur une chaise et l'on place entre les deux membres inférieurs, le dos dirigé en arrière, le chien que l'on serre avec les genoux et dont on saisit solidement la peau du cou, près de l'oreille droite.

L'animal étant, ainsi, immobilisé, on introduit sa tête dans l'espace limité par les chaînes, en portant la main qui tient l'appareil d'avant en arrière.

Dans ce mouvement, la chaîne postérieure (3) vient se placer sur la nuque et sous la protubérance de l'occipital, la chaîne antérieure (4) à quelques centimètres au-dessous des yeux.

Si l'on craint que la chaîne ne blesse la peau, on peut placer entre les deux un morceau de bandelette de caoutchouc d'une épaisseur convenable.

L'appareil étant ainsi placé, on tire fortement, vers le sol, les chaînes, en saisissant l'anneau (15) de la main droite ou en prenant ces chaînes avec la main. Cette traction fait appliquer, fortement, les chaînes sur la tête de l'animal.

A ce moment, sans abandonner les chaînes et en les tirant toujours, on abaisse, avec le pouce de la main qui les tient, le levier dont la pointe traverse, et les chaînes, au lieu de leur entre-croisement, entre les deux poulies, et les deux épaulements.

Alors, l'appareil est parfaitement fixé sur la tête de l'animal et, quels que soient les mouvements que fera ce dernier, il ne parviendra pas à le déplacer.

La muselière métallique étant ainsi fixée, pour immobiliser la tête de l'animal et, partant, l'animal tout entier, il suffit de le transporter, soit sur la « *Table d'Immobilisation* » (fig. 33), soit dans « *l'Immobilisateur-Suspenseur* » (fig. 28).

Ces deux appareils portent, en effet, une douille octogonale destinée à recevoir le prolongement octogonal (16) de la muselière que l'on fixe au moyen d'une vis à pression portée par la douille.

§ 2. — Muselière immobilisatrice métallique pour les petits quadrupèdes, etc.

J'ai fait construire, aussi, une muselière immobilisatrice pour les petits animaux, tels que *lapins, cobayes, rats,* etc.

La construction de ce nouvel appareil est tout à fait semblable à celle que je viens de décrire, figurée ci-dessus. Les dimensions seules sont modifiées et adaptées à celles de ces différents animaux.

§ 3. — Muselière immobilisatrice universelle pour oiseaux, etc.

Immobiliser convenablement, sur la table de vivisection ou de dissection, la tête d'un oiseau (*oie, canard, poule, pigeon, etc.*), n'est point une opération aussi facile qu'on pourrait le croire. La région anatomique, fine et fort délicate, exige des soins spéciaux.

Je ne connais encore aucun appareil qui permette de faire l'immobilisation de cette région. Je doute même qu'il en existe. On doit probablement se servir, généralement, de liens ou de crochets qui maintiennent tant bien que mal (*a*).

(*a*) Dans une note qu'il a jointe à la communication que j'ai faite, à la *Société de biologie* (séance du 24 juin 1899, p. 559), *M. Malassez* a fait remarquer que le « *Contentif pour rats* » qu'il a fait construire et dont il a fait la description dans un mémoire publié dans les « *Archives de médecine expérimentale et d'anatomie pathologique* » de 1893, p. 122, 125, 126 et 128, maintient bien, aussi, la tête du *poulet* et du *pigeon*.

Quoi qu'il en soit, la question m'ayant paru, dans ces derniers temps, avoir un certain intérêt pour le physiologiste expérimentateur et mériter au moins quelques soins, j'ai imaginé, fait construire et expérimenté, avec succès, le petit appareil figuré ci-dessous.

1. *Construction.* — Ce nouvel appareil se compose de : 1° Un tube de cuivre ayant 12 cent. de longueur, 8^{mm}

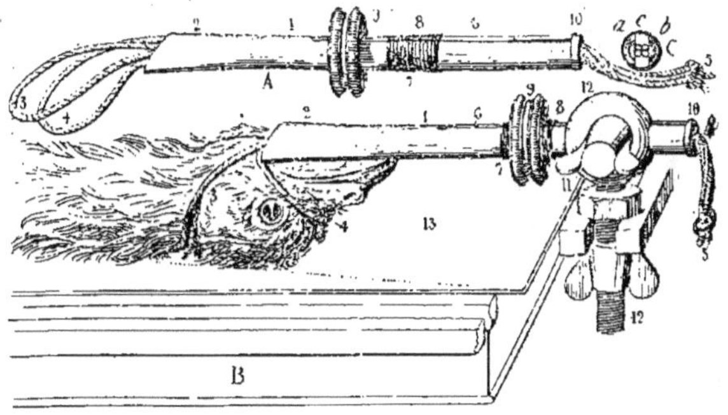

Fig. 11. — Muselière immobilisatrice universelle pour oiseaux, etc. (a).

A. — Muselière figurée séparément. **B.** — Muselière immobilisant la tête d'un poulet. **C.** — Coupe transversale de l'extrémité droite de l'appareil.

de diamètre intérieur et 10^{mm} de diamètre extérieur. Ce tube est aplati, à son extrémité gauche, sur une longueur de 3 cent. environ, et fendu, dans toute son épaisseur, suivant un plan perpendiculaire à cet aplatissement, dans les 2/3 de sa longueur. Cette fente est destinée à donner un certain degré d'élasticité aux deux moitiés résultant de cette fente.

2° Chacune de ces deux moitiés est remplie, dans toute sa longueur, par un morceau de métal (*a* et *b* de **A**) qui y est rivé. L'extrémité gauche de ce morceau de métal est

(a) *Compte Rendu Soc. Biol.* 1899 (Séance du 24 juin).

taillée en biseau et sa surface libre est rugueuse comme celle d'une lime.

3° Un anneau (10) plus grand que le diamètre extérieur du tube, est brasé sur l'une de ces deux moitiés.

4° Sur une partie de chacune des deux moitiés est brasée une vis conique (8) sur laquelle peut être vissé un écrou à double molletage (9) toujours prisonnier sur le tube.

5° Deux ficelles repliées (3-4) de qualité supérieure, ayant 2^{mm} 1/2 à 3^{mm} de diamètre et 20 cent. de longueur, sont, en grande partie, logées dans le tube où elles se trouvent toujours étalées, comme l'indique l'extrémité gauche de la fig. **A.** Leurs extrémités droites sont nouées (5).

Les ficelles peuvent être remplacées par des liens ronds ou plats, en cuir, en crin, en fil de métal très flexible, etc. Avec le fil de métal on a un appareil qui, étant tout en métal, est très facile à stériliser par la chaleur.

II. *Mode d'emploi.* — On rend les anneaux (3-4) aussi grands que cela est nécessaire, en tirant dessus ; on passe la tête dedans ; on les écarte, en les plaçant l'un derrière la nuque, l'autre au-dessous des yeux ; puis, on enserre la tête, aussi étroitement qu'on le désire, en tirant, en sens inverse, le tube (1) et le nœud (5).

Ceci fait, on comprime les liens, en vissant l'écrou (9) sur la vis (7-8) et l'on fixe, au moyen de la vis (11), l'appareil sur la colonne support (12) de la tablette d'immobilisation (13), ainsi que l'indique la figure **B.**

La vis à pression de la tête de ce support vient encore augmenter la compression des liens entre les mors de la pince et assurer parfaitement la fixité de leur position.

La tête de l'animal, dont le cou, les pattes et les ailes sont convenablement tendus, est, ainsi, parfaitement immobilisée et l'opérateur peut travailler à son aise.

§ 4. — Avantages des muselières immobilisatrices.

Ces avantages sont évidents. Il suffit de considérer les appareils un instant pour les voir.

Leur construction est très simple, très solide et, partant, *peu coûteuse*.

Une seule personne peut, sans effort et très facilement, les appliquer, presque instantanément, sur la tête de l'animal et les enlever encore plus rapidement.

Ils ferment complètement la bouche de l'animal et l'empêchent de crier. Ils permettent d'immobiliser sa tête aussi parfaitement que possible.

Enfin, un de leurs principaux avantages consiste en ce qu'ils peuvent s'appliquer, également bien, sur toutes les têtes de chien, ou d'autres animaux de même grosseur, à peu près, sur toutes les têtes de lapins, de cobayes, d'oiseaux, etc., et immobiliser, ainsi, aussi bien une très grosse qu'une très petite tête.

Le nettoyage en est facile, ainsi que la désinfection, dans le cas où ces appareils ont été appliqués sur un animal atteint de maladie contagieuse.

Aussi, pour toutes ces raisons, je crois qu'ils remplaceront avantageusement tous les procédés, tous les appareils imaginés, jusqu'à ce jour, pour atteindre le but auquel je les destine.

§ 5. — Muselière immobilisatrice, rétrécissable et limitable à distance, permettant de museler, à distance, des animaux dangereux (a).

I. *Considérations générales sur l'utilité de cet appareil.* — Les physiologistes expérimentateurs ont, jusqu'ici, poursuivi leurs investigations sur des animaux peu ou pas dangereux, presque toujours sur les animaux domestiques qui sont, généralement, très abordables et très maniables.

Mais, il est facile de prévoir qu'ils ne borneront pas à ces animaux leurs investigations et qu'ils s'efforceront, de plus en plus, dans l'avenir, d'étendre le cercle de leurs recherches à tous les animaux, aussi bien aux plus dangereux qu'aux plus inoffensifs.

Déjà, ils expérimentent, souvent, sur des animaux dont le maniement exige beaucoup de courage et de prudence, tels que le *chien enragé*, le *serpent*, le *chat*, le *rat*, etc. Les résultats qu'ils ont obtenus présentent le plus haut intérêt et il est certain que cet intérêt ne fera que s'étendre avec l'extension de ce genre de recherches.

Du reste, la *Physiologie générale* ne peut être définitivement fondée qu'à la condition d'étudier et d'approfondir l'anatomie et la physiologie de *tous les animaux* et, aussi, de *tous les végétaux*, c'est-à-dire de *tous les êtres vivants*. Pas de *Physiologie générale complète* sans cette immense base d'investigation.

Ceci étant admis, il est bien évident qu'il faudra créer

(a) *Compte-Rendu Soc. Biol.*, 1899 (Séances des 24 juin et 1er juillet).

de nouveaux appareils de préhension et d'immobilisation qui soient appropriés à l'animal que l'on veut étudier.

C'est en me plaçant dans cet ordre de considérations et en faisant construire les appareils déjà décrits plus haut, que j'ai eu l'idée d'imaginer une *Muselière Immobilisatrice, rétrécissable et limitable à distance, permettant de museler, à distance, des animaux dangereux* (a).

11. *Construction*. — Ce nouvel appareil est ainsi construit :

1° Sur l'extrémité aplatie d'une canne de bois très solide ou d'un tube de métal très résistant sont rivés les quatre bouts de deux courroies repliées comme les ficelles, par exemple, de la muselière pour oiseaux (fig. 11).

Ces courroies, dont l'une, celle qui est destinée à se placer sur le museau de l'animal, est entourée par l'autre qui doit s'appliquer sur la nuque; au-dessous de la protubérance occipitale, peuvent être facilement écartées, d'avant en arrière, l'une de l'autre, plus ou moins largement, et conserver leur écartement.

2° Cette canne ou ce tube de métal est, à peu près, entièrement logé dans un tube de métal dont le diamètre est un peu plus grand, pour éviter ou diminuer le frottement, ou faciliter le glissement, et dont l'une des extrémités est aplatie, de façon à glisser, à frottements doux, sur les courroies, ainsi que cela a lieu pour le *Collier-Préhenseur perfectionné, rétrécissable et limitable à distance* (fig. 2).

L'autre extrémité de ce tube, construite comme celle du tube de ce dernier appareil, est fendue sur trois lignes,

(a) *Compte-Rendu Soc. Biol.*, 1899 (Séance du 1er juillet, p. 584 et 585).

filetée, et porte un écrou tubulaire que l'on peut saisir à pleine main pour le visser.

III. *Mode d'emploi.* — Tout d'abord, on dévisse, autant qu'il le faut, l'écrou tubulaire pour que le tube externe glisse très facilement. Puis, on donne, aux deux courroies, la longueur et l'écartement les plus convenables, pour les dimensions de la tête de l'animal à museler, en faisant jouer le tube externe sur l'autre.

L'appareil étant ainsi préparé, on s'arrange de façon à faire passer la tête de l'animal dans l'ouverture limitée par les courroies. La courroie postérieure vient, dans cette manœuvre, se placer, naturellement, sur la nuque de l'animal et au-dessous de sa protubérance occipitale. La courroie antérieure vient se placer sur la base du maxillaire supérieur, au-devant et au-dessous des yeux.

Les courroies ayant été convenablement placées, on tire, rapidement et fortement, les deux tubes, en sens opposés, de façon à enserrer, aussi étroitement qu'il le faut, les deux mâchoires et la nuque de l'animal.

On fixe, enfin, le degré de serrage, en vissant l'écrou tubulaire sur l'extrémité conique du tube externe que l'on applique, ainsi, aussi fortement que possible, sur le tube interne ou la canne de bois.

Si le serrage est bien fait, et il est facile de le bien faire, on comprend que l'animal restera parfaitement muselé.

Avec ce nouvel appareil, on peut museler, à distance et sans danger, un animal plus ou moins dangereux, tel que, par exemple, le *loup*, la *hyène*, le *chat*, le *rat*, etc.

Il va sans dire que, suivant la force et la taille de l'animal, les dimensions et la force de l'appareil devront nécessairement varier. Il est bien évident, par exemple, que l'appareil destiné à museler un *loup* ne pourra pas être le même que celui qui sera employé pour museler un *rat*.

D'autre part, on pourra, si on le juge avantageux, remplacer les courroies de cuir par d'autres organes semblables, mais de matières différentes.

La construction seule ne me paraît pas devoir être changée, dans son ensemble.

CHAPITRE III

MORS IMMOBILISATEURS ET MORS OUVRE-GUEULES

---

§ 1. — **Mors immobilisateur pour chiens, etc.**

Parmi les autres appareils que j'ai imaginés pour immobiliser les maxillaires et la tête tout entière d'un animal, je présenterai, encore, celui figuré ci-après qui, tout en étant très simple, permet d'obtenir, facilement et sûrement, une immobilisation suffisante.

1. *Construction*. — Cet appareil se compose d'une barrette ronde d'acier de 8 mm. de diamètre (1) dont les deux extrémités (9.9), d'un diamètre notablement plus grand (18 à 20 mm. environ), sont taillées en octogone.

La barrette (1), qui forme le mors proprement dit, peut être revêtue, si l'on veut, d'un morceau de tube en caoutchouc qui protégera la muqueuse et les dents de l'animal.

Elle porte trois paires de glissières en acier (2', 3', 4') qui peuvent glisser facilement sur toute son étendue libre.

Sur chaque paire de glissières est consue une courroie de 2 cent. de largeur (2, 3, 4). Cette courroie est divisée en deux parties de longueurs très inégales : l'une est percée de trous assez rapprochés, l'autre porte une boucle armée d'un ardillon (5, 6, 7) et se termine, en dedans, par une languette qui est placée juste en face de la boucle et qui préservera, ainsi, la peau de l'animal, des contusions que ne manquerait pas de lui faire cette boucle, pendant l'application de l'appareil. La courroie (4) peut se croiser sur elle-même, au point (8), par exemple, comme l'indique clairement la figure.

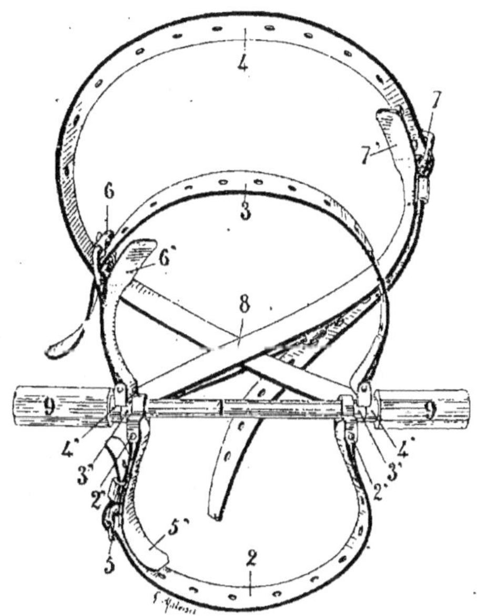

Fig. 12. — Mors immobilisateur pour chiens, etc. (*Modèle de 1896*) (*a*).

II. *Application de l'appareil.* — Elle est aussi facile à comprendre qu'à pratiquer. L'appareil étant disposé tel qu'il est représenté, on fait passer le museau de l'animal,

(*a*) *Compt.-Rend. Soc. Biol.* 1899. (Séance du 22 avril).

d'arrière en avant, dans les espaces limités par chaque courroie, puis on loge la barrette (1) entre les deux maxillaires, au niveau des dernières molaires.

Les courroies se trouvent, alors, ainsi placées : la première (2), sous le maxillaire inférieur; la seconde (3), sur le maxillaire supérieur, près des yeux; la troisième (1), appliquée sur la nuque, sur l'occipital et sous sa protubérance, contourne le cou, immédiatement derrière les deux oreilles, et vient se placer sous le plancher de la langue et le maxillaire inférieur, en se croisant devant le larynx.

On enserre, alors, aussi étroitement que possible, chacune de ces régions, en cherchant à ramener vers le milieu de la barrette (1) les trois paires de glissières, autant que le permet la largeur des deux maxillaires, puis en tirant, successivement et fortement, les extrémités libres des courroies (4, 3, 2) que l'on fixe respectivement sur chaque boucle.

L'appareil est, alors, on le comprend facilement, solidement fixé sur la tête de l'animal, dont la gueule se trouve, aussi, étroitement fermée.

Pour immobiliser sa tête tout entière, il suffit de tenir vigoureusement, avec les mains, chacune des deux extrémités (6), ou de placer l'animal, soit dans l'*Immobilisateur-Suspenseur* (fig. 28), soit sur la *Table d'Immobilisation* (fig. 33), et de fixer ces mêmes extrémités (9.9) sur les supports à douilles que porte chacun de ces deux appareils d'immobilisation.

§ 2. — Histoire d'un mors ouvre-gueule.

Le médecin expérimentateur, de même que le médecin vétérinaire, ont, assez souvent, besoin d'ouvrir et de tenir plus ou moins largement ouverte, la gueule d'un animal, tout en immobilisant solidement sa tête.

Il n'existait, à ma connaissance, aucun appareil qui pût répondre à ces différents besoins. La question me paraissait assez importante pour mériter une étude sérieuse et je m'y suis longuement attaché. Je reconnais même, aujourd'hui, que je m'y suis trop longuement attaché, que j'ai consacré à cet appareil beaucoup de temps, que j'ai fait beaucoup de sacrifices de tous genres qui auraient, peut-être, pu être mieux appliqués, qui auraient été plus dignes d'une meilleure destination.

Il est bien certain que les résultats obtenus, malgré l'intérêt qu'ils peuvent présenter, sont bien loin de répondre aux efforts de tous genres qu'ils ont coûtés. Ils ne peuvent même en donner qu'une faible idée, surtout aux yeux de ceux qui n'ont, jamais, ni imaginé une nouvelle construction mécanique, ni cherché à en faire une réalisation convenable, si ils l'ont imaginée.

L'inventeur qui croit avoir conçu une idée nouvelle et qui aspire naturellement à la réaliser n'est pas absolument maître de ne consacrer, à cette réalisation, qu'une somme déterminée, à l'avance, de temps et de sacrifices. Quand il est entré dans la voie de la réalisation pratique, comme l'objectif qu'il rêve se perfectionne et se précise à mesure qu'il le poursuit, il se voit contraint à abandonner ce qu'il avait trouvé bon, pour faire mieux.

Il exécute, ainsi, construction sur construction et est entraîné, on pourrait dire malgré lui, beaucoup plus loin qu'il l'aurait cru ou désiré au début.

Mais, qui doit s'en plaindre? Assurément, ce ne seront pas ceux qui pourront avoir à profiter de cette tenacité dans la poursuite du *mieux*.

Quoi qu'il en soit, ce qui est exposé ci-dessus, c'est précisément ce qui m'est arrivé. De perfectionnement en perfectionnement, j'ai été amené à faire construire un grand nombre d'appareils. Si j'en fais connaître quelques-uns, dans ce travail, ce n'est pas, certes, pour justifier mon affirmation, mais, tout simplement, parce que je me dis que ces constructions contiennent, peut-être, quelque idée que d'autres chercheurs seront heureux de trouver réalisée, soit qu'ils veuillent l'introduire dans leurs propres combinaisons, soit qu'ils en soient détournés par l'opinion défavorable que j'ai retirée de leur application.

Telles sont les principales raisons qui m'ont engagé à exposer, en grande partie, l'histoire du mors ouvre-gueule qui, si je n'en avais tenu aucun compte, ainsi que j'ai été souvent tenté de le faire, se serait bornée, purement et simplement, à la publication des figures 24 et 25 qui représentent, actuellement, les deux appareils les plus perfectionnés.

§ 3. — Neuvième Modèle de Mors ouvre-gueule pour chiens.

Un des premiers appareils qui, *pendant quelque temps*, m'a donné l'illusion du *mieux* possible est celui figuré ci-après :

I. *Construction*. — Cet appareil se compose de quatre branches en équerre (1, 2, 3, 4) articulées par leurs extrémités postérieures (13). Les deux branches 1 et 4 s'écartent, sous l'action de deux ressorts plats (12), des deux branches 2 et 3 qui constituent le véritable mors. Ces deux dernières branches (2 et 3) portent, chacune, deux vis courbes dirigées en sens opposé (14, 16) qui traversent, respectivement, les deux branches 1 et 4 et qui glissent sur elles, avec un léger ou sans frottement.

Les portions des quatre branches comprises entre les quatre vis courbes sont conformées de façon à s'appliquer, aussi exactement que possible, sur les deux maxillaires, en épousant leurs formes. Pour mieux atteindre ce résultat, les deux portions du milieu sont taillées en triangle, 8, 9, qui s'enfoncent entre les dents.

La partie 5 doit s'appliquer sur la face supérieure du maxillaire supérieur dont elle épouse la forme, au-dessous des yeux ; la partie 6 s'applique sur la voûte palatine et la partie 7, dans l'angle du maxillaire inférieur, par la bouche ; le point 10, dans le même angle, par-dessous ce maxillaire et les points 11, 11, sur chacun des deux bords inférieurs de ce maxillaire.

Quatre écrous (15, 17) sont destinés à rapprocher les deux branches 1 et 2, ainsi que les deux branches 3 et 4.

Une chaîne vaucanson (21), destinée à s'appliquer sur l'occipital, au-dessous de sa protubérance, traverse le trou 22 et peut, ensuite, être fixée, très solidement, sur les crochets 26, lorsqu'elle a été complètement tirée et étroitement appliquée sur l'occipital.

Une vis sans fin, traversant la branche 4 et prisonnière dans la branche 3, engrenée sur un secteur denté (29) qui se détache de la branche 2 et traverse une fente de la branche 3, permet d'écarter (*a*), très facilement, grâce à la

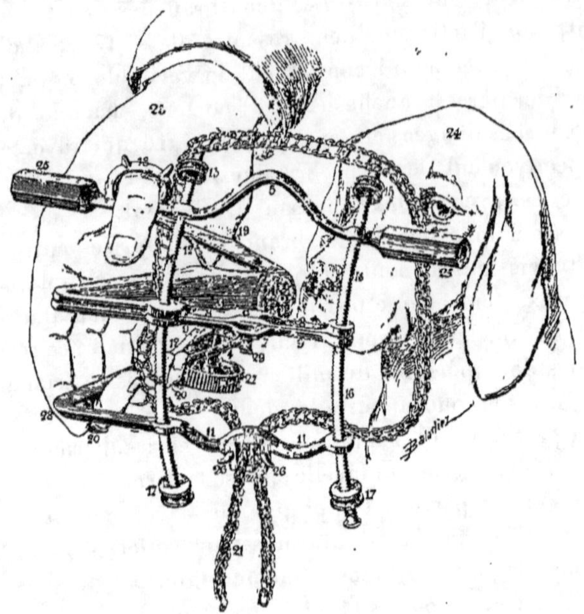

Fig. 13. — Mors ouvre-gueule pour chiens. (*Modèle de* 1889) (*b*).

(*a*) Avant d'employer ce système d'écartement, j'ai introduit, dans les constructions antérieures, une crémaillère courbe fixée sur la branche (2). Sur cette crémaillère s'engrenait un pignon fixé sur l'extrémité d'un axe horizontal prisonnier dans la branche 3 et qui était mis en rotation par une manivelle placée sur son autre extrémité.

Ce système a été, successivement, en avant de l'appareil, et ensuite, sur différents points des 2 branches 2 et 3. Je l'ai abandonné.

(*b*) Cette figure représente la 9ᵉ construction matérielle réalisée, la 1ʳᵉ adoptée, dessinée et clichée en 1889.

Voir aussi :

1º *Bull. Off. Prop. Ind. Com. de* 1892 ;

2º *Atti Dell XI Congresso medico internazionale.* Roma, 1894, t. II, p. 196 (séance du 3 avril) ;

3º *Compt.-Rend. Soc. Biol.* 1894 (séance du 19 mai).

Cet appareil a été présenté, avec d'autres appareils, à *l'Exposition annuelle de la Société de physique*, en 1891, 1892 ou 1893.

Trav. de laboratoire   5 tête fortement molletée (27) qui termine la vis sans fin, les deux branches 2, 3 et, partant, les branches 1 et 4 qui les suivent naturellement.

Quatre arrêts (20, 19 et 18) permettent de tenir l'appareil solidement d'une seule main, comme l'indique la figure.

Enfin, deux prolongements octogonaux (25), se détachant de la branche 1, sont destinés à fixer l'appareil, au moyen d'une vis à pression, dans deux douilles qui font partie de la « *Table d'Immobilisation* (fig. 33) » et de l' « *Immobilisateur-Suspenseur* » (fig. 28) (*a*).

II. — *Modes d'emploi du « Mors ouvre-gueule ».* — Tout d'abord, l'appareil doit être préparé comme l'indique la figure et placé sous la main de l'opérateur. Puis, celui-ci, assis sur une chaise, place le chien entre ses jambes, la tête étant dirigée en avant, et il le serre entre ses deux genoux.

De la main gauche, il saisit, solidement, près de l'oreille, la peau de son cou, et de la main droite, il prend l'appareil comme l'indique la figure 13, et introduit dans sa gueule, d'avant en arrière, le mors proprement dit.

Dès que celui-ci a été suffisamment enfoncé, l'opérateur, fermant énergiquement la main, enserre, solidement les deux maxillaires, le supérieur entre les branches 1 et 2, l'inférieur entre les branches 3 et 4.

La chaîne tombe spontanément, et vient se placer derrière l'occipital.

La main gauche peut, alors, être dégagée. D'un coup de doigt appliqué sur chaque écrou, on fixe, fortement, les

______

(*a*) Pour bien comprendre la combinaison du mors avec ces deux appareils, je prie le lecteur de vouloir bien se reporter aux figures 28, 32 et 33 où son application se trouve représentée.

deux branches 1 et 4 sur les maxillaires, puis, on accroche les deux bouts de la chaîne sur les crochets (26), après l'avoir fortement appliquée au-dessous de la protubérance de l'occipital.

L'appareil est, ainsi, parfaitement fixé sur la tête du chien. Pour immobiliser cette dernière, ainsi que l'animal tout entier, on le porte sur la « *Table d'Immobilisation* ou dans l' « *Immobilisateur-Suspenseur* (fig. 33 et 28) » et l'on y fixe les deux prolongements octogonaux, comme il a été dit ci-dessus.

Si, alors, on désire ouvrir et maintenir largement ouverte la gueule de l'animal, il suffit de faire tourner la vis sans fin, en prenant la roue molletée (27) entre les doigts.

Si l'animal est trop fort, trop récalcitrant ou méchant, et s'il est impossible, à un seul opérateur, de le maintenir, celui-ci pourra l'immobiliser, au préalable, dans l' « *Immobilisateur-Suspenseur* », et, ensuite, lui appliquer le mors, comme il a été dit ci-dessus, ainsi que l'indique la fig. 32.

§ 4. — Dixième Modèle de Mors ouvre-gueule, pour petits quadrupèdes : lapins, cobayes, etc. (a).

J'ai fait construire, aussi, avec le mors pour chiens, deux modèles pour les petits quadrupèdes.

Ils ne diffèrent du précédent que par quelques détails de construction relativement peu importants qui consis-

(a) Suivre la description de cet appareil sur la figure 13.

tent, surtout, en une conformation correspondant à celle des parties anatomiques sur lesquelles doivent s'appliquer ces appareils.

Ainsi, le maxillaire inférieur de ces petits rongeurs étant un peu moins long que le maxillaire supérieur, les deux équerres inférieures (3 et 4 de la fig. 13) sont un peu moins longues, aussi, que les équerres supérieures (1 et 2), de sorte que ces deux équerres inférieures enserrent le maxillaire correspondant, non au niveau de ses dents, ce qui aurait lieu, si les dimensions des quatre équerres étaient identiques, mais au milieu de sa longueur. .

Les vis (14 et 16) ne sont qu'au nombre de deux. Placées aux extrémités des équerres, elles suffisent pour immobiliser solidement les maxillaires du lapin, et, avec plus de raison, ceux du cobaye.

Les arrêts 19 et 20 sont remplacés par un seul anneau fixé sur l'équerre intérieure. Cet anneau, destiné à recevoir l'index, avec un autre anneau, semblable, placé sur l'équerre supérieure et destiné à recevoir le pouce, permet de tenir l'appareil solidement et commodément.

Enfin, le secteur denté (29) est remplacé par une vis incurvée en arrière, mobile comme un battant de cloche, qui décrit le même trajet, à 3 centim. de l'articulation des équerres.

Cette vis porte deux écrous circulaires molletés, de diamètres différents. Placés, l'un, entre les deux *équerres du milieu* (2 et 3), l'autre, au-dessous de l'équerre inférieure (4), ils permettent d'ouvrir facilement et de tenir ouverte la bouche de l'animal.

§ 5. — Seizième Modèle de Mors ouvre-gueule, pour chiens, lapins, cobayes, etc. (a).

Bien que les appareils précédents m'aient donné d'assez bons résultats, cependant, je n'en étais pas suffisamment satisfait. Ils étaient même loin de répondre à l'idéal que j'imaginais, idéal encore assez vague, il est vrai. Je les trouvais, surtout, trop compliqués, coûteux, fragiles, incommodes, à différents points de vue.

De plus, leur construction ne permettait pas de les ouvrir assez facilement. La roue molletée qui termine l'extrémité inférieure de la vis sans fin, malgré la longueur, relativement grande, de son diamètre et la profondeur de son molletage, ne permettait pas d'ouvrir la gueule d'un chien fort vigoureux et récalcitrant.

Je me suis donc attaché à perfectionner leur construction et, principalement, à faire disparaître les inconvénients indiqués ci-dessus. J'y suis parvenu, en partie, en réalisant le modèle représenté dans les figures 38 et 39 décrit, sommairement, ci-après.

I. *Construction.* — Cet appareil nouveau ne comprend, seulement, que les deux équerres supérieure et inférieure (14, 16) articulées en 3 (fig. 38).

Les équerres intermédiaires sont remplacées par deux barrettes (18, 19) dont la juxtaposition forme le mors proprement dit. La face de chacune de ces barrettes, qui

(a) Prière de suivre la description de ces appareils sur les figures 38 et 39, où ils sont représentés et combinés avec les tables et les tablettes d'immobilisation.

est destinée à comprimer la muqueuse de la gueule de l'animal, a une forme ovale.

Elles portent, sur chacune de leurs deux extrémités, une vis incurvée en arrière qui traverse, très librement, chacune des équerres sur lesquelles elles sont, respectivement, tenues prisonnières.

La barrette inférieure (18) porte deux vis prisonnières à tête molletée (23). Ces vis sont destinées à presser, respectivement, deux chapes fixées sur la barrette supérieure (19), lorsque ces chapes viennent, par le rapprochement des barrettes, se mettre à cheval sur elles. Elles unissent ainsi, solidement, les deux barrettes qui ne forment plus qu'un seul mors.

Chacune des quatre vis (7) porte, en dehors de l'équerre, un écrou molleté prisonnier qui permet de rapprocher, de l'équerre qu'elles traversent, respectivement, la barrette correspondante et d'enserrer, ainsi, étroitement et solidement, le maxillaire de l'animal.

Pour préserver, contre une contusion possible, la peau et la muqueuse, les parties qui doivent les comprimer directement sont garnies de caoutchouc (24).

La tête molletée qui termine l'extrémité inférieure de la vis sans fin, dans le modèle représenté par la figure 13, ne permettant pas, malgré son grand diamètre, de rapprocher ou d'écarter facilement les maxillaires de l'animal, surtout quand il est vigoureux, elle est remplacée, dans cette construction, par une petite manivelle (5) qui se meut librement dans la tête de la vis.

Une chaîne vaucanson, disposée comme dans l'appareil représenté par la figure 13, maintient la tête, dans les mouvements d'avant en arrière.

§ 6. — **Dix-septième Modèle de Mors ouvre-bouche,**
pour chevaux.

Les physiologistes ont besoin, assez souvent, d'ouvrir et de fermer, alternativement, ou de maintenir ouverte, plus ou moins largement et longtemps, la bouche des chevaux.

Quant aux vétérinaires, ils sont, journellement, dans cette nécessité.

I. *Inconvénients et insuffisance des anciens procédés et appareils.* — Différents procédés ou appareils, qu'il est inutile de décrire ici, ont été imaginés, pour atteindre ce but. Parmi eux, le moins imparfait et le plus employé, actuellement, est l'appareil connu sous le nom vulgaire de « *Pas d'âne* ».

L'emploi de cet appareil présente des inconvénients nombreux et importants.

Il ne tient pas bien sur les maxillaires de l'animal qui peut se dérober assez facilement.

Il n'en ouvre la bouche que d'une façon insuffisante.

Il est très difficile de s'en servir avantageusement pour explorer la bouche des autres mammifères.

Dans tous les cas où il est employé, les tiges verticales et latérales qui le constituent sont fort gênantes pour l'opérateur, etc.

Dans ces conditions, j'ai pensé que le mors ouvre-gueule pour chiens, convenablement modifié, pourrait remplacer avantageusement cet appareil, de même que tous les autres encore plus ou moins employés pour atteindre le même but.

C'est dans cette espérance que j'ai fait construire l'appareil figuré et décrit ci-après.

II. *Construction.* — Cet appareil se compose de deux organes en métal (3.4), en forme d'U dont la base, revêtue de caoutchouc (6), est conformée pour épouser la forme des parties anatomiques et dont les extrémités sont articulées (5) presque comme les maxillaires de l'animal.

Le mors proprement dit (9), ainsi que les organes 22, 23, 24, 25, destinés à ouvrir ou à fermer la bouche de l'animal, sont construits comme ceux de l'appareil destiné au chien. Ils sont, simplement, beaucoup plus résistants.

Sur les deux extrémités (15) de l'organe en U est bouclée une bride ordinaire, en cuir (14), légèrement modifiée.

La courroie frontale de la bride ordinaire est remplacée, ici, par la courroie (17) qui, après avoir contourné un petit pont en métal fixé sur la partie (19) de la base de l'U supérieur, vient se boucler sur elle-même.

La courroie sous-gorge est remplacée, aussi, par les deux courroies (13). Ces courroies, cousues ensemble sur leurs extrémités libres, glissent dans un fermoir spécial (21) fixé au milieu de la base de l'organe en U inférieur.

Cette double courroie porte un fermoir semblable au précédent (21'), qui glisse sur toute sa longueur et qui permet d'enserrer le cou de l'animal, aussi étroitement que possible.

Les trous présentés par chacune de ces deux courroies sont espacés de façon qu'ils soient toujours, exactement, en face l'un de l'autre, quand elles sont étroitement unies. Chacun de ces trous est un repère qui, lorsqu'il se trouve, exactement, sur le bord du fermoir, indique que l'on peut abaisser son levier, avec la certitude de faire passer la pointe dans celui qui est immédiatement situé au-dessus.

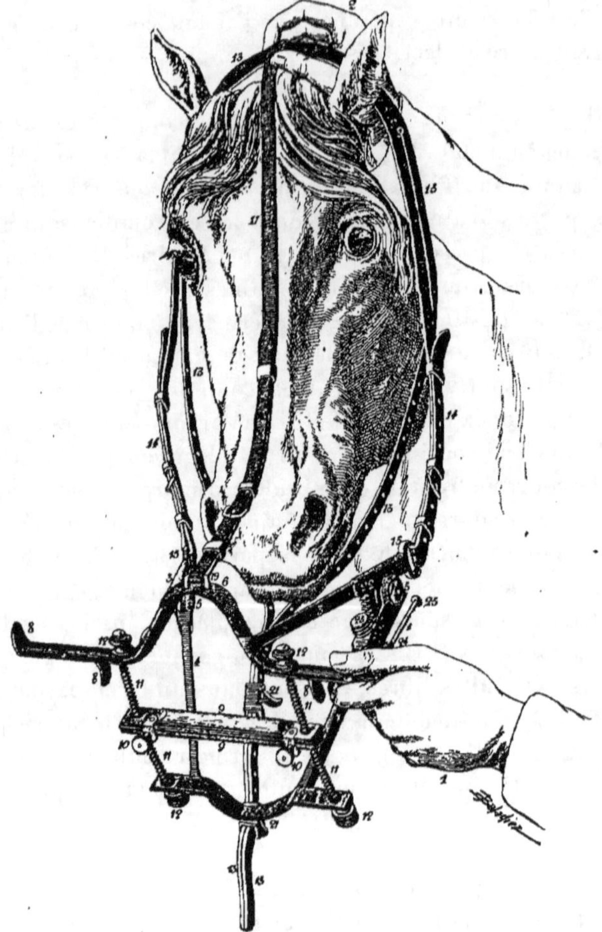

Fig. 14. — Mors ouvre-bouche pour chevaux, etc. (*a*)

(*a*) Cette figure représente la 17e construction matérielle réalisée, dessinée et clichée, en 1893.

Voir aussi :

1o *Bull. Prop. Ind. Com. de* 1893 ;

2o *Atti Dell XI Congresso medico-internazionale.* Roma, 1894, t. II, p. 196, (Séance du 5 avril).

III. *Mode d'application*. — La bride ayant été allongée ou raccourcie, s'il y a lieu, suivant la grosseur de la tête de l'animal, l'appareil étant préparé comme l'indique la fig. 14, on le place sur sa tête exactement comme on placerait une bride ordinaire munie de son mors.

On boucle les courroies 13 et 17, après les avoir convenablement tirées.

On fait remonter le fermoir mobile 21', jusqu'à ce que le cou de l'animal soit convenablement enserré entre les deux courroies 13, et on le fixe en abaissant le levier et sa pointe.

Ensuite, on manœuvre la manivelle (25), la vis sans fin (23), monte sur la crémaillère (22), les deux organes en U (3 et 4) se rapprochent, l'un de l'autre, enserrant, ainsi, autant qu'il est nécessaire, les deux maxillaires de l'animal.

D'un coup de doigt, appliqué sur chacun des quatre écrous (12) on leur fait parcourir toute la longueur de la vis correspondante devenue libre, par le rapprochement des organes en U. On serre, enfin, fortement, ces quatre écrous, et l'appareil se trouve solidement appliqué sur la tête de l'animal dont la bouche est maintenue fermée.

Quand on désire l'ouvrir, il faut, tout d'abord, dévisser, de quelques tours, seulement, les deux vis (10) prisonnières sur la moitié inférieure (9) du mors, de façon à permettre, à ses deux moitiés, de pouvoir se séparer.

Un aide saisit, ensuite, vigoureusement, comme l'indique la figure 15, les deux poignées dont les arrêts (8) assurent la facilité du maintien.

Il suffit, alors, à l'explorateur, de faire exécuter 2 ou 3 demi-tours à la manivelle (25) et la bouche se trouve aussi largement ouverte que possible, sous ses yeux.

Si l'opérateur manquait d'aide, ou si les forces de ce

dernier ne lui permettaient pas de maintenir longtemps
l'animal, pendant une longue opération, on pourrait le

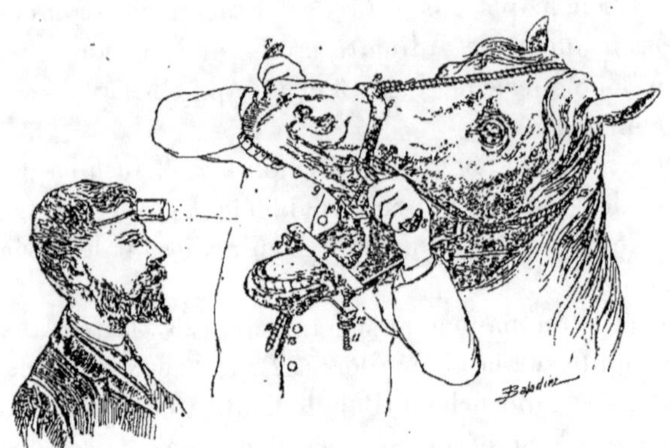

Fig. 15. — Examen de la bouche d'un cheval, par un médecin vétérinaire, la
tête de l'animal étant maintenue par un aide.

remplacer, en employant le dispositif figuré et décrit ci-
dessous.

Sur deux colonnes (26) faisant partie de l'appareil d'immobilisation connu des praticiens sous le nom de *Travail*,
ou simplement fixées dans le sol, glissent deux pièces (30)
que l'on peut arrêter sur le point le plus convenable,
suivant la taille de l'animal, au moyen d'une forte goupille (28) qui traverse, complètement, la pièce glissière et
la colonne.

Chaque glissière porte, sur sa face antérieure, une forte
chape (31) percée d'un trou, dans laquelle vient se loger,
respectivement, la poignée correspondante. On enfonce,
ensuite, une forte goupille qui traverse, successivement,
la chape, la poignée du mors et la colonne.

La tête de l'animal est, ainsi, solidement maintenue,

entre les deux colonnes, et l'opérateur peut manœuvrer, à son aise, la manivelle de l'appareil.

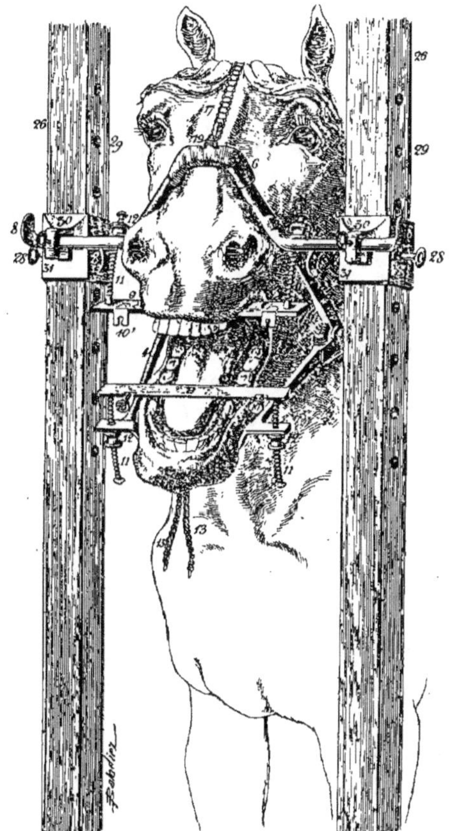

Fig. 16. — Exploration de la bouche d'un cheval dont la tête est maintenue entre deux colonnes (a).

(a) L'appareil est fixé, ici, comme dans la figure 15, sur la tête de l'animal, avec une *Bride métallique*, en chaîne vaucanson, facile à désinfecter au moyen de la chaleur.

§ 7. — Dix-huitième Modèle de mors ouvre-gueule, pour chiens, lapins, cobayes, etc.

Si les différents modèles de mors ouvre-gueule précédemment décrits et figurés présentent quelques avantages nouveaux, ils ne sont point exempts d'inconvénients.

Ils sont, en effet, encore trop compliqués. Les quatre vis, malgré leur force, peuvent être plus ou moins faussées et même tordues, surtout, si l'appareil est appliqué sur la tête d'un gros chien récalcitrant et vigoureux. Alors, il devient difficile ou même impossible de faire mouvoir sur les vis les écrous molletés qu'elles portent.

Ces graves inconvénients se montrent, avec plus d'intensité, encore, dans l'appareil spécialement construit pour le cheval.

D'autre part, les parties de l'appareil qui doivent comprimer la muqueuse et la peau des maxillaires de l'animal peuvent les blesser, si elles ne sont point recouvertes d'un enduit protecteur, de caoutchouc, par exemple. Et la construction ne permet pas de l'appliquer facilement et de le changer rapidement.

J'ai donc cherché à perfectionner encore mon appareil et voici le modèle que j'ai imaginé et fait construire.

I. *Construction*. — Ce nouvel appareil se compose de deux branches (1-2), articulées en 2', qui se terminent, en avant, par une sorte d'étrier (3-4).

Chaque étrier porte, sur chaque côté, une rainure (5-6) dans laquelle peuvent facilement glisser les extrémités des pièces (7-8), quand on fait mouvoir les vis (9) par la rotation des clefs démontables (10).

L'union des vis (9) et des pièces (7-8) est assurée, par le dispositif représenté en **A**, fig. 17. L'extrémité de la vis (*b*), qui a la forme d'un disque (*c*), pénètre, librement,

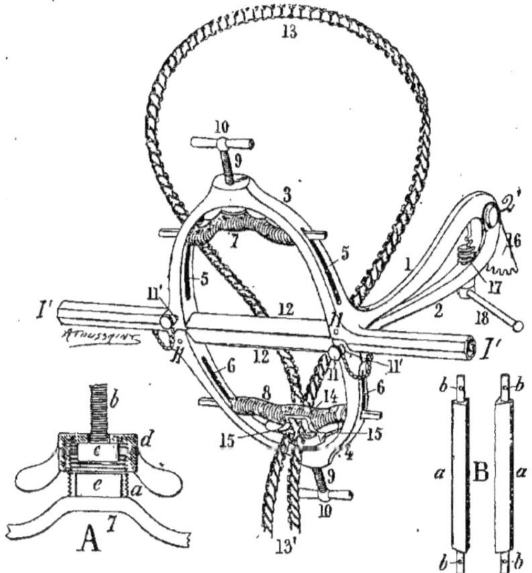

Fig. 17. — Dix-huitième modèle de mors ouvre-gueule,
pour chiens, lapins, cobayes, etc. (*a*).

dans une cupule cylindrique (*e*) s'élevant sur le milieu de la face supérieure de la pièce (7). Sur la face externe, filetée (*a*) de cette cupule, vient se visser, lorsque le disque

(a) Cette figure représente la 18e construction réalisée, dessinée et clichée en 1894.

Voir :

1º *Bull. Prop. Ind. Com.* 1894 ;

2º *Atti Dell XI Congresso medico-internazionale.* Roma, 1894, t. II, p. 196 (Séance du 5 avril).

remplit la cupule, l'écrou à oreilles (*d*). Les trois pièces (7, *b*, *d*) sont, ainsi, très solidement unies, faciles à démonter et à séparer.

A la base de chaque étrier, se trouve une des moitiés du mors (12). L'une des extrémités de ces deux moitiés est rivée dans une mortaise (11). L'autre extrémité peut être assujettie dans une mortaise semblable, au moyen d'une goupille (11'), attachée sur l'étrier, par une petite chaînette. L'extrémité, conique, de cette goupille, présente quelques pas de vis qui permettent de la fixer solidement dans la mortaise, après lui avoir fait traverser l'extrémité de la barrette qui s'y trouve placée.

Comme on le voit en **B**, fig. 17, la forme des deux barrettes (*a*), composant le mors proprement dit, est triangulaire.

Cette forme triangulaire est destinée à permettre à la barrette de s'engager plus profondément entre les couronnes des dents du chien qui, comme on sait, sont séparées par un espace également triangulaire, et à immobiliser, ainsi, plus sûrement, les maxillaires de cet animal.

Les deux barrettes sont appliquées, l'une sur l'autre, par leur base, lorsque l'appareil est fermé, comme l'indique la figure 17.

Les quatre extrémités de ces barrettes (**B**) présentent un trou (*b*) dans lequel passe le rivet ou la goupille.

Cette construction permet, lorsque les deux branches (1-2) de l'appareil sont fortement écartées et les goupilles retirées, de relever la moitié inférieure et d'abaisser la moitié supérieure du mors.

On peut, alors, très facilement, les revêtir d'un tube de caoutchouc qui protégera la muqueuse et les dents de l'animal.

De même, lorsque les pièces (7, 8, fig. 17) sont séparées, il est facile de les coiffer, aussi, d'un tube de caoutchouc qui protégera la peau comprimée.

Pour faire cette dernière opération, on fait un trou sur un morceau de tube de caoutchouc ayant la longueur de la pièce à recouvrir. On y fait passer la moitié de cette pièce, puis on tire, fortement, l'autre moitié du tube, jusqu'à ce que le bord de son trou soit arrivé à recouvrir l'autre extrémité de la pièce dont on coiffe la seconde moitié. La pièce se trouve, ainsi, recouverte sur toute son étendue.

Cette dernière opération achevée, on place les deux pièces dans leurs rainures respectives et on les réunit à leur vis correspondante au moyen de leur écrou à oreilles.

Un trou carré (14), creusé dans l'épaisseur de la pièce inférieure (8), au-dessus de la cupule (*e*, **A**. fig. 17) et sur les bords latéraux antérieurs duquel se trouvent deux crochets (15), est destiné à laisser passer et à fixer la chaîne vaucanson (13), après lui avoir fait contourner la nuque de l'animal et l'avoir fortement tirée.

Dans ce modèle de mors, les deux poignées (1') sont octogonales, ce qui permet de les tenir plus solidement. De plus, elles sont creuses, à peu près sur toute la longueur, ce qui allège notablement l'appareil.

L'adaptation de l'appareil sur la *Table d'Immobilisation* ou l'*Immobilisateur-Suspenseur*, le rapprochement et l'écartement des branches (1.2), au moyen des organes 16, 17 et 18, se font exactement comme il a été dit plus haut, dans la description des autres modèles.

II. *Application de l'appareil sur la tête de l'animal.* — Elle présente, cela est évident, beaucoup d'analogie avec l'application des appareils précédemment décrits. On fait passer sa tête dans la boucle formée par la chaîne

(13); on place le mors (12) dans sa gueule, aussi loin que possible de l'extrémité antérieure de ses maxillaires; on tire, fortement, les deux bouts (13) de la chaîne vaucanson que l'on accroche sur les crochets (15); on fait tourner, successivement, les clefs (10) des vis (9), jusqu'à ce que les pièces 7 et 8 aient fortement comprimé, sur chaque barrette, le maxillaire correspondant; on fixe, enfin, l'appareil, ainsi appliqué, sur la *Table d'Immobilisation* ou sur l'*Immobilisateur-Suspenseur*.

La tête de l'animal se trouve parfaitement immobilisée.

A. — *Modèle spécial pour lapins, cobayes.*

Il ne diffère du précédent (fig. 17) que par ses dimensions et la forme des barrettes qui sont conformées selon l'exigence des parties anatomiques. Ces barrettes, au lieu d'être triangulaires, sont légèrement arrondies, comme dans les modèles précédents.

B. — *Modèle spécial pour chevaux, etc.*

Ce modèle ne diffère de celui représenté par la figure 17 que par ses dimensions et que par le nombre de ses branches. Les branches (1-2) placées, dans la figure 17, sur la droite, se répètent exactement, sur la gauche, excepté, cela va sans dire, les organes d'ouverture (16-17-18) qui sont uniques et fixés à droite. Le doublement des branches est nécessaire, dans ce modèle, pour que l'on puisse y boucler la bride déjà figurée qui est indispensable.

La courroie frontale se boucle derrière le sommet de

l'étrier supérieur; la double courroie sous-gorge se fixe dans un fermoir semblable à celui déjà décrit et qui se trouve à la place du trou carré (14, fig. 17).

§ 8. — Dix-neuvième modèle de mors ouvre-gueule, pour chevaux, chiens, etc.

Malgré les perfectionnements introduits dans la précédente construction, je n'étais point satisfait. Le meilleur de mes modèles présentait encore, à mes yeux, trop de défauts. Je ne possédais point un appareil qui fût véritablement *bon*, tel que je le désirais.

Ainsi, je le trouvais toujours trop compliqué, trop lourd, trop coûteux.

J'ai donc cherché des constructions nouvelles qui n'eussent point ces différents inconvénients.

Parmi les appareils que j'ai imaginés, fait construire et expérimentés, le modèle qui est figuré et décrit ci-dessous m'a paru être le plus avantageux.

1. *Construction.* — Ce nouvel appareil (**A**, fig. 18) se compose de deux sortes d'étriers (1-2) articulés, en arrière, par une mortaise et un tenon, au moyen d'un boulon dont les têtes sont arasées (3,3').

Les bases des étriers (4) justaposées par leurs surfaces planes, internes, et dont les faces externes sont de forme ovale, constituent, par leur rapprochement, le mors proprement dit.

Une bride ordinaire de cheval (12) avec une courroie frontale (14) et une courroie sous-gorge (15) se bouclant sur la courroie (16), suspendue derrière les articulations

(3,3'), permet d'assujettir l'appareil sur la tête de l'animal.
La courroie principale (12) de cette bride est assez longue

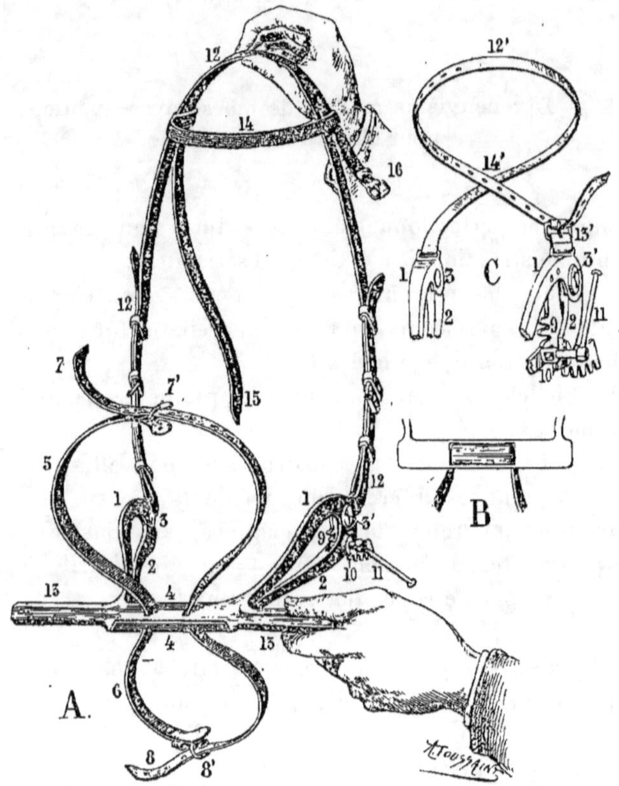

Fig. 18. — Dix-neuvième modèle de mors ouvre-gueule,
pour chevaux, chiens, etc. (a).

pour qu'il soit facile de la rallonger ou de la raccourcir,
à volonté, et de l'adapter aux dimensions de sa tête.

(a) Cette figure représente la 19e construction réalisée, dessinée et clichée en 1895.
Voir : *Bull. Prop. Ind. Com.* 1895.

A la rigueur, une simple courroie (12), placée, comme l'indique la figure secondaire **C**, se croisant devant le larynx, en 14', pourrait remplacer la bride ci-dessus décrite.

Deux courroies indépendantes (5-6) traversant, respectivement, en deux points, la barrette correspondante du mors, ainsi que l'indique la petite figure **B** (fig. 18), et se bouclant sur elles-mêmes (7', 8'), sont destinées à enserrer, aussi étroitement qu'on le désire, chacun des deux maxillaires du cheval, sur la moitié correspondante (4) du mors, en tirant plus ou moins, leurs extrémités (7-8).

Dans ce nouvel appareil, le système de pièces mécaniques (9-10-11) destiné à ouvrir, à fermer, ou à maintenir plus ou moins ouverte, la bouche de l'animal, diffère, sensiblement, de ceux introduits dans la construction des appareils précédemment figurés et décrits.

II. *Description spéciale du Système mécanique nouveau permettant d'ouvrir, de fermer ou de maintenir ouverte la bouche de l'animal.* — Ce système se compose d'une crémaillère convexe (9), fixée sur la branche supérieure (1, **C** fig. 14), qui traverse une mortaise taillée dans la branche inférieure (2); d'une *clef* spéciale (10) qui dépend de la branche droite de l'étrier inférieur.

Cette clef est solidement assujettie, ainsi que l'indique la figure 19 ci-dessous qui représente, aussi, à peu près, les dimensions réelles des organes.

L'extrémité (1) traverse la branche gauche (2) de la mortaise sur laquelle elle est assujettie par une vis arasée. L'extrémité droite (1' **B**), après avoir traversé la branche droite de la mortaise dans laquelle elle repose, porte une tête cylindrique (5) percée d'un trou dans lequel glisse la manivelle prisonnière (6).

Là partie de la clef placée entre les deux branches de la mortaise porte, en son milieu, un trou à peu près carré (3, **A**), dans lequel s'engage une dent, la dent 7, par exemple, de la fig. **B**.

On comprend facilement que, dans cette position, l'appareil ne puisse être ni ouvert, ni fermé, par des pressions exercées sur les barrettes du mors. Le degré d'ouverture, ainsi obtenu, reste constant.

Pour obtenir l'un ou l'autre de ces deux mouvements, il est nécessaire d'imprimer un mouvement de rotation à la clef, en faisant tourner dans l'un ou l'autre sens, la manivelle (6). Dans ces conditions, la

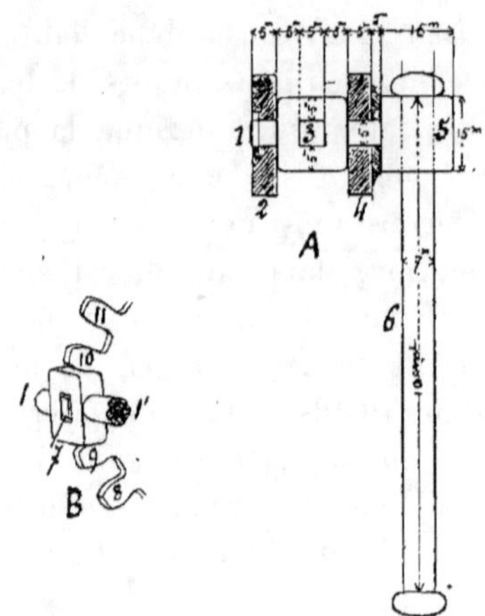

Fig. 19. — Détails de la construction du *Système de mécanique nouveau* permettant d'ouvrir, de fermer ou de maintenir ouverte la bouche de l'animal, avec l'appareil représenté par la figure 18.

paroi supérieure ou inférieure qui limite le trou (3) agissant comme un levier, successivement sur chaque dent, soit de bas en haut, soit de haut en bas, élève ou abaisse chacune des dents 9, 8, etc., ou 10, 11, etc., qui se logent, tour à tour, dans le trou (4).

Conséquemment, l'appareil et, avec lui, la bouche de l'animal, est ouvert, fermé ou maintenu ouvert, au degré adopté.

On comprend, sans difficulté, que, quelles que soient la vigueur et l'opposition de l'animal, si les organes sont construits assez solidement, il ne pourra, ni résister à l'action de la manivelle, ni modifier le degré d'ouverture auquel on s'est arrêté.

§ 9. — Vingtième Modèle de mors ouvre-bouche, pour chevaux.

A côté de ses nombreux avantages, le modèle représenté dans la figure 18 avait, encore, quelques graves inconvénients énumérés ci-après :

1° Les deux fentes pratiquées dans chacune des barrettes (4-4) pour y assujettir les deux courroies (5-6) leur enlevaient une grande partie de leur force de résistance. Elles étaient exposées à se briser précisément au niveau de l'une ou de l'autre de ces fentes ;

2° Les courroies ne glissaient pas avec assez de douceur ;

3° L'espace compris, sur une même barrette, entre les deux bouts de la courroie et destiné à être appliqué immédiatement sur le maxillaire correspondant, restant invariable, devait être, suivant la grosseur de la tête, ou trop étroit ou trop grand. Il devenait ainsi impossible de bien appliquer l'appareil : d'enserrer étroitement le maxillaire avec la courroie.

J'ai donc cherché à faire disparaître ces différents inconvénients. J'y suis arrivé en imaginant les constructions figurées et décrites ci-après :

1° *Construction* **A**. — Dans cette construction, les deux barrettes sont creuses. Elles forment un demi-canal (3) dans lequel glissent, sur toute son étendue, deux petits segments en métal massif qui en épousent, exactement, la forme (4).

Sur chacune des extrémités internes des surfaces convexes des quatre segments est solidement fixé, par un

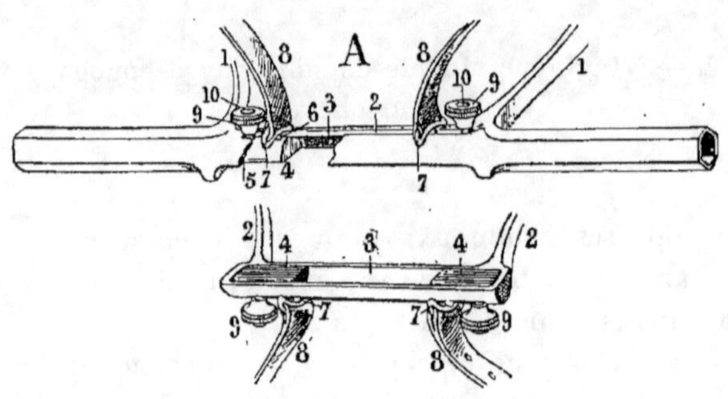

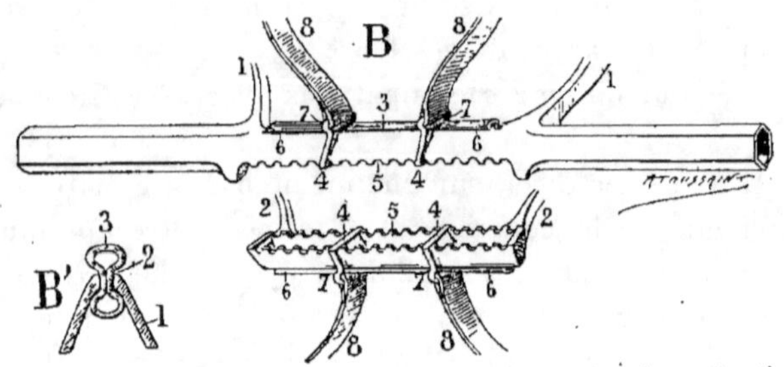

Fig. 20. — Différents modèles de barrettes introduits dans la construction de l'appareil représenté par la figure 18 (20e *modèle* 1895) (*a*).

A. — Perfectionnements introduits dans la construction des barrettes du *Mors pour chevaux*;

B — Perfectionnements introduits dans la construction des barrettes du *Mors pour chiens*, etc. ;

B'. — Coupe transversale de la barrette supérieure du *Mors pour chiens*.

pédicule (6), une sorte d'anneau, en forme de croissant (7), sur lequel est cousue une courroie indépendante (8),

(*a*) Voir : *Bull. Off. Prop. Ind. Com.*, 1895.

L'extrémité libre de l'une des deux courroies de chaque barrette porte une boucle armée d'un ardillon dans laquelle on fixe l'extrémité libre percée de trous de la 2ᵉ courroie.

Sur chacune des extrémités externes des surfaces convexes de ces mêmes segments est fixée une vis (10) sur laquelle se meut un écrou moileté (9).

Chaque barrette présente, sur son milieu et dans toute sa longueur, une petite fente (2) qui en traverse toute l'épaisseur, fente dans laquelle glissent et les pédicules des anneaux croissants (6) et les vis (10).

On comprend facilement que cette construction permet de rapprocher ou d'écarter, à volonté, suivant les dimensions du maxillaire de l'animal, les deux courroies (8) destinées à l'enserrer étroitement et à le fixer solidement sur la barrette correspondante.

L'écrou porté par chaque vis sert à immobiliser le segment (4) correspondant dans le demi-canal et à assurer, ainsi, la persistance de l'écartement adopté.

2° *Construction* **B**. — Elle n'est qu'une modification de la construction **A** et spécialement destinée au chien. Les deux barrettes ont une forme triangulaire représentée par la coupe transversale **B'**.

Dans cette construction, les quatre segments (4 de **A**) un peu trop compliqués, sont remplacés, tout simplement, par quatre pièces en forme d'étrier (4 de **B**) sur chacun desquels est cousue une courroie (8).

Pour empêcher ses étriers de glisser sur la barrette et, conséquemment, l'animal de déplacer ses maxillaires enserrés par les courroies, les bords de chaque barrette portent des dents (5), plus ou moins longues, entre lesquelles viennent se loger les bases des étriers (4).

Si les courroies sont bien tendues sur le maxillaire de l'animal, si elles enserrent assez étroitement ce maxillaire, les étriers resteront sûrement immobilisés sur les points choisis.

Cette modification permet de revêtir chaque barrette d'une couverture de caoutchouc, en procédant ainsi. On introduit, dans toute la longueur de la fente qu'elle présente, un tube de cette matière (3, **B**) de résistance et de grandeur convenables.

Le tube, ainsi introduit, forme deux hernies (3, **B'**), au-dessus et en dedans de la barrette, qui assurent sa stabilité sur cette barrette.

Lorsque l'on applique l'appareil sur les maxillaires de l'animal, la hernie externe (3), assez grosse, s'aplatit et coiffe une grande partie du triangle de la barrette.

La muqueuse et les dents de l'animal se trouvent, ainsi, protégées contre les contusions plus ou moins fortes qu'un enserrement trop étroit et trop violent pourrait engendrer.

§ 10. — Vingt-et-unième Modèle de mors ouvre-bouche, pour chevaux.

L'expérience m'ayant démontré que l'appareil précédemment figuré et décrit contenait, encore, un assez grand nombre de défauts, j'ai cherché à le corriger, en faisant construire le modèle figuré ci-après.

Cet appareil ne diffère de celui représenté par les *figures* 18, 19 et 20, que par les modifications suivantes. Bien qu'elles semblent être tout à fait secondaires, elles n'en sont pas moins importantes.

1° Les quatre organes d qui assujettissent les quatre courroies (5-6-7-8 de **A**) sur les barrettes (4) sont extrê-

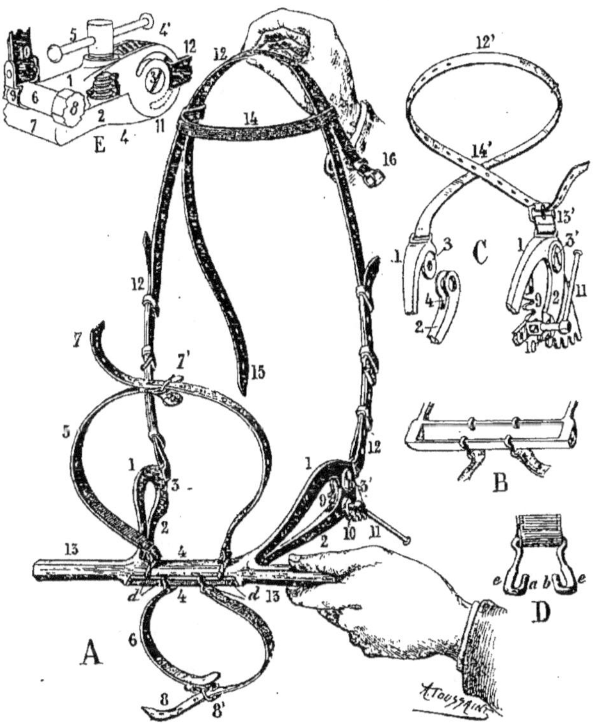

Fig. 21. — Vingt-et-unième Modèle de mors ouvre-bouche, pour chevaux (a).

(a) Cette figure représente le 21e modèle réalisé, figuré et cliché, en 1896.

Présenté à la *Société centrale des Vétérinaires de France* (Séance de juin 1896).

Voir : *Bull. off. Prop. Ind. Com.* 1896.

mement simples, aussi simples que possible, semble-t-il.

Ils sont formés avec les étriers (4 de **B**, fig. 20) dont la base a été coupée et recourbée en forme de crochet, ainsi que l'indique, très clairement, **D** (fig. 21). Cette section a une grande importance, au point de vue pratique, car elle permet d'éviter la confection d'une pièce difficile à braser, après sa mise en place, comme l'étrier (4 de **B**, fig. 20).

L'adaptation de ces organes, sur les barrettes, est très facile. La courroie étant cousue, l'un des crochets notablement ouvert et les deux crochets suffisamment éloignés l'un de l'autre, on place cet organe, ainsi préparé, à cheval sur la barrette qui se place, sans difficulté, entre les deux crochets. On ferme, alors, à la pince, le crochet préalablement ouvert et l'organe est définitivement mis en place.

Les organes, ainsi appliqués, glissent, à frottements doux, par leurs parties élargies (*c*) sur la moitié, à peu près, de la barrette dont elle épouse la forme arrondie et, par leurs deux crochets aplatis (*a-b*), sur le bord et l'intérieur du demi-canal, comme l'indique, nettement, la fig. **B**.

La forme élargie de la partie (*c* de **D**) ne permet que d'infimes déplacements dans les mouvements de torsion. La courroie et la partie métallique sur laquelle elle est cousue sont légèrement concaves et épousent la forme, légèrement convexe, de la barrette dont elles ne sont séparées que par un espace fort restreint.

Grâce à ces détails de construction, les organes sont solidement fixés sur les barrettes et leurs courroies conservent la position horizontale quand on présente le mors entre les maxillaires de l'animal. L'une et l'autre se placent, ainsi, sur le maxillaire correspondant qu'elles entourent naturellement.

2° La crémaillère (9, **fig. A**) fixée, dans les autres constructions, sur la branche supérieure (1), est taillée, ici, dans le tenon même de cette branche, ainsi que l'indique la figure **C**. Ce tenon vient se placer dans la mortaise (4) taillée dans la branche (2) et articulé au moyen d'un boulon à tête arasée.

3° Après avoir suffisamment expérimenté le système mécanique (**C**. fig. 21) destiné à ouvrir et maintenir ouverte ou fermée la bouche de l'animal, système sur lequel j'avais fondé de grandes espérances, parce qu'il est plus simple que les autres et, surtout, parce qu'il permet de placer, sur le côté, la manivelle (11 de **A** et de **C**) qui est, ainsi, plus facile à manœuvrer, j'ai reconnu qu'il présentait de grands inconvénients et décidé de lui substituer le système mécanique représenté par **E** (fig. 21).

Je suis revenu, ainsi, au système mécanique que j'avais employé, dès le début de mes recherches, introduit dans mes premières constructions, ainsi que l'indique la figure 13 (p. 65), puis abandonné, parce que je tenais à placer la manivelle sur le côté et que ce système ne me permettait de la placer que dessus ou dessous les branches 1 et 2.

Le reste de la construction est semblable à celui de la figure 18.

§ 11. — Vingt-et-unième Modèle de mors ouvre-gueule, pour chiens, lapins, cobayes, etc.

Ce qui s'est produit pour le mors destiné aux chevaux devait se produire, aussi, pour le mors ouvre-gueule destiné aux autres animaux. Après avoir expérimenté les derniers modèles perfectionnés, j'ai vu qu'il était possible de leur faire subir de nouveaux perfectionnements et j'ai fait construire les modèles figurés et décrits ci-après.

Ces modèles sont au nombre de deux. Le premier (**A**) est spécialement destiné aux chiens. Le second (**C**) peut être appliqué, aussi bien aux cobayes et aux lapins, qu'aux tout petits chiens.

La construction de ces deux modèles est semblable à celle du mors pour chevaux figuré page 90. Elle n'en diffère que sur quelques points de détail dont voici la description, pour les deux appareils.

1° *Modèle pour chiens.* — Dans cet appareil, représenté par la figure **A**, la bride de cheval est remplacée par une simple courroie (11). Cette courroie est cousue sur une sorte d'anneau semblable à celui figuré en **B** (13) moins l'ardillon, et accroché, comme lui, sur une petite glissière (10) identique à celle également figurée en **B** (10').

Ces deux petites pièces (10 et 10') épousent, à peu près exactement, la forme triangulaire de la barrette creuse supérieure (4, **B**) et peuvent glisser, sur elle, dans toute son étendue. Elles sont assez fortes et très résistantes. Leurs extrémités, recourbées en crochets, sur les bords inférieurs de cette barrette, après leur mise en place, attachent solidement ces petites glissières. Une force bien supérieure à celle que peut développer l'animal est incapable de les briser ou de les décrocher.

La courroie (11) est destinée à assujettir l'appareil, lorsqu'il a été placé sur la tête de l'animal. Pour atteindre ce résultat capital, le mors (4-4) ayant été placé entre ses maxillaires et aussi profondément que possible, l'opérateur dirige la courroie, de droite à gauche, sous le maxillaire inférieur, puis en arrière, contourne la nuque, en l'appliquant bien à plat derrière les deux oreilles et au-dessous de la bosse occipitale, la dirige, de nouveau, sous

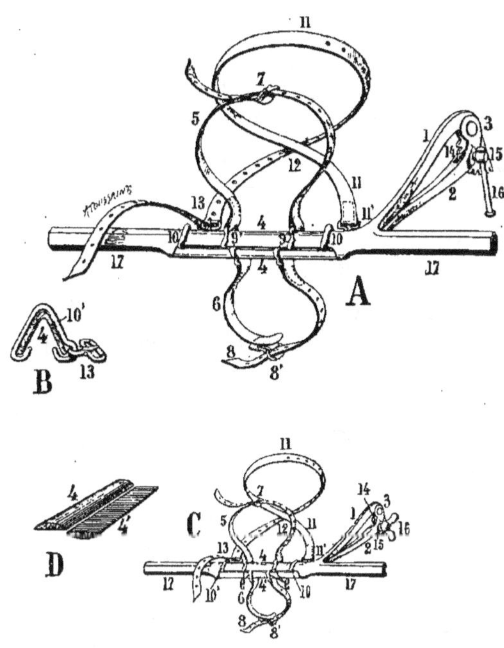

Fig. 22. — Vingt-et-unième modèle de mors ouvre-gueule,
pour chiens, lapins, cobayes, etc. (a).

A. — Mors ouvre-gueule pour chiens, etc.
B. — Coupe de la barrette supérieure de ce mors au niveau de la glissière.
C. — Mors ouvre-bouche pour lapins et cobayes.
D. — Coupe des deux barrettes de ce mors.

le maxillaire inférieur, en croisant la courroie sur elle-même, comme il est indiqué en 12, au-devant du larynx. Il la fait passer, enfin, dans la boucle (13) sur laquelle il

(a) Cette figure représente le 21e modèle construit, figuré et cliché en 1896.
Voir : *Bull. Off. Prop. Ind. Com.*, 1896.

la fixe, au moyen de l'ardillon qu'elle porte, après avoir rapproché, le plus possible, les deux petites glissières triangulaires (10, 10') du maxillaire de l'animal.

Cette opération terminée, il enserre, étroitement, chaque maxillaire, au moyen des courroies correspondantes (5-7 et 6-8), en ayant soin de rapprocher les étriers (9), aussi près que possible des maxillaires.

L'appareil se trouve, ainsi, solidement appliqué sur la tête de l'animal.

2° *Modèle pour lapins, cobayes, etc.* — Cet appareil représenté en **C** est presque identique à celui du chien figuré en **A**. Il n'en diffère que par les modifications suivantes :

Les dimensions sont notablement moins grandes. Elles sont en rapport avec celles de la tête de l'animal, ainsi qu'avec sa force ;

Les deux barettes sont, non triangulaires, mais légèrement arrondies sur leurs faces externes, presque plates 4, 4' **D** ;

L'équerre inférieure (2) est un peu moins longue que l'équerre supérieure (1) et, conséquemment, la barrette inférieure 4' se trouve légèrement en retrait sur la barrette supérieure (4 de **D**.)

Cette construction a été faite d'après celle du maxillaire inférieur du lapin et du cobaye. On sait que ce maxillaire est un peu moins long que le supérieur. Si, dans ces conditions, la barrette inférieure avait été placée sur le même plan que la supérieure, dans l'application de l'appareil, elle serait venu tomber sur les dents incisives et il aurait été très difficile de la fixer d'une façon convenable. Avec la construction figurée ci-dessus, cette barrette peut être fixée au milieu du maxillaire et l'enserrement de celui-ci est aussi solide que possible.

Enfin, la manivelle (16 de la fig. **A**) est remplacée, ici, par deux oreilles (16 de **C**) qui forment l'extrémité droite de la clef qui s'engrène sur le segment denté 14 et qui est destinée à écarter ou à rapprocher les équerres 1 et 2 qui constituent l'appareil. La force que l'on développe, en actionnant ces deux oreilles, est largement suffisante, pour vaincre la faible résistance d'un lapin et même d'un petit chien.

Toutes les autres parties représentées par les n⁰ˢ 1, 2, 3, 14, 15, 16 et 17 étant conformes à celles qui ont été figurées et décrites précédemment, il est inutile de refaire, ici, une nouvelle description.

§ 12. —Mors ouvre-bouche de poche, pour chevaux, etc. (22ᵉ Modèle).

Toujours préoccupé et, je dois l'avouer, assez souvent, malgré ma volonté, par le désir d'arriver à réaliser un appareil qui, au maximum de simplicité, de légèreté et de solidité, unisse le minimum de volume; tenant à donner, au médecin vétérinaire, un mors ouvre-gueule applicable à tous les quadrupèdes domestiques, qu'il puisse mettre dans sa poche et emporter, sans en être aucunement embarrassé, lorsqu'il va visiter, à domicile, un de ces animaux, j'ai imaginé le modèle figuré et décrit ci-après :

Construction et application. — Cet appareil représenté, ici, en *demi-grandeur naturelle,* se compose, comme les

précédents, de deux organes en forme d'U (1-2) articulés
en 3, par un tenon, une chape et un boulon à têtes arasées.

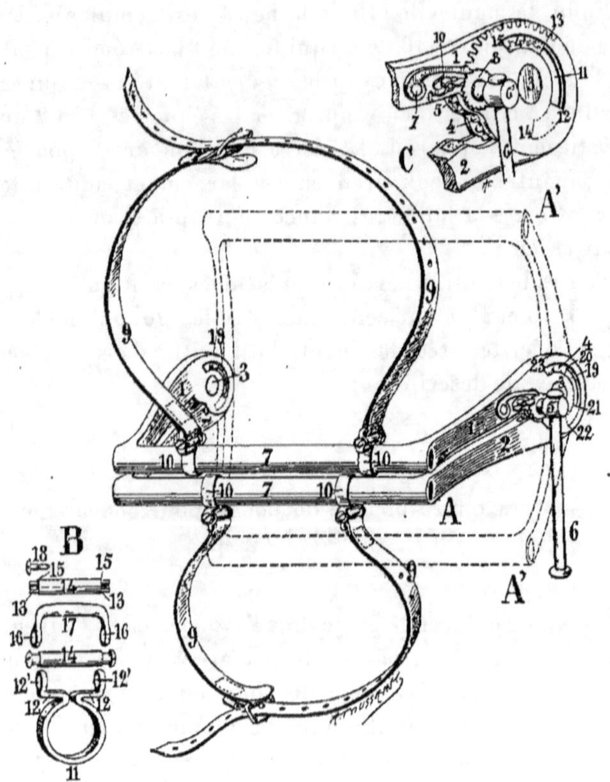

Fig. 23. — Mors ouvre-bouche de poche pour chevaux (a).

Le système mécanique (4-5-6 de **C**) destiné à écarter ou
à rapprocher les deux organes (1-2) diffère des précédents
et est ainsi construit :

(a) Cette figure représente le 22ᵉ modèle construit, dessiné et cliché en
1896.
  Voir : *Bull. Off. Prop. Ind. Com.*, 1896.
  Trav. de laboratoire.

Un tenon ayant, à peu près, le diamètre d'une pièce de 10 centimes, taillé dans l'extrémité de la branche (2), est denté sur les deux tiers de sa circonférence (4 de **C**).

L'extrémité de la branche (1) est taillée en forme de mortaise dans laquelle vient se loger, à frottement doux, le tenon denté (4).

Les deux extrémités sont articulées au moyen d'un axe (3) mi-fileté et à tête arasée.

Un petit pignon (5) logé entre les deux joues de la mortaise et fixé sur un axe prisonnier dans les joues est engrené entre les dents du tenon (4).

L'axe (6) de ce pignon porte, dans une tête, une petite manivelle (6) qui sert à le faire tourner et, en actionnant le tenon denté (4), à écarter ou à rapprocher les deux branches (1-2) de l'appareil, suivant le sens de la rotation.

Un cliquet (7) qui vient buter contre les dents d'une roue (8) fixée sur l'axe (6'), en dehors de la mortaise, est destiné à empêcher l'appareil de se fermer quand il a été placé dans la position **A'**, **A'**.

Un petit levier losangique (10) sert à soulever le cliquet et à le maintenir soulevé pour fermer l'appareil, c'est-à-dire, à le faire passer de la position **A'**, **A'** à la position **A**.

Trois fenêtres sont taillées en arrière de l'axe (3). L'une, taillée dans le tenon, s'étend du point 13 au point 14. Les deux autres, taillées dans les zones de la mortaise, s'étendent du point 15 au point 12.

Ces trois fenêtres étant placées en face l'une de l'autre forment un espace libre dans lequel vient passer une courroie de la bride ordinaire de cheval que l'on boucle sur l'appareil.

L'appareil est, ainsi, suspendu, par ses deux extrémités postérieures, à la bride de cheval, comme l'est le mors ordinairement attaché à cette bride. Cette bride doit, naturellement, servir à fixer l'appareil sur la tête du cheval.

Que l'appareil soit ouvert ou fermé, la courroie ne gêne jamais ses mouvements et elle reste, toujours, dans la même position.

Ce nouvel appareil diffère, encore, des précédents, par les particularités suivantes.

1° Les deux organes en U étant très courts, ils doivent prendre pour ouvrir, au maximum, la bouche de l'animal, une position plus ou moins voisine de la verticale (position **A'**), suivant l'écartement naturel des maxillaires, par rapport à la première (position **A**) qui représente l'appareil fermé.

Il résulte, de ce mouvement dont le centre est l'articulation (3), un mouvement de rotation des deux barrettes (7) appliquées sur la muqueuse des maxillaires égal, à peu près, à 1/4 de leur circonférence. Pendant que s'accomplit ce mouvement, chaque barrette frotte plus ou moins la muqueuse sur laquelle elle est fortement appliquée. Aussi, pour ne point blesser cette muqueuse, il était nécessaire que ces barrettes fussent régulièrement rondes.

2° La petite glissière (10) sur laquelle est cousue chacune des quatre courroies (9) a une construction spéciale qui mérite une description. Elle se compose, comme on peut le voir en **B**, d'un anneau régulier, mais incomplet (11) dont les deux extrémités libres sont écartées et recourbées en sens opposé (12).

Pour placer cette pièce sur la barrette, il suffit d'écarter simplement ces deux extrémités. Chacune porte un trou (12') dans lequel vient se loger l'une des extrémités (13) de la petite barrette (14), sur l'épaulement même qu'elle présente (15). Sur ces mêmes extrémités sont, ensuite, placées celles de la pièce (17) dont elles traversent les trous

(16). La courroie est cousue sur la partie (17) de cette pièce.

Une forte vis à tête fendue (18) enfoncée dans chaque extrémité de la petite barrette (14) emprisonne, enfin, solidement, sur cette barrette, les pièces 11 et 17.

3° Lorsqu'il va examiner l'animal, le vétérinaire peut se dispenser d'emporter la bride. Il se servira, tout simplement, de celle de cet animal qu'il bouclera sur son appareil.

4° Les poignées sont supprimées dans ce modèle de poche. L'opérateur ou son aide pourront les remplacer en saisissant, solidement, les deux branches latérales des organes en U (1, 2), quand l'appareil est ouvert, comme l'indique **A'**, **A'**.

§ 13. — Dernier modèle de mors ouvre-bouche
pour chevaux, etc.

Les derniers perfectionnements figurés et décrits ci-dessus ne répondaient point encore suffisamment à mon désir, malgré les nouveaux avantages qu'ils présentaient. Je ne les trouvais, en effet, ni assez pratiques, ni assez solides, ni assez commodes. De plus, leur construction me semblait trop compliquée et, conséquemment, trop coûteuse.

J'ai donc cherché de nouveaux perfectionnements et, après en avoir essayé un certain nombre, je me suis arrêté à la construction figurée ci-dessous qui me paraît présenter le maximum d'avantages.

Ce modèle diffère des précédents par les avantages énumérés ci-après :

1° Les branches 1 et 2 articulées en 3 sont réduites à leur minimum de volume, tout en présentant le maximum de solidité. Elles ne mesurent que 6 cent. de longueur cha-cune.

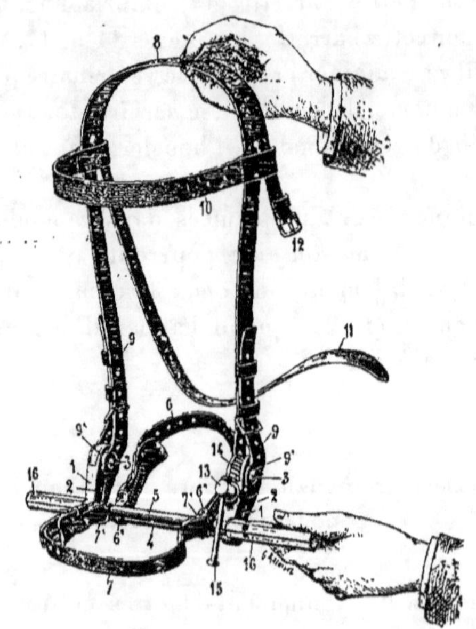

Fig. 24. — Dernier modèle de mors ouvre-bouche pour chevaux, etc. (a).

2° Les barrettes (4-5) sont rondes et pleines.

3° Les glissières (6' et 7') sont considérablement sim-plifiées, ainsi que le montrent plus clairement les figures 12 et 25, pages 60 et 103.

On peut encore simplifier ce petit organe en faisant un

(a) Cette figure représente le 23° modèle construit, dessiné et cliché en 1897.

Ce modèle se trouve, depuis cette année 1897, à l'*École de médecine vété-rinaire de Lyon.*

Voir : *Compt.-Rend. Soc. Biol.* 1899. (Séance du 15 avril).

U dont les deux extrémités libres sont traversées par la barrette sur laquelle est cousue la courroie.

4° La vis sans fin (13) a été réintroduite dans la construction, parce qu'elle est plus solide, plus simple et plus facile à faire que la *clef spéciale* (10 de **C**, fig. 21 et fig. 19, pages 90 et 85).

Sans doute, il eût été bien préférable, pour la commodité de la manœuvre, de la placer horizontalement, comme la clef spéciale ci-dessus indiquée, mais cette position est impossible avec la vis sans fin.

5° L'emploi de la vis sans fin exigeait naturellement celui du *tenon fileté* spécial (14) dépendant de la branche (2). Mais, cette partie de l'appareil, ainsi que les deux joues de la chape entre lesquelles il est logé, ont été considérablement perfectionnées. La simple inspection de la figure et sa comparaison avec les autres figures suffisent pour le démontrer.

Le reste de la construction n'a subi que des améliorations peu importantes qu'il n'est même pas utile de mentionner.

Il va sans dire que, pour obtenir le *Modèle de Poche* déjà indiqué plus haut (fig. 23), il suffit, tout simplement, de supprimer les deux poignées (16, 16).

§ 14. — Dernier modèle de mors ouvre-gueule
pour chiens, etc.

Ce modèle, figuré ci-dessous, ne diffère du précédent, destiné aux chevaux, que par son petit volume qui est en rapport avec la tête de l'animal sur laquelle il doit être appliqué; par l'absence de la 2° paire de branches (1-2), celle de gauche; enfin, par le remplacement de la bride de cheval au moyen d'une simple courroie (8) qui se croise

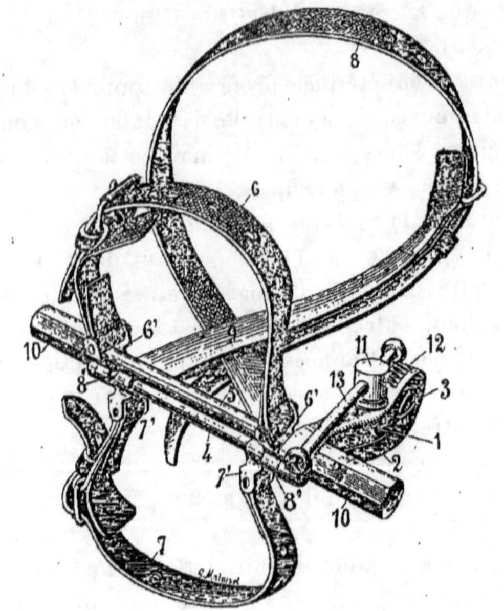

Fig. 25. — Dernier modèle de mors ouvre-gueule pour chiens, etc.
(Modèle de 1897) (a).

sur elle-même au point (9), ainsi qu'il a déjà été figuré et décrit (fig. 12, p. 60).

Les modèles d'appareils destinés aux animaux plus petits, tels que lapins et cobayes, sont simplement plus réduits.

(a) Compt.-Rend. Soc. Biol., 1899 (Séance du 22 avril).

§ 15. — Avantages du mors ouvre-gueule.

Les avantages que présente cet appareil, surtout les derniers modèles, sont nombreux et variées.

Il est très simple, facile à construire, bien et rapidement, avec peu de travail, peu coûteux ;

Il est léger et solide, commode à assujettir sur la tête de l'animal ;

Son application et son enlèvement se font en très peu de temps, en une ou deux minutes seulement ;

Il immobilise très bien les maxillaires et la tête entière de l'animal, sans blesser aucune partie ;

Il est très facile à manœuvrer ;

Il permet de tenir la gueule de l'animal étroitement fermée, de l'ouvrir rapidement et avec douceur, de la maintenir ouverte, à tous les degrés compatibles avec la conservation de l'intégrité des tissus, tout en immobilisant complètement et sûrement la tête ;

Il est, ainsi, très facile de faire, à son aise, l'examen de la gueule, du pharynx, du larynx, etc. ; de porter un corps dans les voies respiratoires ou digestives, ou d'en retirer des matières ; de pratiquer des opérations variées dans les différentes parties de ces régions.

Pour ces nombreuses raisons, j'espère que cet appareil nouveau rendra autant de services, sinon plus, aux médecins vétérinaires, qu'aux physiologistes expérimentateurs.

CHAPITRE IV

OUVRE-BOUCHES SANS MORS POUR ANIMAUX
ET POUR HOMMES

———

§ 1. — Ouvre-bouches sans mors pour chevaux, etc.

Certains médecins vétérinaires distingués ont, souvent, exprimé le désir de voir supprimer les barrettes de l'instrument connu sous le nom de *Pas d'âne* dont ils se servent très fréquemment. Ces barrettes, qui correspondent à celles qui, dans les appareils figurés jusqu'ici, forment le véritable mors, leur paraissent, dans beaucoup de cas, plus ou moins gênantes.

J'ai essayé de répondre à leur désir en imaginant les constructions décrites ci-dessous.

Premier Modèle.

Cet appareil ne diffère des précédents que par les particularités décrites ci-après.

Les barrettes dont la juxtaposition forme, dans les autres appareils, le mors proprement dit, sont conformées, ici, non pour être introduites entre les maxillaires de l'animal, mais pour épouser, respectivement, leurs faces externes sur lesquelles elles s'appliquent.

Pour éviter que leur application ne blesse la peau qui les revêt, chaque barrette présente, sur sa longueur, une fente qui en occupe le milieu, dans laquelle est solidement assujetti un tube de caoutchouc. Ce tube fait hernie au-dessus et au-dessous de la fente (3). Chaque fois que la barrette est appliquée et pressée contre le maxillaire, la hernie s'aplatit et le caoutchouc s'étale sur la face de la barrette. Il protège, ainsi, efficacement, les tissus qu'elle comprime.

Dans cette construction, bien que la figure 26, ci-dessous, ne l'indique pas, les pièces en forme d'équerre qui, par leur articulation, constituent une sorte de compas, doivent avoir les mêmes dimensions et la même conformation que celles représentées dans la figure 23. Comme ces dernières, elles doivent présenter une longue *fenêtre*, pour boucler la bride ordinaire de cheval et être éloignées ou rapprochées, par une *vis sans fin* emprisonnée dans l'équerre supérieure.

Le mors proprement dit est remplacé, dans cette construction, par la juxtaposition (7) de deux courroies indépendantes (4-5). Chacune de ces courroies traverse la barrette correspondante, dans des fentes (6) et vient se boucler sur elle-même en 8, au-dessus de chaque barrette.

L'appareil étant assujetti, comme les autres modèles, sur la tête de l'animal, au moyen d'une bride ordinaire, et les deux courroies constituant le mors (7) étant introduites entre les deux maxillaires, on les enserre, successivement, aussi étroitement qu'on le peut et on boucle la courroie.

Je ne sais ce que peut valoir, pratiquement, cette cons-

truction, ne l'ayant jamais expérimentée. Cependant, je
suis disposé à croire qu'elle ne saurait remplacer les derniers modèles précédemment décrits. Tout au plus, pourrait-on, ce me semble, trouver un petit avantage dans la
courroie. Sa minceur ne rétrécissant, en effet, l'ouverture

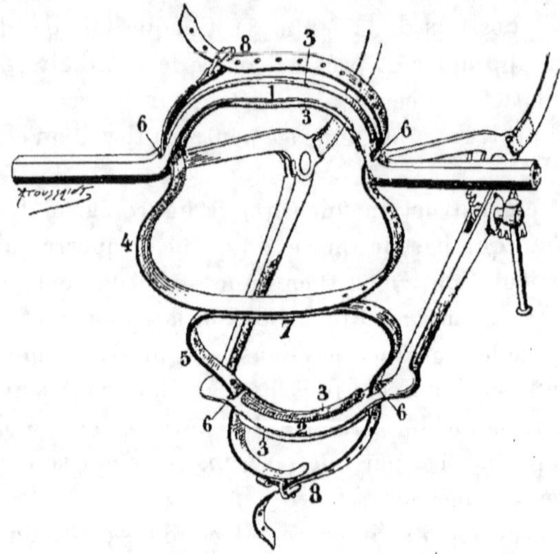

Fig. 26. — Ouvre-bouche sans mors, pour chevaux, etc.
(1er Modèle, de 1896).

de la gueule de l'animal, que de quelques millimètres
seulement, elle rend son exploration plus facile que ne
le fait le mors en métal dont les barrettes sont épaisses
de plusieurs centimètres. Peut-être, aussi, trouverait-on,
dans la souplesse du cuir, un autre avantage sur la dureté
du métal qui peut meurtrir plus ou moins la muqueuse
buccale.

Deuxième Modèle.

Dans ce nouvel ordre d'idées, on pourrait même faire, encore, un pas de plus, en supprimant complètement les deux arcs métalliques (1-2) qui, évidemment, peuvent ne pas épouser assez exactement les maxillaires des différents animaux et y être, ainsi, mal assujettis.

On obtiendrait, ainsi, deux compas, un droit et un gauche. Les poignées pourraient être, aussi, supprimées ou conservées.

Sur la *face interne* de l'extrémité libre de chaque branche du compas, serait solidement assujettie une forte courroie, tout près de l'une de ses deux extrémités qui serait armée d'une boucle à ardillon convenablement placée. Cette courroie serait percée de nombreux trous sur la ligne médiane de sa longueur.

Chaque courroie doit être assujettie de façon à *pouvoir accomplir une rotation, dans le plan vertical*, ce qui est très facile à obtenir.

On aurait, ainsi, quatre petites courroies et quatre boucles à ardillons, deux à droite et deux à gauche de l'appareil et de sens opposés, ou, autrement dit, deux en haut et deux en bas.

Dans cette construction nouvelle, la courroie de gauche viendrait, par exemple, après être passée dans la bouche et sous le maxillaire supérieur, se boucler sur la boucle de la courroie de droite et celle-ci viendrait se boucler sur la boucle de la courroie de gauche, après avoir contourné la surface externe du même maxillaire.

La même manœuvre, exactement, serait répétée pour les deux courroies inférieures destinées à enserrer le maxillaire inférieur.

Avantages. — Un tel appareil présenterait, assurément, de grands avantages.

Il serait réduit au minimum de poids et de volume.

Il pourrait s'appliquer, en enserrant également leurs maxillaires, sur toutes les têtes.

Le rétrécissement de l'ouverture de la boucle serait réduit au maximum, les courroies n'ayant qu'une épaisseur fort mince relativement à celle des barrettes en métal.

Grâce à la souplesse du cuir, on ne risquerait de blesser, ni la muqueuse de la bouche, ni la peau des maxillaires. Etc. Etc.

§ 2. — Nouvel ouvre-bouche permettant d'ouvrir la bouche de l'homme sans rien y introduire.

Assurément, ce ne sont pas les procédés et les instruments qui manquent, pour ouvrir la bouche de l'homme. Le nombre en est même assez varié.

1. *Anciens Procédés et Appareils imaginés pour ouvrir la bouche de l'homme.* — Les uns consistent en un simple bouchon, un corps dur quelconque que l'on pousse entre les arcades dentaires, préalablement ouvertes.

D'autres sont représentés par un simple levier, un manche de cuillère ou un morceau de bois taillé en biseau, que l'on fait pénétrer, de force, entre les dents fortement serrées.

D'autres, enfin, un peu plus compliqués, il est vrai, mais, aussi, plus aptes à atteindre le but visé, se composent d'une sorte de mors qui écarte les maxillaires, en se dédoublant, sous l'action d'une vis.

II. *Inconvénients des anciens Procédés et Appareils.* — En somme, pour se servir de ces différents instruments, il faut, ou que la bouche soit, déjà, plus ou moins ouverte,

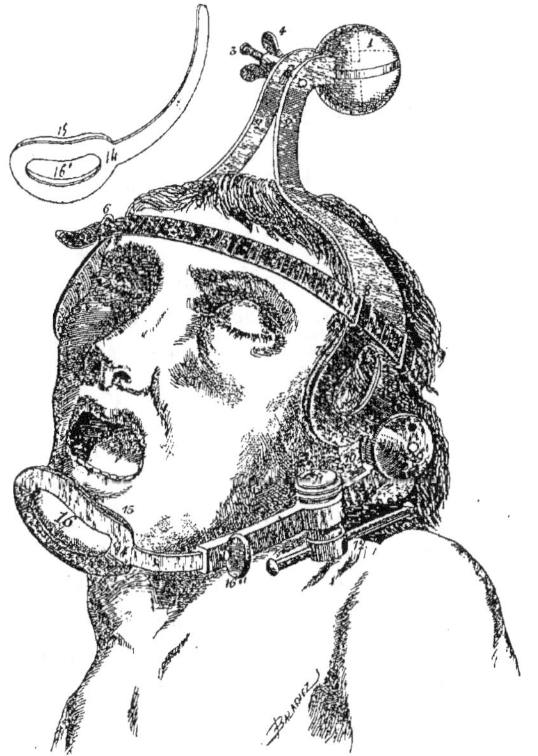

Fig. 27. — Nouvel ouvre-bouche permettant d'ouvrir la bouche de l'homme sans rien y introduire. (Modèle de 1893) (a).

(a) Voir :
1° *Bull. Off. Prop. Ind. Com.*, 1893;
2° *Atti Dell XI Congresso medico internazionale.* Roma, 1894, t. II, p. 196 (Séance du 5 avril);
3° *Compt.-Rend. Soc. Biol.* 1899 (Séance du 20 mai).

ou qu'on les introduise, de force, entre les arcades dentaires.

Dans le premier cas, il n'y a que peu ou pas d'inconvénients. Mais, il n'en est plus de même pour le second.

On est obligé de violenter, plus ou moins, le patient; on est exposé à lui casser quelques dents ou même à lui faire d'autres lésions plus graves.

L'appareil ci-après, que j'ai imaginé en cherchant à perfectionner l'appareil précédemment décrit, ne présente aucun de ces inconvénients. Le principe de sa construction est tout à fait différent. Prenant tous ses points d'appui en dehors de la bouche, il ne peut blesser ni les dents, ni les gencives. De plus, il est toujours facile d'ouvrir rapidement et de maintenir la bouche largement ouverte, quelle que soit la résistance de la contraction musculaire.

III). *Construction et mode d'emploi du nouvel ouvre-bouche pour hommes.* — Cet appareil se compose de deux sortes de cuillères de forceps (2,2) bien matelassées en 7, articulées en mortaise (1) plate ou sphérique *(a)*. Ces deux cuillères peuvent être rapprochées ou écartées, à volonté, par le jeu de l'écrou à oreilles (4) prisonnier sur la vis mobile (3). Un ruban serre-tête (5), coulissant sous les arrêts (8), peut être fixé sur le crochet (6), ou sur une boucle ordinaire.

Un levier (13) portant une vis sans fin (11) engrenée sur une crémaillère (10) est articulé dans une mortaise (9) dépendant de la cuillère.

(a) La forme sphérique a été donnée à cette articulation dans la figure 27, parce que cet appareil se trouve combiné avec la *Table de Dissection et de Démonstration anatomique* (fig. 40) où il sert à maintenir la tête du cadavre en différentes positions.

Une petite cuillère (14) matelassée (15), conformée pour se bien adapter sur les parties, est destinée à s'appliquer sur le menton (16) qui sort par le trou (16') percé en son milieu. Cette petite cuillère est enfoncée dans le levier (13) et solidement fixée par une vis à pression (16").

Cet appareil étant appliqué comme l'indique la figure, il suffit de faire faire 1 ou 2 tours à la manivelle (12) pour ouvrir la bouche aussi largement que possible.

IV. *Avantages du nouvel appareil.* — Cet appareil peut rendre, je crois, des services aux chirurgiens, dans tous les cas où ils ont besoin d'ouvrir la bouche.

Cependant, il me paraît devoir être employé, de préférence, dans les cas où les maxillaires sont énergiquement serrés, l'un contre l'autre, et, où il est fort difficile, sinon impossible, d'introduire entre eux, *sans lésion*, un levier : par exemple, chez certains fous, chez les noyés, etc.

Aujourd'hui, que *M. Laborde* nous a appris tous les avantages que l'on peut retirer des tractions rythmées de la langue dans l'asphyxie, son utilité paraît devoir être encore plus grande.

Quoi qu'il en soit, il n'y aura jamais trop de moyens pour secourir ceux qui en ont besoin. Et puis, d'autres s'inspirant du principe de sa construction pourront, probablement, faire un nouveau modèle moins imparfait que celui ci-dessus représenté.

Telles sont les seules raisons qui, malgré mes hésitations, m'ont décidé à faire connaître cet essai de construction.

CHAPITRE V

IMMOBILISATION PAR SUSPENSION

---

§ 1. — Immobilisateur-Suspenseur.

Quand un animal est doux de caractère, docile à l'appel, craintif, il n'est pas très difficile de le prendre, de l'immobiliser avec les mains et les jambes, de lui lier les maxillaires, de lui appliquer la « *Muselière Immobilisatrice* ou le « *Mors ouvre-gueule* » et de le fixer, enfin, sur une table d'opération.

Si ces différents préparatifs ne sont pas absolument exempts de désagrément, ils ne présentent pas de réelle difficulté. Un de leurs principaux inconvénients est d'exiger, assez souvent, le concours de plusieurs personnes et des efforts musculaires énergiques qui fatiguent et rendent plus ou moins maladroit l'expérimentateur qui les a accomplis.

1. *Utilité de l'Immobilisateur-Suspenseur.* — Mais, quand l'animal est fort, vigoureux, méfiant, récalcitrant et méchant, il en est tout autrement. Il faut lutter vi-

goureusement et, quelquefois, se battre littéralement avec lui. On ne parvient pas toujours à éviter coups de griffes et morsures. Dans tous les cas, cette lutte émouvante fait

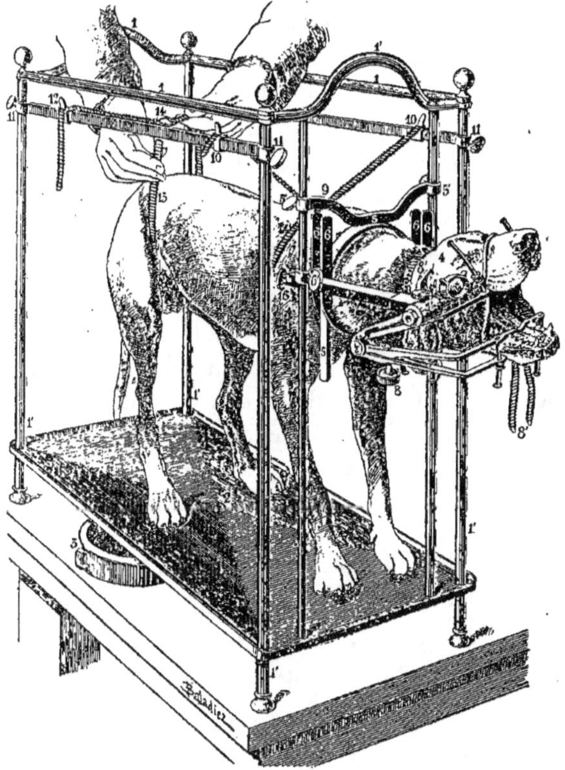

Fig 28. — Immobilisateur-Suspenseur pour chiens, etc.
(Modèle de 1891) (a).

(a) Cet *Immobilisateur-Suspenseur* a été présenté, avec ses *organes acces-soires, à l'Exposition annuelle de la Société de physique*, en 1891, 1892 ou 1893.
 Voir :
 1° *Atti Dell XI Congresso medico-internazionale*, Roma, 1891, t. II, p. 193 (Séance du 5 avril) ;
 2° *Compt.-Rend. Soc. Biol.* 1891 (Séance du 9 juin).

perdre, à l'opérateur, au moins une partie du calme et de l'adresse qui lui sont indispensables, pour bien conduire son expérience. Ce n'est pas là, assurément, le moindre des inconvénients.

Ces différentes raisons m'ont conduit à imaginer et à faire construire l'*appareil* figuré ci-contre qui supprime tout danger, ainsi que tout inconvénient.

II. *Construction*. — Cet appareil se compose d'un plateau (1) traversé et soutenu, dans ses angles, par quatre colonnes verticales (1') reliées par quatre autres colonnes horizontales (1''). Sur deux autres colonnes verticales (18, fig. 29), glissent les organes essentiels de l'appareil.

Ces organes sont en forme d'U (5-6, fig. 28). Les deux U inférieurs, dont la concavité est dirigée en haut, sont solidement unis par le pied d'une douille armée d'une vis à pression (6', fig. 28) qui permet de l'arrêter en un point quelconque de la colonne sur laquelle elle glisse. Une douille semblable est placée sur le point symétrique du côté opposé.

Une barre de métal rivée et soudée entre les deux U, au niveau de leurs sommets, est terminée, à chacune de ses deux extrémités, par une douille armée d'une vis à pression (14, fig. 29) qui permet de les fixer sur les colonnes (18, fig. 29).

Grâce à ces quatre douilles les organes en U inférieurs glissent toujours dans le même plan, très facilement, et peuvent être solidement fixés sur les colonnes.

Dans l'intervalle qui sépare les deux U inférieurs (6, fig. 28) et déterminé par l'épaisseur des pieds des douilles et celle de la barre de métal ci-dessus indiquées passe un autre organe en U (5, fig. 28) dont la concavité est dirigée en bas et dont les branches peuvent traverser la barre de métal conformée en anneau (13, fig. 29) au niveau de leur passage.

Par le sommet de sa partie convexe cet organe en U est rivé et brasé sur un support transversal dont les extrémités *bifides* (a) forment des douilles armées de vis à pres-

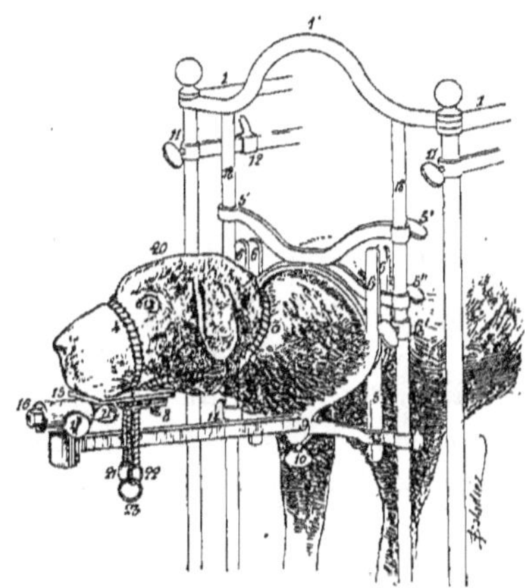

Fig. 29. — Muselière immobilisatrice appliquée sur la tête d'un chien et fixée sur l'Immobilisateur-Suspenseur (b).

sion (5' 5", fig. 29) au moyen desquelles on fixe l'organe en U sur les colonnes (18).

Le nombre des douilles a été doublé, dans cette nouvelle construction, pour faciliter le glissement des organes en U sur les colonnes et augmenter leur solidité.

Deux barres carrées de métal (12, fig. 28) terminées, à chacune de leurs deux extrémités par une douille glissant

(a) Il est préférable, pour faciliter le glissement, d'employer des barres à extrémités *bifides*, comme il a été fait pour les organes en U (fig. 29).

(b) Cette figure montre, en outre, les perfectionnements introduits dans la construction, pour faciliter le glissement des organes en U dans le même plan.

sur les colonnes verticales (1'). Chaque douille porte une vis à pression (11) destinée à fixer les barres sur ces colonnes.

Quatre curseurs carrés armés d'un crochet (10, fig. 28) glissent sur les barres (12) et peuvent y être fixés au moyen d'une vis à pression. Ces curseurs sont destinés à accrocher deux chaînes vaucanson (13) qui servent à suspendre l'animal.

Ces deux chaînes portent, dans le tiers de leur longueur, une maille plus grande que les autres (14) qui permet de laisser glisser la chaîne et de la croiser, ainsi, sur elle-même et au-dessus du dos de l'animal.

Le plateau (1, fig. 28) présente un rebord assez haut et est légèrement incurvé vers son centre qui est percé d'un trou (2). Il est facile de recueillir tous les liquides (urines ou autres) qui tombent sur sa surface, au moyen d'un vase en métal, en forme de chapeau (3), maintenu au-dessous du trou, par une sorte de fer à cheval horizontalement placé sur lequel il glisse.

La barre de métal rivée et brasée entre les sommets des deux organes en U inférieurs présente, en son milieu, un trou carré (9, fig. 29), avec une vis à pression (10).

Ce trou et cette vis sont destinés à fixer, solidement, les pièces accessoires figurées et décrites plus haut ou ci-après :

1° Le support qui sert à immobiliser la « *Musclière Immobilisatrice* » au moyen de la douille (16, fig. 29) et de la vis à pression (17) qu'il porte sur son extrémité antérieure, ainsi que le représente la figure 29 ;

2° Un crochet horizontal, comme le représente (2 de **A**, fig. 30).

Ce crochet, dont les détails de la construction sont figurés en **B** (fig. 30) pénètre dans une des mailles de la

Chaine-Collier représentée dans la figure 3. Une forte goupille attachée par une petite chaînette (3) et enfoncée dans

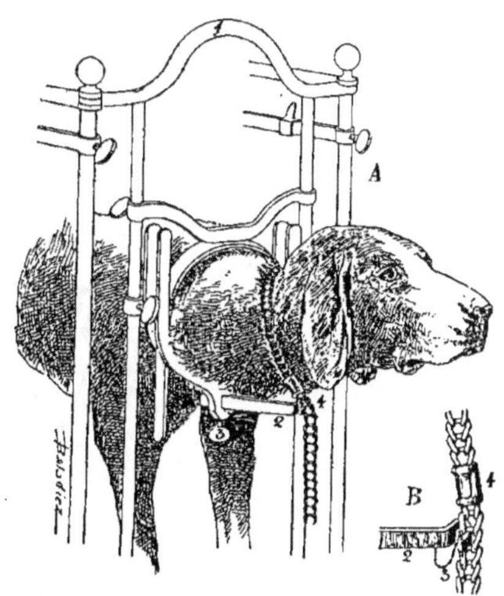

Fig. 30. — Chien attaché sur l'Immobilisateur-Suspenseur au moyen de la Chaîne-Collier.

un trou placé sur l'extrémité du crochet tient la *Chaine-Collier* prisonnière;

3° Si c'est de l'une des deux autres *Chaines-Collier* représentées figure 5 que l'on se sert, ou du *Collier Préhenseur* (fig. 1 et 2), on l'assujettit, non pas au crochet ci-dessus indiqué, ce qui serait impossible, mais sur la pièce accessoire figurée ci-après :

L'extrémité carrée (2) de cette pièce est introduite dans le trou (9, fig. 29) et fixée solidement au moyen de la vis (10). La chaîne-collier enserrant le cou de l'animal (3) est placée sur l'extrémité (4) et emprisonnée, au moyen de la goupille (6) attachée par une chaînette (5).

Il est évident qu'avec l'autre modèle de chaîne-collier

représenté en **B** (fig. 5), on procéderait de la même façon, soit que l'on assujettisse cette chaîne au niveau du collier de cuir rond, soit au niveau de la chaîne même.

Enfin, dans le milieu du pied très fort de la douille

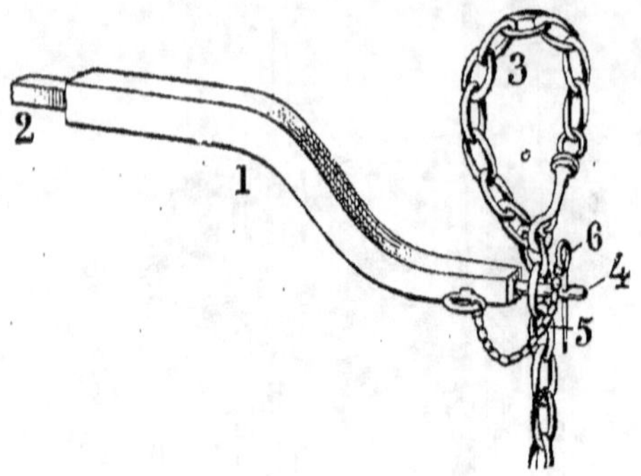

Fig. 31. — Pièce accessoire se fixant sur l'Immobilisateur-Suspenseur et destinée à assujétir la Chaîne-Collier.

(6', fig. 28) sur l'extrémité duquel sont rivés et brasés les deux organes en U (6,6), se trouve un trou carré dans lequel on fixe, très solidement, la pièce accessoire (17), au moyen de la vis à pression (16). Cette pièce accessoire se termine par une douille (7') dans laquelle pénètre, à frottements doux, la poignée du *Mors ouvre-gueule*, que l'on fixe avec la vis à large tête molletée (7'').

Une disposition identique se trouve sur le côté opposé, ce qui permet de fixer les deux poignées du Mors (10,10, fig. 25).

III. — *Mode d'emploi de l'Immobilisateur-Suspenseur.* — 1° Elever l'organe supérieur, en U, jusqu'au haut des colonnes ;

2° Placer les organes inférieurs, en U, avec la pièce

accessoire (1, fig. 31), au niveau du cou de l'animal et la fixer solidement sur les colonnes;

3° Au moyen, soit de l'une des *Chaînes-Collier* représentées (fig. 5), soit du *Collier-Préhenseur* (fig. 1 et 2) que doit porter l'animal, le tirer dans l'immobilisateur;

4° Accrocher la chaîne, aussi près du cou que possible, comme l'indique, par exemple, **A** (fig. 30);

5° Abaisser l'organe supérieur, en U, sur la nuque et le fixer sur les colonnes;

6° Placer successivement, sous l'animal, la chaîne antérieure et la chaîne postérieure ou une courroie les remplaçant, les croiser sur son dos, comme l'indique 14 (fig. 28), et les accrocher aux curseurs (10), en le soulevant légèrement. L'animal est, ainsi, *suspendu*. Il ne peut plus remuer que faiblement les pattes.

Pour éviter ce dernier mouvement qui pourrait être gênant, il suffit de les lier, par deux, avec un lien quelconque. Quels qu'ils soient, ses efforts n'ayant plus aucun point d'appui seront impuissants. Il sera parfaitement immobilisé et dans la position la plus fréquente et la plus normale.

§ 2. — Avantages de l'Immobilisateur-Suspenseur.

Ils sont nombreux : 1° Un *seul* opérateur, un enfant même, peut, sans aucune difficulté et sans danger, immobiliser, rapidement et très solidement, le chien le plus fort, le plus récalcitrant et le plus méchant;

2° Il est très facile, ensuite, de lui appliquer la *Muselière Immobilisatrice*, comme l'indique la fig. 29, ou le

Mors ouvre-gueule, ainsi que le représente la figure ci-après :

3° Toutes les régions de l'animal sont sous les yeux et même sous la main ;

4° Presque tous les organes sont facilement accessibles dans leurs positions normales, ce qui ne peut être avec les autres procédés d'immobilisation ;

5° Il est facile de fixer le *Mors ouvre-gueule* sur l'appa-

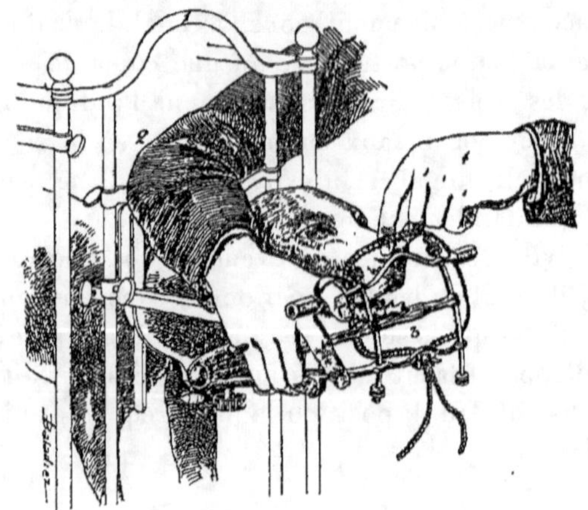

Fig. 32. — Application du *Mors ouvre-gueule* sur la tête d'un chien récalcitrant, et méchant immobilisé dans l'*Immobilisateur-Suspenseur* (a).

reil lui-même, d'écarter ses maxillaires, aussi largement que possible, comme l'indique la figure 28, et d'explorer toutes les régions de la tête (la gueule, les narines, les conduits auditifs, le pharynx, le larynx, etc.); de pénétrer dans l'estomac, les poumons, la vessie, le rectum, etc., pour y déposer ou pour en retirer certaines matières; de

(a) Le modèle de mors ouvre-gueule représenté dans cette figure est abandonné et remplacé par celui représenté par la figure 25, p. 103.

faire, sur toutes ces régions et d'autres, encore, des opérations variées;

6° L'animal étant immobilisé comme l'indique la fig. 29, il est extrêmement facile, à un *seul* opérateur, de raser l'oreille d'un chien récalcitrant et de faire, par exemple, par une de ses veines, une injection intra-veineuse;

7° On peut immobiliser un mouton, un veau, etc., tout aussi bien qu'un chien ;

8° Il est facile, enfin, de recueillir toutes les urines, tous les liquides qui sortent de l'organisme.

Pour ces différentes raisons, je pense que cet appareil rendra autant de services aux médecins vétérinaires qu'aux physiologistes expérimentateurs.

CHAPITRE VI

TABLES ET TABLETTES DE VIVISECTION, DE DISSECTION ET DE DÉMONSTRATION

§ 1. — Table d'Immobilisation.

De tous les appareils d'immobilisation, la table est, certainement, le plus important. Le physiologiste expérimentateur, en effet, ne peut pas plus s'en passer que le menuisier de son établi, que le mécanicien de son étau.

I. *Utilité et importance de la Table d'Immobilisation.*— Aussi, voit-on, dans l'histoire de la physiologie et, spécialement, dans celle de la vivisection, les plus célèbres expérimentateurs perfectionner les tables déjà existantes ou en imaginer de nouvelles.

C'est ainsi que *Vésale*, *Régnier de Graaf*, *Harvey*, *Haller*, *Magendie*, *Schwann*, *Pirogoff*, *Blondlot*, *Cl. Bernard*, *Czermak*, ont, tous, perfectionné ou imaginé des tables variées qu'ils ont appelées *Appareils de Contention.*

Plus récemment, MM. *Malassez*, *Livon*, *Jolyet*, en France, *W. Cowl* (a), en Allemagne, en ont, chacun de son

---

(a) 1° Verhandlungen der Physiologischen Gesellschaft zu Berlin (Sitzung am 6 December 1895);

2° Archiv für Physiologie. 1896, p. 185-189 (avec 2 planches contenant 18 figures).

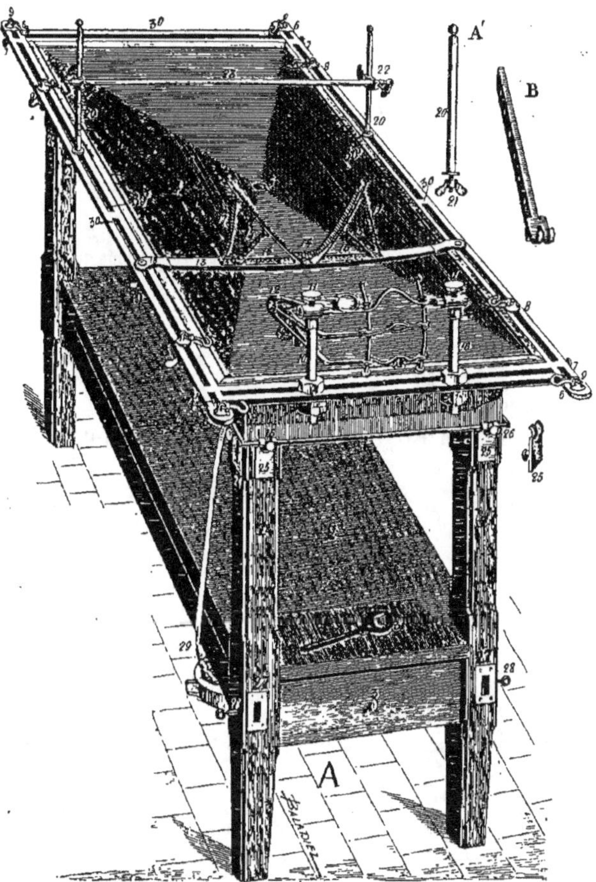

Fig 33. — Table d'immobilisation pour chiens, etc., avec une partie
de ses accessoires (**10**e modèle, 1893) (*a*).

(*a*) Cette figure représente, aussi, le 9e modèle de *mors ouvre-gueule* pour
chiens réalisé, figuré et cliché, en 1889, abandonné et remplacé par le
modèle représenté par la fig. 25, p. 103.

Cette *Table d'immobilisation* a été présentée, avec ses *organes accessoires*,
à *l'Exposition annuelle de la Société de physique*, en 1891, 1892 ou 1893.

Voir :

1° *Bull. Off. Prop. Méd. Com* 1892, 1893 ;

2° *Atti dell XI Congresso médico-internazionale*, Roma, 1894, t. II, p. 196
(Séance du 5 avril) ;

3° *Compte-Rendu Soc. Biol.* 1899 (Séance du 22 avril).

LÉGENDE ABRÉGÉE, ANALYTIQUE ET EXPLICATIVE, DE LA PLANCHE 33.

Figure A.

13. — *Compas immobilisateur* remplaçant la gouttière de *Cl. Bernard*.

12. — *Mors ouvre-gueule* pour chien, fixé sur les supports (*Modèle abandonné et remplacé par celui représenté par la figure 25*) ;

31. — *Clef* pour serrer les écrous et contre-écrous des colonnes (10).

Figure B.

Support destiné à être logé dans le trou carré (27) et à permettre de placer le *plateau* sur un plan inférieur, le grand axe de l'animal étant plus ou moins perpendiculaire au sol.

25. — *Support* destiné à placer le *Plateau* dans une position plus ou moins oblique.

côté, encore imaginé de nouveaux qui ont eu ou ont, toujours, un légitime succès.

Comme on voit, ce ne sont donc pas les appareils de contention qui manquent. On n'a que l'embarras du choix. Tous ont rendu de grands services aux expérimentateurs et à la science.

Cependant, ces différents appareils ne sont point aussi commodes et d'une application aussi générale qu'on pourrait le désirer. Si chacun a ses avantages que je m'empresse de reconnaître, chacun a, aussi, des inconvénients plus ou moins sérieux.

On me pardonnera donc, je l'espère, d'avoir essayé d'imaginer un appareil nouveau qui ait, à la fois, moins d'inconvénients et plus d'avantages que ses prédécesseurs.

Je crois avoir atteint le but visé, non pas parfaitement, mais d'une façon satisfaisante, en faisant construire la *Table d'Immobilisation* figurée ci-contre (fig. 33) :

II. *Construction et description de la Table d'Immobilisation et de ses organes accessoires.* — Ce nouvel appareil se compose de deux moitiés complètement indépendantes :

A. — Un *Plateau* tout en métal (aluminium, fer blanc fin, cuivre étamé, etc.);

B. — *Quatre pieds* reliés solidement par une deuxième table, le tout en bois massif (chêne, hêtre, etc.).

A. — Le *Plateau* repose simplement sur les quatre pieds qu'il coiffe. Sa face supérieure, limitée par un rebord incurvé en dedans, est légèrement inclinée vers un trou central (5) au-dessous duquel est assujetti un petit réservoir en tôle émaillée (11, fig. 36), en forme de chapeau, muni d'une anse et destiné à recevoir les liquides (sang, urines, etc.) qui y sont répandus.

Sur ce *Plateau* est solidement fixé un double cadre en

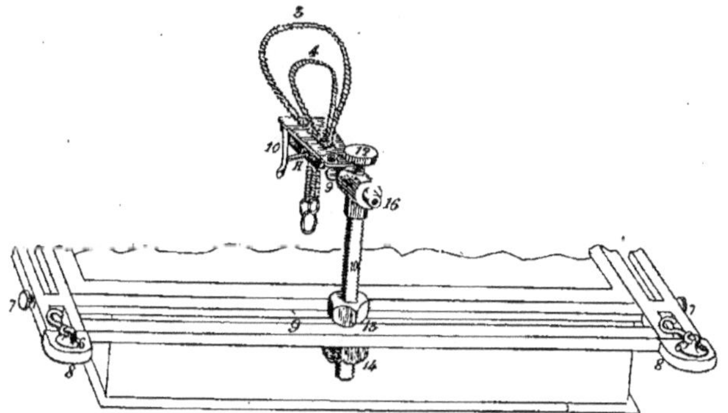

Fig. 34. — Muselière immobilisatrice fixée sur la table d'immobilisation au moyen d'un support.

LÉGENDE ABRÉGÉE, ANALYTIQUE ET EXPLICATIVE
DE LA FIGURE 34.

10. — *Colonne-support* carrée, à angles filetés, traversant la rainure (9) du cadre.

13. — *Écrou supérieur* formant épaulement sur la colonne et contre le cadre.

14. — *Contre-écrou* fixant, solidement, la colonne dans la rainure du cadre.

16. — *Prolongement octogonal* de la *Muselière immobilisatrice* fixé dans la douille de la colonne, par la *Vis à pression* (12).

8,8 — *Rallonges* non tirées et logées dans les grands côtés du *cadre*.

7. — *Vis à pression* prisonnière sur le *cadre* et destinée à fixer, dans le cadre, la rallonge plus ou moins tirée.

6. — *Porte-mousqueton* et *mousqueton* destiné à accrocher le *serre-patte*.

fer creux et carré (30) formant une rainure (30') qui permet de fixer, très facilement, un grand nombre de pièces accessoires, suivant les besoins :

1° Les *Supports du Mors ouvre-gueule* (10, fig. 33) ou celui de la *Muselière Immobilisatrice* (10, fig. 34);

2° Les quatre *Vis porte-mousqueton* (8, fig. 33 et 1, 2, 3, 4, 5 de **C'** (fig. 36), servant à accrocher les *Serre-pattes* en cuir (**C**, fig. 36) ou en chaîne vaucanson (**C'**, fig. 36);

3° Les extrémités (19) du support (13) du *Compas Immobilisateur* porteur d'une chaîne vaucanson mobile (17) et soutenu, dans différents degrés d'inclinaison, par les palettes articulées (15) arrêtées sur les crémaillères (16); ce compas pouvant s'adapter sur toutes les poitrines dont il prend la forme est destiné à remplacer la *Gouttière* de *Cl. Bernard*, mais on peut, en général, s'en passer;

4° Les *Colonnettes-supports* (20, **A'**, fig. 33) que l'on fixe, au moyen de l'écrou à oreilles (21, **A'**), pour remplacer, très avantageusement, les supports à pied, toujours encombrants et peu solides, que l'on pose, ordinairement, sur les tables, ou pour établir, selon les besoins, un support horizontal (23) qui serait destiné à porter, par exemple, différents appareils mis en relation avec l'animal.

Il va, sans dire, que les rainures de ce cadre peuvent, encore, servir à un grand nombre d'autres usages, suivant les besoins de l'expérimentateur. .

Dans les fers carrés et creux formant les grands côtés du cadre à rainures (30) coulissent, à frottements doux, dans les quatre extrémités, quatre *Rallonges* en fer également carré et creux (6). Ces rallonges portent, sur leur extrémité libre, un crochet mousse et mobile (9) destiné à accrocher les *Serre-pattes* (**C** ou **C'**, fig. 36).

Elles peuvent être solidement fixées, sur un point de

leur longueur, par des vis à pression prisonnières sur le cadre (7) et doubler, à peu près, la longueur des grands côtés de la table. Il devient, ainsi, aussi facile d'immobiliser les membres d'un animal plus long que la table, que ceux d'un animal plus court.

B. — *Les Quatre Pieds* (1, fig. 33 et 35) sont très solidement reliés, entre eux, par une *Table fixe* en bois (2). Cette table est très commode. On peut y placer, par exemple, les instruments, les appareils, etc., qui sont nécessaires au cours d'une expérience et qui ne peuvent être placés sur le *Plateau*.

Elle porte un *Tiroir* long et profond, à compartiments, fermant à clef (3, fig. 33), qui est destiné à loger tous les principaux instruments, appareils, etc., ainsi que toutes les pièces accessoires de la table d'immobilisation ordinairement employés dans les vivisections et les travaux anatomiques.

Quatre tuyaux de cuivre très lisses doublés, intérieurement, d'un tuyau de fer (2, fig. 35) relient, aussi, les quatre pieds entre eux et contribuent, puissamment, à augmenter la solidité et la stabilité de la construction.

Deux bras solides (4, fig. 35), de longueurs inégales, sont articulés dans des mortaises (3) que l'on peut fixer au moyen d'une vis à pression sur les tuyaux (2) sur lesquels elles glissent. Ces deux bras portent une longue rainure (4') dans laquelle coulisse une vis (5) soudée dans le côté (16) du cadre. Cette vis porte un écrou à oreille (5') qui permet de la fixer sur l'extrémité du bras et de maintenir, ainsi, le *Plateau*, dans le degré d'obliquité le plus convenable qui peut varier, entre la position verticale et la position horizontale.

Chaque face externe des quatre pieds porte une pièce en métal (6, fig. 35) qui est destinée à recevoir le fort

bouton que porte le petit support à fourche (25, fig. 33)
dans la gorge duquel roule, lorsqu'on fait prendre, au

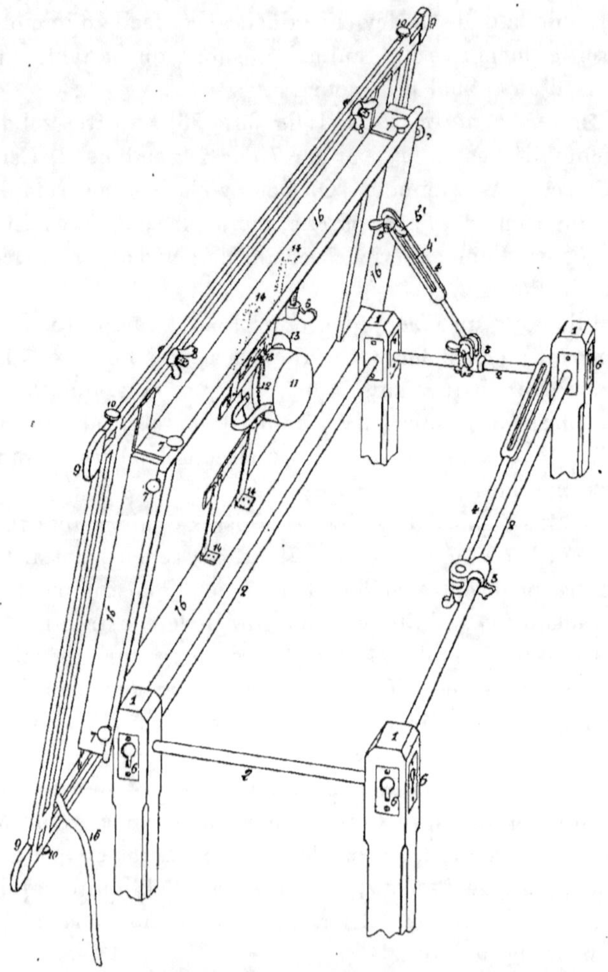

Fig. 35. — *Plateau* de la table d'immobilisation obliquement présenté
pour montrer la construction de son dessous,
ainsi que la liaison des quatre pieds.

LÉGENDE ANALYTIQUE ET DESCRIPTIVE
DE LA FIGURE 35.

1, 1, 1, 1. — Extrémités supérieures des *quatre pieds* de la *table* sur lesquelles repose le *plateau*, au niveau de ses angles ;

2, 2, 2, 2. — *Tuyaux* reliant solidement les quatre pieds ;

3, 3. — *Mortaises* glissant sur les tuyaux et pouvant y être fixées par une vis à pression :

4, 4. — *Bras à rainure* articulés sur les mortaises et destinés à maintenir, au moyen de l'écrou à oreilles (5'), le *plateau*, dans un degré d'obliquité quelconque sur l'un des quatre côtés de la table ;

6, 6, 6 — *Pièces fenêtrées*, en métal, destinées à loger et à retenir le bouton du petit support à fourche (**25**, fig. 33), pendant la position oblique du *plateau*. Il existe une quatrième pièce fenêtrée invisible dans la figure :

7, 7, 7. — *Boutons* en forme de champignon, très solide, formant arrêt dans la fourche du support (**25**, fig. 33). Il existe un quatrième bouton invisible dans la figure ;

8, 8. — *Écrous à oreilles* fixant, dans la rainure du *cadre* du plateau, la vis porte mousqueton destinée à accrocher les *serre-pattes* (C, C' fig. 36). Il y a quatre écrous à oreilles semblables ;

9, 9, 9. — *Têtes des rallonges* logées dans les grands côtés du cadre à rainure. Il y a quatre rallonges ;

10, 10, 10. — *Vis à pression* destinées à fixer les rallonges :

11. — *Récipient* en tôle émaillée, en forme de chapeau, glissant sur un *support en fer à cheval* (**13**) et emprisonné, au moyen d'une *chaînette* (**12**) fixée sur un *crochet* (**15**).

Plateau, une position oblique, le rebord rond (26, fig. 33) qui borde le cadre (16, fig. 35).

Pendant que s'accomplit ce mouvement, un fort bouton (7, fig. 35), fixé sur ce rebord rond et emprisonné dans la fourche du petit support (25, fig. 33) assujettit sûrement le *Plateau*, tout en lui permettant de pivoter, sans aucune difficulté.

Deux de ces petits supports à fourche suffisent pour les quatre côtés de la table.

Un support en métal (**B**, fig. 33) qui présente de grandes analogies avec celui décrit ci-dessus et pouvant être fixé solidement dans le trou (27, fig. 33), au moyen d'une goupille (28), permet, quand c'est nécessaire, de placer, beaucoup plus bas, le *Plateau* et, par conséquent, l'animal.

Dans cette nouvelle position, on peut faire certaines opérations sur la tête, le grand axe de l'animal étant

placé plus ou moins perpendiculairement au sol. Sans
cette précaution, ces opérations seraient impossibles ou
fort difficiles dans ces positions.

§ 2. — Attache-pattes permettant d'attacher, solidement, sans les blesser, les pattes des animaux, sur les tables et tablettes d'immobilisation.

I. *Utilité de ce nouvel appareil.* — Les différents procédés employés, pour attacher les pattes des animaux sur
les tables d'opération, sont assez importants, pour mériter d'attirer l'attention des physiologistes et des médecins vétérinaires soucieux de procéder, toujours, aussi
bien que possible. Du reste, selon moi, il n'est aucune
partie de la *Technique expérimentale*, si peu importante
qu'elle paraisse, qui ne soit digne de leurs soins.

II. *Insuffisance et inconvénients des anciens procédés
d'attache.* — On sait que les moyens d'attache généralement employés sont, ou une simple *Ficelle*, ou un *Ruban
de fil*, ou des *Epingles* que l'on enfonce dans les extrémités des membres, ainsi qu'on le fait, souvent, par exemple, pour fixer les grenouilles sur les plaques de liège.

Le *Ruban* présente l'inconvénient de se rouler en *Ficelle*, de *scier la peau et de contusionner* les organes sous-
jacents, les nerfs spécialement, sous les efforts que l'animal fait pour se dégager.

Quant aux *Epingles*, elles présentent un inconvénient
encore plus grand, peut-être, en déterminant des *hémor-
ragies*.

D'autre part, ces différents procédés exposent les ani
maux aux *infections*.

Les blessures, ainsi faites, aux animaux sur lesquels on fait des recherches, sont, on le comprend, sans peine,

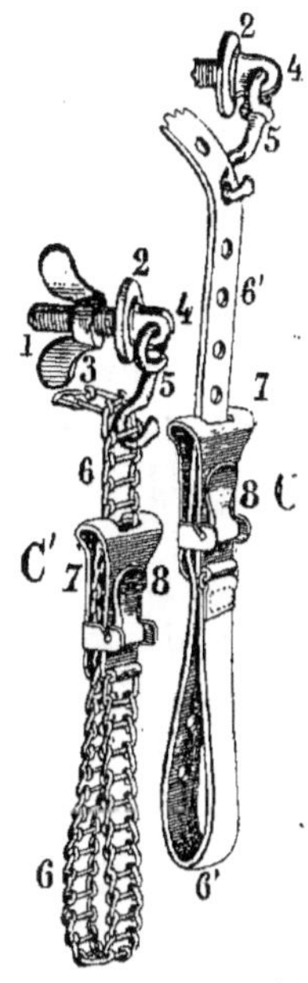

Fig. 36. — Attache-pattes pour chiens, etc. (a).

de nature à jeter *certaines perturbations* dans les recherches et à les entacher, plus ou moins, d'erreurs.

Or, les *causes d'erreurs* sont déjà assez nombreuses

(a) Cet appareil représente le neuvième et dernier modèle, imaginé et construit, en 1893.

Présenté à l'exposition annuelle de la Société de physique, en 1891, 1892 ou 1893, avec la *Table d'immobilisation*.

Voir : 1° *Bull. off. Prop. Ind. et Com.*, 1893 ;

2° *Atti dell XI Congresso medico internazionale*. Roma, 5 aprile 1894, t. II, p. 196.

3° *Compte-Rendu Soc. Biol.*, 1896 (séance du 29 avril).

dans ces recherches, pour que le physiologiste fasse tout ce qui lui est possible et, surtout, ce qui lui est facile, pour ne point en ajouter, encore, par son imprévoyance et son incurie.

J'ai donc cherché à remédier à ces inconvénients, et je crois y être arrivé, en imaginant les petits appareils figurés ci-dessus, auxquels je donne le nom d'*Attache-pattes* ou de *Serre-pattes*.

III. *Construction des différents modèles d'Attache-pattes.* — L'un, **C** est construit mi-partie en métal, mi-partie en cuir. L'autre, **C'** est tout en métal.

Ces deux modèles comprennent les organes similaires ci-après :

1° Une lame de melchior (7), plus large en son milieu percé d'un trou carré au niveau duquel elle est repliée, de façon à faire ressort, comme une pince : c'est une sorte de *pince*.

L'une des deux moitiés, l'inférieure, est *légèrement* recourbée en dedans sur son extrémité libre. L'autre, la supérieure, est complètement recourbée en dehors, de façon à former une sorte de petit tube.

Deux petits prolongements latéraux, taillés dans la moitié inférieure de la lame de métal, sont recourbés à angle droit. Chacun présente, sur son bord postérieur, une entaille assez profonde.

2° Dans les deux entailles sont reçus les prolongements latéraux d'un *petit levier* dont la tête est taillée en équerre (8). Ces prolongements latéraux sont formés par une pointe qui traverse, horizontalement, la tête du levier.

Quand l'extrémité libre du levier est abaissée, la tête de ce levier, accomplissant un mouvement de rotation d'arrière en avant, rapproche la moitié supérieure de la moitié inférieure de la lame de melchior. Le mouvement opposé leur permet de s'éloigner l'une de l'autre, grâce à l'élasticité déterminée par la courbure de la lame en forme de pince.

3° Sur l'extrémité libre recourbée en forme de tube de la moitié supérieure de **C** est attachée, au moyen d'une sorte d'anneau de métal, une *courroie de cuir* (6') percée de trous rapprochés.

Cette courroie recourbée, après avoir été passée entre les deux mors de la pince, chemine entre ses branches, vient sortir par le trou rectangulaire fait dans la portion recourbée de la pince.

Sur l'extrémité similaire de **C'** est attachée une chaîne vaucanson qui suit le même trajet.

IV. *Mode d'emploi.* — On relève l'extrémité libre du levier, de façon à pouvoir tirer, facilement, la courroie ou la chaîne, de la quantité suffisante, pour pouvoir y faire passer, largement, la partie à attacher.

Après avoir fait passer cette partie, on tire la courroie ou la chaîne, fortement, de façon à l'enserrer étroitement. Puis, on abaisse le levier qui comprime, ainsi, la courroie ou la chaîne et fixe le serrage.

Dans le cas où on se sert de l'appareil à chaîne, pour ne pas écorcher la peau de l'animal, il est utile d'entourer la partie à serrer, d'un ruban de caoutchouc ou d'étoffe qui la préservera très efficacement.

Pour immobiliser le membre ainsi attaché, sur la *Table d'immobilisation*, il suffit d'accrocher la courroie ou la chaîne, comme l'indiquent les figures **C** et **C'**, sur le *crochet* (5) prisonnier sur l'extrémité (4) de la *vis* (1), après avoir tendu convenablement le membre.

Cette vis porte un *écrou à oreilles* et un épaulement

circulaire qui permettent de faire un bon serrage et de la fixer, ainsi, sur le point choisi de la rainure du cadre de la *Table d'immobilisation*.

V. *Avantages des Attache-pattes*. — Tous les deux peuvent être fixés, solidement et rapidement, sur les membres de l'animal, par *un seul* opérateur, ainsi que sur la *Table d'opération*.

Quand l'opération est terminée, l'animal peut être détaché et mis en liberté presque instantanément.

La peau de la partie serrée n'est point blessée, pas plus que les organes sous-jacents.

Les deux modèles peuvent être désinfectés, au besoin, soit par la chaleur, soit par des antiseptiques.

Il va, sans dire, que les modèles destinés aux grenouilles, lapins, cobayes, etc., ont des dimensions proportionnées à celles de ces petits animaux.

Pour ces différentes raisons, je pense que ces petits appareils remplaceront, avantageusement, les différents procédés encore en usage.

§ 3. — Tablettes d'Immobilisation.

I. *Coup d'œil sur l'historique*. — Les premiers fondateurs de la physiologie animale ne nous ont point transmis, que je sache, d'appareils pour immobiliser les *petits quadrupèdes*, tels que le *Lapin*. le *Cobaye*. le *Rat*, la *Grenouille*, etc.

Il en est ainsi, sans doute, parce qu'ils se servaient peu ou point de ces petits animaux, pour faire leurs recherches. Ils employaient, surtout, le chien ou des quadrupèdes de même taille.

Leurs successeurs ont, peu à peu, étendu leurs investigations à un nombre croissant d'espèces animales et, depuis de nombreuses années déjà, les expérimentateurs font une grande consommation des petits quadrupèdes ci-dessus indiqués.

Différents moyens ont été imaginés pour les immobiliser.

Czermak a fait construire un *Contentif* spécial pour lapins, bien connu, petite tablette en bois percée de trous et portant une sorte de fourche sur le manche de laquelle glisse un anneau destiné à maintenir la tête.

M. *Ranvier* a inventé un petit appareil fort ingénieux, pour immobiliser spécialement le rat.

Enfin, tous ceux qui se sont occupés de physiologie connaissent la petite planchette doublée d'une plaque de liège sur laquelle on crucifie les grenouilles, en traversant leurs quatre extrémités avec des épingles que l'on enfonce dans le liège, petite opération qui, généralement, complique beaucoup les expériences.

Tous ces appareils sont journellement employés dans les laboratoires où ils rendent de grands services.

Cependant, il est juste de faire remarquer qu'ils sont loin d'être parfaits et qu'ils présentent même des inconvénients fort désagréables.

Ainsi, le *Contentif* en bois de *Czermak*, de même que tous les autres appareils en bois et la planchette doublée d'une plaque de liège, laissent librement écouler, de tous côtés, les liquides (urine, matières fécales, sang, etc.), qui y sont répandus au cours de chaque expérience, et dont ils s'imprègnent toujours plus ou moins.

Ces matières organiques peuvent être infectieuses ou le devenir, en se putréfiant, et donner, à l'animal ou à l'expérimentateur, une maladie grave.

Si on cherche à les désinfecter par le moyen le plus commode et le plus sûr, la chaleur, les appareils sont plus ou moins détériorés.

Il serait facile de signaler, encore, d'autres inconvénients si les précédents ne suffisaient pas pour justifier la création de nouveaux appareils.

M. *Malassez* a bien imaginé une sorte d'*Auge* en métal qui remédie, en partie, aux inconvénients du *Contentif* de *Czermak*, mais, ce nouvel appareil présente, à son tour, l'inconvénient de laisser baigner l'animal immobilisé dans les liquides plus ou moins abondants qui, au cours d'une expérience, s'écoulent de son organisme.

Les *Tablettes d'Immobilisation* figurées ci-dessous ont, je crois, plus d'avantages que les appareils cités plus haut, sans en avoir les inconvénients.

II. *Construction et description des tablettes d'immobilisation.* — Ces petits appareils sont, comme on voit, à peu près exactement, la reproduction du *Plateau* de la grande *Table d'Immobilisation* (fig. 33). Comme lui, ils peuvent recevoir les différentes pièces accessoires déjà figurées, décrites, et spéciales aux petits quadrupèdes. Telles sont la *Muselière immobilisatrice*, le *Mors ouvre-gueule*, les *Colonnettes-supports*. etc.

Un petit récipient métallique, en forme de chapeau (3, **C**, fig. 37), est assujetti, comme l'indique la figure, en (4), sous un trou (2) percé au centre de la tablette (1). Les liquides qui sont répandus sur le dessus, légèrement incliné, de cette tablette, s'écoulent sûrement dans le petit récipient. On peut, ainsi, travailler proprement, sans que l'animal puisse se salir avec ses matières.

Quant au nettoyage et à la stérilisation de ces appareils,

ils sont, on le comprendra sans peine, aussi faciles à faire que l'on peut le désirer.

Ces *Tablettes d'Immobilisation* sont appelées, je crois, à rendre des services, aussi bien à tous ceux qui font des études d'anatomie sur les petits quadrupèdes, etc., aux étudiants zoologistes, par exemple, qu'aux physiologistes expérimentateurs.

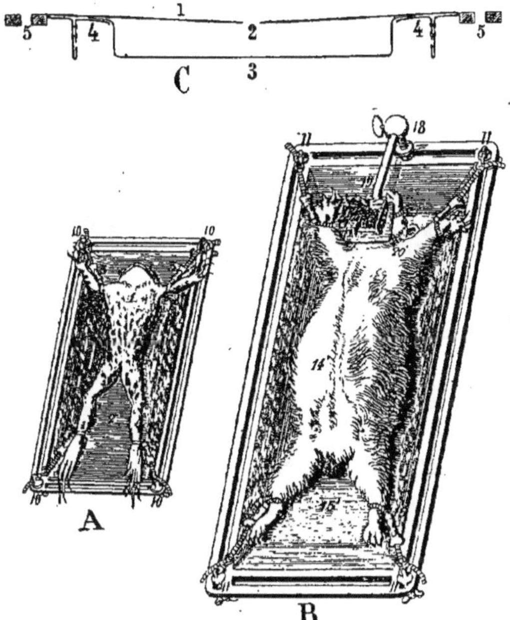

Fig. 37. — Tablettes d'immobilisation pour petits quadrupèdes :
Lapins, Cobayes, Grenouilles, etc. (*a*).

(*a*) Cette figure représente le 7e modèle exécuté, figuré et cliché en 1892.

Voir aussi :

1° *Atti Dell XI Congresso medico internazionale*. Roma, Aprile 1894, t. II, p. 196.

2° *Compte Rendu Soc. Biol.* 1899 (Séance du 20 mai).

LÉGENDE EXPLICATIVE DE LA FIGURE 37

Figure **A**.

1. — *Grenouille immobilisée* sur la tablette (**2**) au moyen des *serre-pattes* (**3**) accrochés sur les crochets des porte-mousquetons (**10**).
Ces Serre-pattes sont construits comme ceux déjà représentés par la figure **36**.

Figure **B**.

Cobaye (**14'**) *immobilisé* comme la grenouille et,aussi, avec la *Muselière immo-bilisatrice* (**19**) fixée sur le *Support* (**18**) qui, lui-même, est fixé dans la rainure du Cadre.

Figure **C**.

Coupe d'une tablette d'immobilisation suivant son grand axe et montrant sa conformation et sa construction : **1**. — *Inclinaison du plateau* vers un *trou central* (**2**) par où s'écoulent les liquides dans un petit *Récipient* (**3**) en forme de chapeau dont les bords sont soutenus sur les *glissières* (**4**).
5, 5. — *Coupe de la rainure* du Cadre.

Peut-être, n'est-il pas exagéré d'admettre que ces petits appareils trouveraient un emploi avantageux dans les laboratoires où l'on fait, en grand, des travaux pratiques d'anatomie ou de physiologie.

CHAPITRE VII

REMARQUES GÉNÉRALES
SUR LES AVANTAGES DU NOUVEAU MATÉRIEL
DE PRÉHENSION, D'ATTACHE, DE LOGEMENT,
D'INCARCÉRATION ET D'IMMOBILISATION

Pour faire mieux ressortir les avantages de ce matériel, je supposerai que l'opérateur se trouve dans les plus mauvaises conditions. Admettons donc qu'il soit *seul*, par exemple, pour prendre, immobiliser, examiner et opérer un chien vigoureux, méfiant, récalcitrant, méchant et dangereux.

**§ 1. — Exposé rapide des différentes manœuvres
que peut faire, seul et sans danger,
le physiologiste expérimentateur, pour immobiliser
un animal méchant et dangereux, puis,
le remettre dans son logement.**

I. — Avec le *Préhenseur* (fig. 1 et 2, p. 19 et 22), il lui sera facile de prendre cet animal, de l'attacher ou de le faire entrer dans l'*Immobilisateur-Suspenseur* (fig. 28, p. 114) et de l'y immobiliser, sans même le toucher. Il pourra, ensuite, l'examiner, explorer ses différents appa-

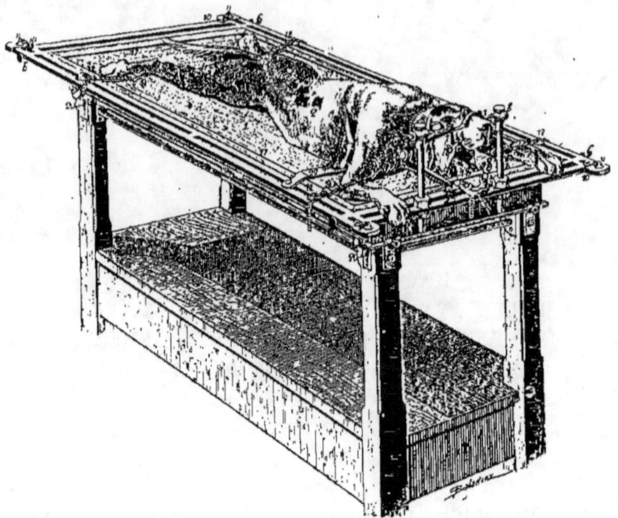

Fig. 38. — Chien immobilisé sur le ventre, la gueule largement ouverte par le mors ouvre-gueule (a).

LÉGENDE ANALYTIQUE ET EXPLICATIVE
DE LA FIGURE 38

1. — « *Plateau* » *de la « Table d'immobilisation* » ;

2. — *Chien* de forte taille.

3. — Supports sur lesquels est solidement fixé le *Mors* (**4**), au moyen des vis à pression (8). Ce modèle, décrit p. 73, est abandonné et remplacé par le modèle représenté par la figure **25**, p. 103.

6. — *Vis à pression* prisonnières destinées à fixer les *Rallonges* (**10**) sur lesquelles on voit les mousquetons (**11**).

9. — *Attache-pattes* accrochés aux glissières à crochet (12) et immobilisant les membres du chien dont la tête est immobilisée par le mors.

13. — *Compas immobilisateur* articulé sur le support horizontal (**22**) et remplaçant la gouttière de *Cl Bernard*. — **21**, chaîne passant dans le trou (**30**) sous l'animal et fixée sur la branche opposée du compas Dans le cas particulier cette chaîne ne remplit aucun rôle, mais on peut s'en servir pour immobiliser plus complètement, dans le compas. le thorax de l'animal en la plaçant sur le dos et la fixant aux extrémités des branches du compas.

15. — Petits « *Supports à fourche* » fixés dans les organes semblables aux organes (**20**). Ces supports servent à faire pivoter le « *Plateau* » de la Table d'immobilisation, quand on veut le placer dans l'obliquité.

17. — Rebord arrêtant les liquides répandus sur le « *Plateau* » et les conduisant vers un trou percé dans l'angle.

(a) Cette figure ayant été faite avant le perfectionnement du mors représenté par la fig. 14, contient un modèle abandonné. Il sera facile, au lecteur, de le remplacer par le modèle le plus perfectionné indiqué ci-dessus, (fig. 25).

Voir : *Comptes-Rendus de la Société de Biologie* 1899 (Séance du 29 avril).

reils et organes, faire, sur l'un d'eux, sans aucun danger et tout à son aise, un grand nombre d'opérations.

II. — A-t-il besoin de l'immobiliser, étendu sur le ventre, sur le dos ou sur le côté, l'animal étant toujours dans l'Immobilisateur, il lui appliquera, et même, encore, sans le toucher, s'il le veut bien, suivant les besoins, soit la *Muselière Immobilisatrice* (fig. 10 et 29, p. 48 et 116), puis les quatre *Attache-pattes* (fig. 36, **C** ou **C'**, p. 132).

Il pourra, ensuite, le prendre dans ses bras, sans inconvénient, le porter sur la *Table d'Immobilisation* (fig. 33, p. 124), l'y immobiliser solidement, puis, ouvrir sa gueule et la tenir largement ouverte, ainsi que l'indique la figure ci-contre (fig. 38), ou la maintenir, au contraire, parfaitement fermée, pour étouffer ses cris.

Il pourra, enfin, pratiquer, sur cet animal, toutes les opérations nécessaires.

III. — L'examen ou l'opération terminés, l'opérateur peut procéder en sens inverse, s'il le juge indispensable, pour introduire l'animal dans la *Cage* (fig. 8, p. 37) ou dans une *Courette*. Là, il sera tenu, soit en liberté, soit attaché avec la moitié **A** du *Collier-Préhenseur* ou avec l'un ou l'autre des modèles de *Chaine-Collier* (fig. 3 et 5, p. 26 et 28).

IV. — Si l'expérimentateur a besoin de placer l'animal dans la position verticale ou dans une position plus ou moins oblique, soit la tête en haut, soit la tête en bas, pour faire une expérience ou en présenter les résultats à ses auditeurs, dans les meilleures conditions de visibilité, il lui sera toujours facile d'obtenir, rapidement, ces différentes positions.

Quelle que soit la position d'obliquité adoptée, sur l'un

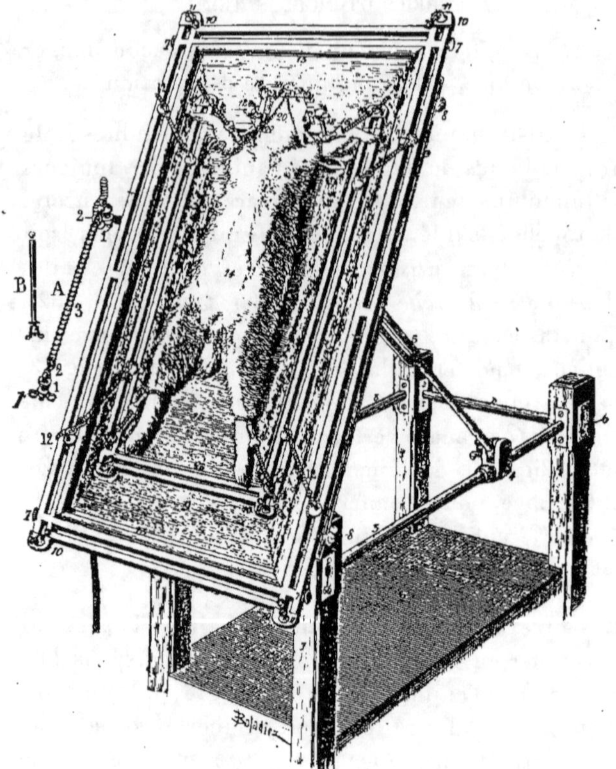

Fig. 39. — Lapin immobilisé sur la tablette d'immobilisation
et présenté obliquement à un auditoire sur la *Table de démonstration* (a).

LÉGENDE ANALYTIQUE ET EXPLICATIVE
DE LA FIGURE 39.

1. — *Pieds de la table* ;
2. — *Table fixe* ;
3. — *Tuyaux* reliant les quatre pieds ;
4. — *Mortaise* glissant sur les tuyaux (3) ;
5. — *Bras articulé* soutenant le *Plateau mobile*.
6. — *Organes* destinés à recevoir les petits supports à fourche sur lesquels
pivote le *Plateau* dans les positions obliques :
7. — *Vis à pression* fixant les rallonges (10) ;
8. — *Boutons* emprisonnés dans la fourche des supports, pendant le pivote-
ment du *Plateau* ;

(a) *Compte-Rendu Soc. Biol.*, 1899 (Séance du 29 avril).

9. — Face supérieure du *Plateau;*
10. — *Rallonges;*
11. — *Mousqueton* de la rallonge;
13. — *Rebord du Plateau* arrêtant les liquides qui s'écoulent dessus;
14. — *Lapin;*
15. — Tablette d'immobilisation;
16. — *Attache-pattes* accrochés aux mousquetons des glissières (**17**) et immobilisant le lapin sur la tablette
18. — *Supports* fixés dans les rainures de la tablette sur lesquels est immobilisé le *mors ouvre-gueule* (**19, 20, 21, 22**) assujetti sur la tête du lapin.

Figure **A**.

1. — *Forte chaine* accrochée sur les mousquetons (**2**) immobilisant la *Tablette* (**15**) sur le *Plateau* (**9**) au moyen de la vis (**1**) fixée dans les rainures de leurs cadres, par les écrous à oreilles (**1'**), ainsi que l'indique **12**.

Figure **B**.

Colonnette pouvant être fixée dans la rainure du cadre de la tablette.

quelconque des quatre côtés de la *Table d'Immobilisation*, si des liquides sont répandus sur cette table, ils seront arrêtés par ses rebords et sûrement conduits, au moyen d'un tube en caoutchouc, dans le récipient spécial, ainsi que l'indiquent les fig. 33, 35, 39 et 40, et tout aussi sûrement recueillis que si l'animal était placé dans la position horizontale, comme l'indique la fig. 38.

Le physiologiste expérimentateur pourra, ainsi, expérimenter ou enseigner dans les meilleures conditions de propreté pour lui et de visibilité pour ses auditeurs.

V. — Si l'animal est de toute petite taille, si c'est un lapin, par exemple, qui soit employé pour faire une démonstration devant un nombreux auditoire, il sera aussi facile de le présenter dans une position oblique quelconque que si on opérait sur un chien.

Après avoir immobilisé l'animal sur la *Tablette d'Immobilisation* correspondant à sa taille, comme il a été indiqué, on fixera solidement cette tablette sur la grande *Table d'Immobilisation* et l'on présentera l'animal comme l'indique, par exemple, la figure ci-contre (fig. 39.)

§ 2. — Transformation
de la table de vivisection en table de dissection
et de démonstration anatomique.

Si la façon de présenter certains résultats que le physiologiste expérimentateur veut démontrer sur un animal vivant ou mort a une grande importance pour son auditoire, cette présentation est, encore, plus importante, si c'est possible, quand cet auditoire suit une leçon d'anatomie.

Tous ceux qui ont suivi, assis sur les gradins, plus ou moins élevés, d'un amphithéâtre, parmi plusieurs centaines d'auditeurs, savent combien il est difficile de suivre la démonstration anatomique faite, par le professeur, sur un cadavre placé dans la position horizontale, tout au bas de ces gradins.

Il arrive, trop souvent, que, dans ces conditions, un grand nombre de spectateurs ne voient que très peu, ou même pas du tout, l'organe ou la région qui fait l'objet de la leçon.

Le maître perd, ainsi, une partie de ses efforts et ses auditeurs perdent toute ou partie de leur attention et de leur temps.

Espérant que la *Table d'Immobilisation* figurée et décrite plus haut, pourrait remédier à ces inconvénients, au moins dans une certaine mesure, en permettant de présenter le cadavre humain dans tous les degrés d'obliquité et dans toutes les positions, je l'ai modifiée de façon à en faire la *Table de Dissection et de Démonstration anatomique* figurée et décrite ci-contre (fig. 40).

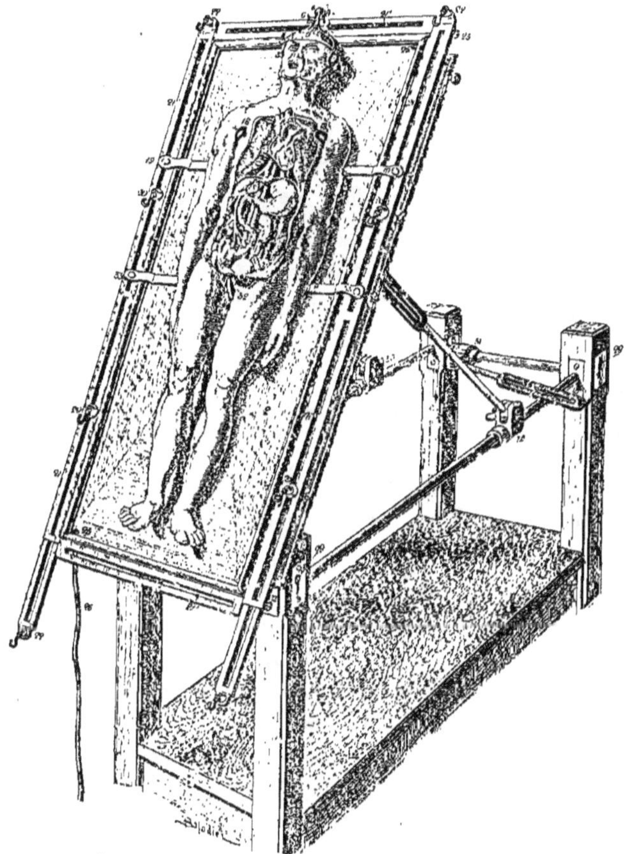

Fig. 40. — Table de dissection et de démonstration anatomique
sur laquelle un cadavre humain immobilisé est obliquement présenté
à un auditoire (a).

LÉGENDE ANALYTIQUE ET EXPLICATIVE
DE LA FIGURE 40.

1. — Cadavre humain dont les principaux viscères thoraciques et abdominaux
sont obliquement présentés à un nombreux auditoire, pour mieux démontrer
leurs rapports.

(a) *Compte-Rendu Soc. Biol.*, 1899 (Séance du 29 avril).

2. — *Plateau* de la Table d'immobilisation.

3, 4, 6, 8, 9, etc. — *Ouvre-bouche* pour homme (voir la fig. 27, p. 110), employé, ici, pour maintenir la tête et montrer comment il ouvre la bouche ;

5. — Cupule terminant le support (**7**) fixé, dans la rainure (**21´**) du cadre, par un écrou et un contre-écrou, et dans laquelle est immobilisé le mors, par l'articulation de ses branches qui a une forme sphérique, ce qui permet de lui faire prendre des positions variées, comme si l'articulation était en *genouillère*.

18. — Branches en forme de cuillers de forceps articulées, comme celles d'un compas, sur le milieu du support horizontal (**19**) dont les extrémités sont fixées dans les rainures (**21**).

20. — Crochet dont le support glisse, à frottements doux, dans la rainure (**21**) et qui y est fixé par un écrou à oreilles.

22. — Rallonges munies de leurs crochets mobiles pouvant être fixées dans le cadre par les vis (**23**).

25. — Trou par où passent les liquides répandus sur la table retenus par le rebord recourbé et conduits par le tube (**26**) dans un récipient.

27. — Table fixe.

29. — Organes destinés à recevoir les supports à fourche sur lesquels doit pivoter le *Plateau* (**3**) de la table.

30, 31. — Mortaises glissières dans lesquelles sont articulés les bras qui maintiennent le *Plateau* dans l'obliquité.

32. — Fort crochet rivé et soudé sur le milieu du support horizontal (**33**) dont les extrémités sont fixées dans les rainures (24) par des écrous à oreilles.

Ainsi que le montre bien cette figure, soutenu, d'une part, au moyen d'un fort crochet (32) sur lequel il est à cheval, d'autre part, au moyen d'une sorte de compas, dont les branches, incurvées comme les cuillères d'un forceps (18), passent sous les épaules et étreignent le thorax, soutenu, enfin, par l'*Ouvre-bouche* (fig. 27, p. 110) qui maintient spécialement la tête, le cadavre ne peut pas se déplacer. Il est solidement immobilisé.

Il serait facile, aussi, de présenter, dans une position quelconque, l'un ou l'autre des quatre membres, en l'écartant ou le relevant convenablement et le fixant, soit sur une *Colonne-Support* verticale que l'on immobiliserait, au moyen d'un écrou à oreille, sur un point quelconque de la rainure (21), soit sur un *Support horizontal* fixé à une hauteur convenable, comme l'indique (23, **A**, fig. 33, p. 124).

Quelle que soit la position du *Plateau*, les liquides qui s'écoulent du cadavre sur la table sont toujours sûrement dirigés, par la forme de sa surface, vers le trou

central et le récipient placé dessous, ou arrêtés par l'in-
curvation des rebords et conduits, au moyen d'un tube
(26), dans un récipient placé, sur le sol, au pied de la
table.

Enfin, avant de terminer, il n'est pas inutile de faire
remarquer, encore, que tous les appareils qui constituent
ce *Nouveau Matériel* ne s'imprègnent jamais de matières
organiques, qu'il est facile de les tenir dans un bon état
de propreté et que, quand ils ont été souillés par des matières infectieuses, il est toujours possible de les désinfecter par la chaleur, sans les détériorer.

Ces derniers avantages seront, sans doute, appréciés
comme il convient, par les expérimentateurs soucieux de
se conformer, autant que possible, aux règles de l'hygiène
contemporaine.

DEUXIÈME PARTIE

APPAREILS D'ENREGISTREMENT
ET D'ÉTUDES DES COURBES ENREGISTRÉES

§ 1. — Quelques considérations sur l'Histoire
de l'enregistrement.

On s'étonnera, sans doute, de ne pas trouver, en tête de cette deuxième partie, l'*Histoire* de la grande question des appareils d'enregistrement.

J'ai dû renoncer à en faire même un court exposé, car, bien qu'elle ne remonte pas à plus de deux siècles ou deux siècles et demi, au moins telle qu'on la comprend généralement, les matières sont, déjà, si abondantes qu'elles exigeraient un espace qu'il m'est impossible de leur attribuer dans ce volume.

Je le regrette d'autant plus que j'estime que l'auteur qui s'occupe d'une question a le *devoir* de rappeler les travaux de ses devanciers qui tous, à des degrés et à des titres variables, mais incontestables, ont contribué à *préparer* la solution du problème qu'il cherche à résoudre.

J'aurais eu plaisir, aussi, à rendre un hommage particulier aux efforts des savants qui, comme MM. *Marey, Chauveau, d'Arsonval, François Frank, Ch. Richet, Arloing, Gariel, Jolyet, Dubois, Laulanié,* etc., ont consacré, en France, une partie plus ou moins grande, ou, comme M. *Marey,* la totalité de leur carrière scientifique, aux progrès de la *Méthode graphique* dans ses applications à l'*Etude dynamique du Système vivant.*

Mais j'espère bien avoir, plus tard, l'occasion de réparer convenablement ces omissions forcées.

Je ne m'occuperai donc, ici, que de la description du *Nouveau matériel d'Enregistrement* que je désire, soumettre à l'appréciation des personnes compétentes.

SECTION I

GRAND ENREGISTREUR POLYGRAPHIQUE
A MOUVEMENT RÉVERSIBLE
POUR INSCRIPTIONS DE LONGUES DURÉES

---

§ 1. — Grandes divisions de l'Appareil.

Ce nouvel appareil est composé de cinq groupes principaux d'organes :

A. — **Une table qui constitue les Organes fondamentaux de soutien ;**
B. — **Les organes d'enregistrement proprement dits ;**
C. — **Les organes d'inscription ;**
D. — **Une horloge électrique ;**
E. — **Les appareils d'électricité et leurs combinaisons entre eux et avec l'enregistreur.**

Chaque groupe d'organes est décrit dans un chapitre spécial.

Cependant, celui qui devrait comprendre les *organes de soutien fondamentaux*, c'est-à-dire la *Table*, étant beaucoup trop restreint, je crois préférable de le placer en tête du chapitre suivant, sous forme de simple paragraphe.

CHAPITRE 1.

ORGANES FONDAMENTAUX DE SOUTIEN ET ORGANES D'ENREGISTREMENT PROPREMENT DITS

---

§ 1. — Organes fondamentaux de soutien.

La *Table*, que constituent ces organes fondamentaux de soutien, comprend trois étages ci-après indiqués, de haut en bas.

Le premier étage (1, fig. 41), en fonte, situé à 1^m,20 au-dessus du sol, est porté par quatre colonnes de fonte (2) solidement fixées sur le 2° étage (3) dépendant d'une table massive en bois de frêne.

Le troisième étage est représenté par une autre table en bois (50) fixée entre les quatre pieds de la précédente qu'elle contribue à relier solidement. Elle est percée de deux trous qui servent de passages, pendant leurs mouvements, aux poids moteurs 13, 14 et 19. Ce troisième étage porte un *Tiroir* (49) destiné à loger les organes accessoires de l'enregistreur. La construction massive de cette table en assure la stabilité.

Les *Organes d'Enregistrement proprement dits* (a) sont, à peu près tous, placés sur le premier étage, sur la table de fonte (1). Voici, sommairement exposées, à la fois, et leur description spéciale et leurs relations fonctionnelles.

(a) Suivre la description de ces organes surtout sur les figures 44 et 45.

§ 2. — Réservoir de la bande de papier.

Il est représenté par une bobine (4) sur laquelle est enroulée une bande de papier blanc quadrillé (5) très mince, très lisse et très résistante, ayant $0^m,50$ centim. de largeur et 300 à 400 mètres de longueur.

On pourrait, si l'on voulait, employer, sans difficulté, une bande encore plus large et beaucoup plus longue.

§ 3. — Tension de la bande de papier.

Pour obtenir un bon enregistrement, il est nécessaire que la bande de papier soit toujours parfaitement tendue sous les styles des organes inscripteurs.

Ce résultat est assuré, dans l'appareil figuré plus bas (fig. 41), de la façon suivante. La bobine (18, fig. 41 et **D**, fig. 44 et 45 (a) qui forme le magasin de la bande de papier est prise entre quatre petits galets portés par les extrémités de deux ressorts plats (10, 10', 10"). Un écrou molleté (11) permet de presser, plus ou moins fortement, la bobine entre ces quatre galets et, conséquemment, de lui faire opposer la résistance la plus convenable à la traction du cylindre entraîneur **G.**

La bande de papier se trouve, ainsi, toujours bien étalée et bien tendue sur le cylindre **E** au niveau duquel appuient les styles inscripteurs, pendant l'enregistrement.

Quant à la partie de la bande comprise entre le cylindre entraîneur **G** et la bobine enrouleuse **H**, elle est, aussi, toujours parfaitement tendue par l'action du poids moteur (75, fig. 44 et 45 ou 19, fig. 41) dont la descente lente et régulière détermine la rotation dans le sens indiqué par la flèche.

(a) Suivre la description surtout sur les fig. 44 et 45, p. 170 et 180.

§ 4. — Déroulement de la bande de papier.

Ce déroulement est exécuté par la rotation du cylindre (7, fig. 41 et **G**, fig. 44 et 45) de la manière suivante. La bande de papier, déjà bien tendue, sur ce cylindre, ainsi que sur le cylindre (6), par les actions combinées de la chute du poids (19) qui fait tourner la bobine (18) et de la résistance opposée par la bobine magasin (4), comme il a été expliqué plus haut, § 3, est appliquée, sur deux couronnes de petites dents fixées sur les extrémités du cylindre 7 (8, fig. 41 et 21 ou **G**, fig. 44, et 45), par deux galets (9, fig. 41) portés par l'extrémité droite, en forme de fourchette, d'un ressort plat. L'extrémité gauche de ce ressort plat pivote, à volonté, sur le support-crémaillère (25, fig. 41).

Elle porte une vis à pression, dont la tête est molletée, qui permet de repousser, graduellement, le milieu du ressort et d'appliquer, ainsi, plus ou moins énergiquement, la bande de papier sur les dents de la couronne.

Pour dérouler cette bande, il suffit, alors, de faire décrire, à la manivelle (35, fig. 41), un arc de cercle de **A** en **M**. Immédiatement, le disque (10) descend et vient peser, lourdement, sur le galet (11).

Dans le même temps le poids (13) descend, aussi, mettant en mouvement le système de rouages contenu dans la boîte (12), système dont dépend l'axe carré sur lequel se trouve le galet (11).

Ce galet, tournant avec son axe carré, entraîne le disque et, avec lui, le cylindre (7) qui en dépend, ainsi que la bande de papier étroitement appliquée sur les couronnes de dents de ce dernier.

Pour avoir plus de renseignements sur le fonctionnement de ces différents organes, consulter le § 9, p. 165, ainsi que les figures 44 et 45 et leur légende respective.

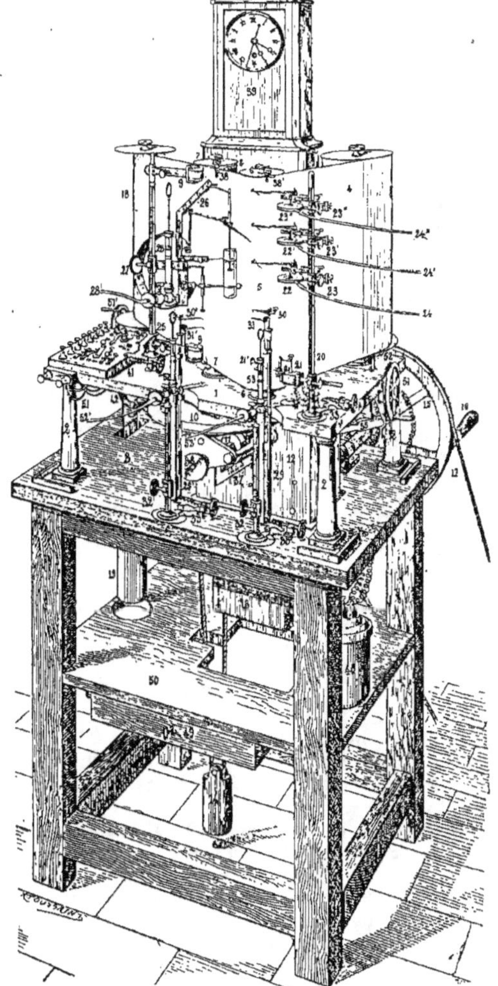

Fig. 41. — Grand enregistreur polygraphique
à mouvement réversible pour inscriptions de longues durées, *modèle de* 1888
(*Vue d'ensemble de la face antérieure*) (*a*).

(*a*) La première construction *théorique* de cet appareil, imaginée, par

LÉGENDE ANALYTIQUE ET EXPLICATIVE SOMMAIRE
DE LA FIGURE 41.

1, *Table de fonte* supportant tous les organes enregistreurs et soutenue par les colonnes (2) ;

3, *Table de bois* supportant les organes moteurs (12, 13 et 14), ainsi que les manomètres inscripteurs 29 et 29' ;

4, *Grosse bobine* formant le magasin de papier ;

5, *Bande de papier* déployée et déroulée sur laquelle sont appliqués les différents styles au repos ;

6, *Cylindre* sur lequel est appliquée la bande de papier tendue et inscrivant les styles ;

7, *Cylindre* mis en mouvement par le disque (10) actionné, lui-même, par le galet (11), cylindre déroulant la bande de papier au moyen de ses couronnes de dents (8) ;

9, *Galets* prenant doucement la bande de papier sur les couronnes de dents du cylindre (7) ;

10, *Disque* de fonte de grand diamètre reposant sur le galet (11), pendant la marche de l'appareil seulement ;

11, *Galet* mobile sur un axe carré mis en rotation par un système de rouages actionné par la chute du poids (13) ;

12, *Boîte métallique* renfermant les rouages moteurs ;

13, *Poids moteur principal* dont la chute met en marche tout le système ;

14, Second poids servant à tendre la chaine (14) sur les rouages contenus dans la boîte (12) ;

15, *Poulie* servant à remonter le poids (13) soit à la main, au moyen de la manivelle (16), soit au moyen de la corde de transmission (17) et d'un moteur non représenté dans la figure ;

18, *Bobine* enroulant la bande de papier, à mesure qu'elle est débitée par le cylindre (7) ;

19, *Petit poids* dont la chute met en marche la bobine (18) ;

20, *Colonne-support* rotatif à crémaillère sur lequel on peut faire mouvoir un nombre plus ou moins grand de styles ;

moi, en 1885 et 1886, a été pratiquement exécutée, en 1887-1888 et 1889, dans les ateliers de la Maison Bréguet, sous l'intelligente et habile direction de *M. Montesquieu*, chef d'atelier, d'après mes plans, dessins, schémas et indications diverses.

Le premier modèle de ce nouvel appareil qui a été exposé, sous mon nom, parmi les appareils de la Maison Bréguet, à l'*Exposition universelle de Paris*, en 1889, se trouve, depuis cette époque, dans les Laboratoires de matière médicale et de Thérapeutique expérimentale de la Faculté de médecine de Paris que j'ai organisés, pendant les années 1887-1888 et 1889, et dont j'ai été le Chef de Laboratoire, pendant 6 ans, de 1884 à 1890.

Depuis, j'ai apporté, dans la construction de cet appareil, un certain nombre de perfectionnements qui sont représentés dans les différentes figures exposées dans le cours de ce travail.

Cet appareil a, aussi, été exposé à l'*Exposition universelle de Chicago* en 1892 ou 1893.

Voir aussi :

Compt.-Rendu Soc. Biol. 1898 (Séance du 24 décembre).

21, *Chronographe électrique* en relation avec la pile (40) et l'horloge de précision (39) ;

22', **22"**, **22'"**, *Série d'inscripteurs* à encre à styles équilibrés représentés fig. 46.

23, *Tubes de transmission* reliant l'inscripteur à la fonction de l'animal à enregistrer ;

25, *Colonne-support rotatif* à crémaillère portant les galets (9) et un manomètre métallique ;

26, *Manomètre métallique* ;

27, *Pignon* permettant de faire mouvoir le manomètre sur la colonne ;

28, *Seringue* destinée à remplir le manomètre de liquide et à le nettoyer ainsi que le tube 28' ;

28', *Tube* reliant le manomètre à la fonction à enregistrer ;

29, 29', *Manomètres* à mercure ;

30, *Flotteur inscripteur* ;

31, *Inscripteur* fixe de l'abscisse ;

32, 32', *Pignons* destinés à faire mouvoir les manomètres à mercure 29 et 29' ;

33, 33', 33", 34, *Systèmes à vis tangentes* destinés à imprimer, aux colonnes supports à crémaillières, des mouvements de rotation ;

35, *Manette* dont le jeu arrête ou met en marche l'appareil ;

36, *Vis* destinée à faire mouvoir le galet (11) sur son axe carré et à le placer, ainsi, sur un point quelconque du rayon du disque (10) ;

37, *Règle* destinée à graduer la vitesse de la marche du disque par le déplacement du galet (11) sur l'un de ses rayons ;

38', *Support horizontal* pour fil à plomb destiné à maintenir les styles appliqués sur la bande de papier ;

39, *Horloge de précision* ;

40, *Pile* dont le courant interrompu par l'horloge (39) actionne le chronographe (21) ;

41, *Tableau des bornes* et des commutateurs en relation avec l'horloge (39) permettant d'appliquer sur l'animal les courants continus, intermittents, etc. ;

42, 42', *Faisceau de fils conducteurs* reliant l'horloge au tableau (41) ;

43, *Commutateur* permettant de graduer le nombre des excitations électriques par minute ;

49, *Tiroir* contenant les organes accessoires de l'enregistreur ;

50, *Troisième table* sur laquelle on peut placer les appareils électriques reliés avec le tableau des commutateurs et des bornes (41') ;

51', 51', *Poulies à manivelles* permettant de dérouler et d'enrouler, sur l'une ou l'autre bobine (4 et 18), la bande de papier et d'examiner, à son aise, les différentes courbes enregistrées.

52, *Engrenage* mis en mouvement par la rotation de la poulie (51') ;

52', 53, *Seringues* permettant de nettoyer et de remplir le manomètre à mercure et le tube (52") ;

52", 53', *Tube* en relation avec la fonction à enregistrer (*a*).

(*a*) Pour avoir des explications plus étendues sur les détails de la construction, examiner les figures 44 et 45 ainsi que leur légende respective.

§5. — Force motrice assurant la continuité et la régularité du déroulement de la bande de papier.

Il était très important, cela va sans dire, que le déroulement de la bande de papier fût toujours, non seulement continu, mais aussi, autant que possible, uniforme. Conséquemment, le choix de la force motrice qui devait assurer ces résultats avait une importance capitale.

Après avoir bien pesé les avantages et les inconvénients de la plupart des moteurs ordinairement employés, j'ai adopté, en principe, la chute d'un poids. Cette force me paraît être la seule, en effet, qui exerce l'action la plus continue et la plus régulière et qui permette de dérouler, dans des temps égaux, des longueurs égales de bande de papier.

Cependant, le poids simplement suspendu à l'extrémité d'une corde enroulée sur un treuil généralement employé pour mettre en mouvement un grand nombre de systèmes mécaniques, tels que ceux de certaines horloges, ne pouvait être appliqué dans mon appareil. Chaque remontage aurait, en effet, déterminé, inévitablement, dans son fonctionnement, soit un arrêt, soit, au moins, certaines perturbations incompatibles avec une expérimentation rigoureuse.

L'emploi d'un tel poids eût été d'autant plus fâcheux, dans ce cas particulier, qu'il était indispensable de le remonter très fréquemment, la hauteur maximum de sa chute ne devant être que de 1 m., à peu près.

Il fallait donc trouver un système de suspension et de chute du poids tel qu'il pût être remonté, sans jamais modifier, si peu que ce fût, la continuité et l'uniformité du déroulement de la bande de papier et, par conséquent, sans jamais défigurer les images du mouvement des phénomènes enregistrés.

Ces importants résultats sont heureusement assurés, à peu près, grâce au système représenté dans la figure (42) ci-dessous :

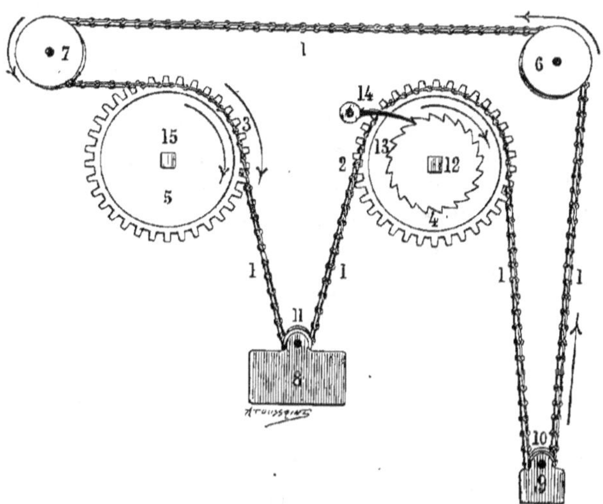

Fig. 42. — Système moteur à poids mouflés du Grand Enregistreur polygraphique (vu par derrière) (a).

1. *Construction et fonctionnement.* — Ce système se compose d'une forte chaîne vaucanson, en acier, sans fin (1), engrenée sur les dents (2. 3) des roues dentées (4. 5) et contournant deux petites poulies très mobiles (6. 7).

Deux poids (8. 9) sont suspendus sur cette chaîne, au moyen de deux petites poulies très mobiles (10. 11). L'un

(a) *Compt.-Rend. Soc. Biol.* 1898 (Séance du 24 décembre).

(8), pesant 30 kilos, est destiné à mettre en mouvement, à peu près, tous les rouages de l'appareil et à dérouler la bande de papier. L'autre (9), qui ne pèse que 5 kilos, ne sert qu'à tendre la chaîne et à la tenir toujours bien engrenée.

La roue dentée (4) fixée, par son centre, à l'une des deux extrémités (12) de l'axe dont l'autre extrémité (8, fig. 43) porte la grande poulie à manivelle (8'), est uniquement destinée à remonter le poids (8). Elle porte, rivée sur l'une de ses faces, une 2ᵉ roue dentée (13) sur laquelle repose un fort cliquet (14). Ce cliquet, comme l'indique clairement la figure, empêche la roue dentée (4) de tourner de droite à gauche et ne lui permet d'entrer en rotation que dans le sens indiqué par la flèche, sens qui est précisément celui du remontage du poids (8).

La chaîne est donc, pendant toute la durée de la chute de ce poids, et même, pendant son remontage, comme attachée sur les dents de cette roue dentée.

La roue dentée (5) fixée, par son centre, à l'extrémité (15) de l'axe carré sur lequel peut glisser le galet (11, fig. 41), est mise en rotation, dans le sens indiqué par les flèches, sous l'action de la descente du poids (8).

Ce galet tournant avec son axe (15) entraîne le disque (10, fig. 41), ainsi que le cylindre (7) qui en dépend et qui, à son tour, déroule la bande de papier.

II. *Avantages.* — Ce système moteur présente plusieurs avantages très importants.

Il est d'une grande simplicité.

La chute du poids est ininterrompue, régulière et lente, moitié moins rapide que si le poids était suspendu à une seule corde.

Le poids perdant, dans ces conditions, la moitié de sa valeur réelle, il est plus facile à remonter.

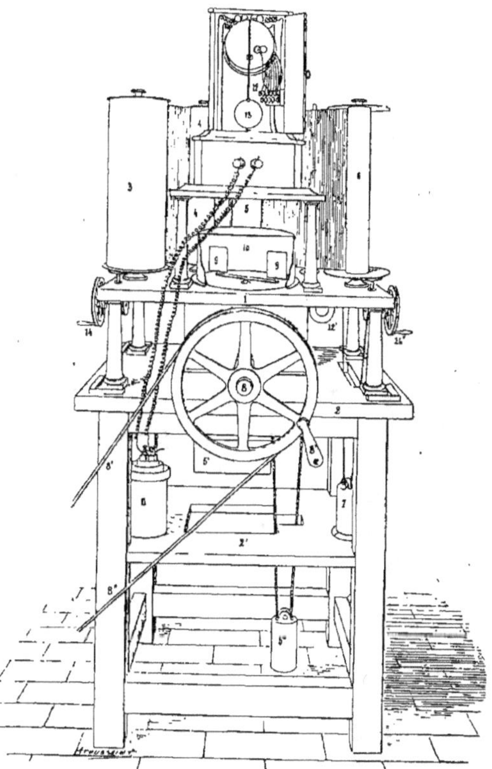

Fig. 43. — Grand Enregistreur polygraphique
à mouvement réversible pour inscriptions de longues durées. MODÈLE DE 1888
(*Vue d'ensemble de la face postérieure.*)

LÉGENDE ANALYTIQUE ET EXPLICATIVE SOMMAIRE
DE LA FIGURE 43.

1, 2, 2', *Tables;*
3, *Bobine* formant le magasin de la bande de papier;
4, *Cylindre* sur lequel est tendue la bande de papier et inscrivent les styles;
5, *Cylindre* dérouleur de la bande de papier;
5', *Gros poids mouflé* dont la chute détermine la rotation du cylindre (5):
5", *Petit poids mouflé* destiné à tendre la chaîne sur les rouages;
6, *Bobine enrouleuse* de la bande de papier;
7, *Poids indépendant* dont la chute détermine la rotation de la bobine enrouleuse (6);

8, *Axe de la poulie* destinée à remonter le poids (5'), soit au moyen de la manivelle (8'), soit au moyen de la courroie de transmission (8") reliée à un moteur non représenté dans la figure;

9, *Ailettes du régulateur*;

10, *Boîte métallique*, en forme de chapeau, renfermant les ailettes du régulateur dans la même atmosphère;

11, *Pile* dont le courant passe dans le chronographe (21, fig. 41) et dans le balancier de l'horloge électrique;

12, 12', *Série de fils conducteurs* reliant l'horloge au tableau des commutateurs (41, fig. 41), formant le faisceau 42 et s'épanouissant dans la couronne 42' de ce tableau;

13, *Lentille du balancier* dont les oscillations interrompent régulièrement le circuit électrique du chronographe;

14, 14', *Poulies à manivelles* permettant de dérouler et d'enrouler, dans l'un ou l'autre sens, la bande de papier.

Le remontage, par la rotation de la roue dentée (4), ne peut arrêter les rouages de l'appareil, ni même modifier, sensiblement, la régularité de son fonctionnement. La simple inspection de la figure 41 démontre, en effet, que le poids ne cesse de tomber d'un côté, celui de la roue dentée (5), pendant qu'il est remonté de l'autre côté, celui de la roue dentée (4). Le remontage se fait, simplement, beaucoup plus rapidement que la descente.

§ 6. — Régulateur du mouvement.

Pour rendre ce mouvement de l'appareil et, par conséquent, le déroulement de la bande, encore plus réguliers, un régulateur à ailettes (9, fig. 43) a été introduit dans le système mécanique. Ces ailettes se meuvent dans une boîte fermée remplie d'air (10), comme l'indique la figure ci-contre (fig. 43).

§ 7. — Variations et réglages des vitesses de déroulement de la bande de papier.

La construction de l'appareil est faite pour permettre de varier, à volonté, suivant les exigences des expériences ou les allures des phénomènes à enregistrer, la vitesse du déroulement de la bande de papier. Ces variations et ces réglages de vitesses sont très facilement et très rapidement obtenus, grâce au système mécanique (11, 36, fig. 41) représenté en **K** et **K'** de la fig. 44, p. 170 et décrit plus bas, ainsi que dans la légende explicative de cette figure.

Supposons, par exemple, que l'on veuille faire un enregistrement avec une vitesse de déroulement de la bande de papier égale à 0 m. 30 centimètres par minute, soit 1/2 centim. par seconde (a).

On fait tourner la tête molletée (**K'** 55) de la vis (**K'** 54'). Le mouvement de rotation de la vis imprime, au petit auget (**K'** 53'), un mouvement horizontal. Le galet (**K'** 47') prisonnier dans l'auget, mobile sur l'axe carré (48'), ainsi que sur ses deux tuteurs (51'), est déplacé, jusqu'à ce que l'arête de l'angle de l'indicateur (56') soit, exactement, au-dessus de la division 30 de la règle graduée (57').

Lorsque l'arête et la division coïncident parfaitement, le plan vertical dans lequel elles se trouvent et qui traverse le galet coupe le rayon antérieur du disque (**K'** 46'), sur lequel se meut le galet, en un point dont la révolution, autour de l'axe du disque et de sa tige (**G** 19), détermine, dans la rotation des couronnes de dents (21) du cylindre dérouleur de la bande de papier (**G**), une vitesse qui est, *exactement*, égale à 0 m. 30 centimètres, par minute.

---

a) Suivre la description, de préférence, sur la figure 44, page 170.

On comprend, sans difficulté, que, pour un même poids moteur (73), la vitesse de rotation du cylindre dérouleur (G) sera d'autant plus grande, que le plan vertical de l'arête de l'indicateur (56' de K') coupera le rayon du disque (46') plus près de son axe, et, au contraire, qu'elle sera d'autant plus petite, que cette section fictive se fera plus loin de cet axe, c'est-à-dire, plus près de la périphérie du disque.

Il va, sans dire, que l'on peut encore faire varier cette vitesse, en faisant varier la puissance du poids moteur principal (73), ce qui est facile, en ajoutant de nouveaux disques.

§ 8. — Enroulement de la bande de papier pendant son déroulement.

Cet enroulement se fait sur la bobine (18, fig. 41, ou 6, fig. 33 et H, fig. 44). Cette bobine est tout à fait semblable à la bobine (D, fig. 44). Elle est mise en rotation par la descente d'un poids indépendant (7, fig. 43, ou 75, fig. 44).

Le poids (7, fig. 43) est représenté suspendu par une corde en boyau. L'un des bouts de cette corde est solidement attaché sur un crochet vissé dans la table de fonte (1), l'autre bout est fixé sur un petit treuil horizontal caché derrière la colonne. L'extrémité droite de l'axe de ce treuil porte une poulie à manivelle (14') qui sert à remonter le poids (7) en enroulant la corde.

L'extrémité gauche porte une roue dentée verticale à dents obliques qui s'engrène sur une roue horizontale dont l'axe vertical, emprisonné dans la table de fonte, met en rotation la bobine (18, fig. 41) exactement comme la roue dentée (69 de **L,** fig. 44) s'engrène sur la roue dentée (27').

Cette construction présente le grand inconvénient d'obliger l'expérimentateur à surveiller le poids et à le remonter, fréquemment, à la main.

La combinaison dans laquelle se trouve le poids (75 de **L,** fig. 44 et 45) présente, au contraire, un grand avantage en permettant de faire remonter ce poids par un moteur électrique, aussi bien que par la main (voir fig. 44, 45 et leurs légendes).

J'ai trouvé et étudié un certain nombre de combinaisons consistant à emprunter au disque (46, fig. 44) ou à l'axe du galet (48' de **K',** fig. 44) la force nécessaire pour assurer la rotation de la bobine enrouleuse, mais aucune ne m'a donné des résultats pleinement satisfaisants.

On comprend, sans peine, en effet, que si l'enroulement de la bande était assuré par l'un ou l'autre de ces organes, il arriverait, inévitablement, à emmagasiner une quantité de bande de papier plus grande que la quantité débitée, dans le même temps, par le cylindre dérouleur (7, fig. 41 ou **C,** fig. 44).

Cette tendance à prendre plus de bande qu'il n'en serait offert ne ferait que croître, cela se conçoit facilement, pour des temps égaux, avec l'accroissement du rayon du rouleau de papier en formation sur la bobine enrouleuse. Ce mode d'enroulement arrive vite, non seulement à modifier profondément le débit du cylindre dérouleur, mais aussi à briser la bande.

Il en serait exactement de même, si l'on voulait faire remonter, automatiquement, le poids (75) par un seul et même moteur. Aussi, est-il nécessaire d'employer non seulement un poids, mais aussi un moteur indépendant, comme le représente la figure 45.

La puissance de ce poids indépendant étant tout juste suffisante pour assurer la rotation de la bobine enrouleuse, elle ne peut exercer aucune influence sur la traction accomplie par le cylindre dérouleur. Elle se borne, simplement, à enrouler, avec douceur et régularité, tout le papier débité.

§ 9. — Mise en marche et arrêt instantanés du déroulement de la bande de papier.

Sur le bord droit de la table de fonte (1, fig. 41), est fixée une petite plaque de métal portant deux lettres majuscules : **M** qui signifie *Marche* ou *Mouvement* ; **A** qui signifie *Arrêt*.

Au-dessous de cette plaque se trouve une manette (35, fig. 41, ou 34, fig. 44 et 45) se mouvant horizontalement.

A. — *Mise en marche.* — Pour mettre l'appareil en marche, la roue dentée (x de **I**, fig. 45) étant désengrenée, comme il est expliqué § 11, p. 174, il suffit, simplement, de faire décrire un petit arc de cercle, de **A'** en **M'**, à la manette (34, fig. 44 et 45). La *Came* (30 de **I'**) tourne sur son axe (33) et la variation d'épaisseur de sa circonférence (de 31 à 32) se meut, de droite à gauche et d'avant en arrière.

Ce même mouvement de la *Came* retire l'extrémité droite du levier (35 de **I'**) de gauche à droite et d'avant en arrière, l'articulation des deux leviers se porte d'arrière en avant, le levier (35', de **J'**, fig. 45) pivote sur son axe fixe (35''), le sabot (*j* de **J'**, fig. 45) se détache de l'anneau (*k*), sur lequel il faisait fonction de frein, et le poids (73, fig. 45) n'étant plus retenu par l'effet de la pression du sabot (*j*) descend, lentement, transmettant son mouvement à la chaîne sans fin (73', fig. 45) qui est transformé par les rouages (**J, J'**) et qui se traduit, finalement, par un mouvement de rotation du galet (47 de **K,** fig. 44), dans le sens indiqué par sa flèche.

Dans le même temps que s'accomplissent ces différents mouvements, l'extrémité droite (43) du levier (41, **I'** fig. 44), sur laquelle appuyait fortement, jusque-là, la partie la plus épaisse (31) de la *Came* (30), ne rencontrant plus qu'une épaisseur de came qui s'amincit, régulièrement, de 31 à 32, s'élève progressivement, en pivotant sur son axe fixe (42). Conséquemment, l'extrémité gauche (44), en forme de fourchette, s'abaisse, sous l'action du poids, assez lourd, du disque (46) et de sa tige d'acier (19) qu'elle porte entièrement.

Ce disque, rencontrant le galet (47 de **K,** fig. 44) qui, désormais, va porter tout son poids, au moment même où le galet est sur le point d'entrer en rotation, est entraîné, par lui, dans le sens indiqué par les flèches.

La tige (19) suivant, naturellement, le mouvement de son disque, entraîne, de son côté, au moyen de ses deux goupilles (20', 20''), le cylindre entraîneur (**G**) qui tourne dans le sens de sa flèche.

Ce cylindre entraîne, à son tour, la bande de papier, ainsi qu'il a été expliqué dans le § 4, p. 153.

Enfin, dans le même temps où s'accomplissent ces différents mouvements, le support-vertical (18 de **F,** fig. 44) suivant le mouvement de descente du disque (46), pendant une partie de sa course seulement, l'encrier (16) qu'il porte s'abaisse et le style (16') qui en sort trace, sur la bande de papier, un petit crochet qui indique le début du déroulement de la bande de papier et, si l'on veut, celui de l'expérience elle-même.

Ce style est, surtout, on le comprendra, spécialement destiné à tracer la *ligne des abscisses*, pendant toute la durée de l'expérience.

D'autre part, l'extrémité droite (40) du ressort plat (36 de **I**, fig. 44) accompagnant, aussi, pendant une partie de sa descente seulement, le disque (46), vient s'appliquer fortement, sur la pointe (37), par son milieu. Ce contact fermant le circuit de la pile (40, fig. 41) dans lequel se trouve le chronographe électrique (21, fig. 41, ou 7 de **S**, fig. 47), celui-ci commence à enregistrer l'écoulement du temps, à partir du moment même où se fait le début du déroulement de la bande de papier et celui de l'expérience.

B. — *Arrêt.* — L'arrêt du déroulement de la bande de papier est obtenu, cela se devine facilement, par un ensemble de mouvements simultanés qui sont, exactement, les contraires de ceux indiqués ci-dessus.

Il suffit de faire décrire, simplement, à la manette (34, fig. 44 et 45), un petit arc de cercle de **M'** en **A'**, le sabot (*j*, fig. 45) s'applique largement et énergiquement sur l'anneau (*k*) dont l'extrémité inférieure, en forme de vis sans fin, s'engrène sur la roue dentée (*d'* de **J**, fig. 45), la descente du poids (73) s'arrête, en même temps que remonte le disque (46), et tous les organes cessent, instantanément et complètement, de fonctionner (voir, pour plus de détails, les légendes spécialement consacrées à l'explication des figures 44 et 45).

§ 10. — Légende analytique et explicative
de la figure 44 (*a*).

CHARPENTE GÉNÉRALE

1, *Première table* (en fonte) portant les organes enregistreurs proprement dits et portée par quatre colonnes-supports de fonte dont trois ont été enlevés, pour bien montrer les organes qui sont dessous. Une seule colonne se voit sur la droite.

2, *Deuxième table* (en bois) portant les principaux organes moteurs.

3, *Troisième table* (en bois) portant le moteur électrique.

4, Les deux *pieds antérieurs* des tables (2 et 3) très massifs et très solides. Les pieds postérieurs ne sont pas figurés.

SEGMENT **A**

D. —*Bobine formant le magasin de la bande de papier.*

5, tuyau axial tournant librement sur une tige verticale d'acier poli solidement plantée dans la table (1) qu'elle traverse et formant le tuteur-support de la bobine.

6, Disque supérieur de la bobine.

7, Disque inférieur de la bobine.

8, Rainure taillée dans une partie de l'épaisseur du tuyau axial (5). Cette rainure se continue, à chacune de ses deux extrémités, par une petite fente taillée dans l'épaisseur du disque correspondant.

9, Ressort plat recourbé sur son extrémité supérieure. Ce ressort que l'on fait passer dans la fente taillée dans le disque supérieur (6) indiquée dans l'alinéa ci-dessus (8) est destiné à assujettir, solidement, l'extrémité de la bande de papier dans la rainure (8), lorsque son extrémité inférieure a été logée dans la fente taillée dans le disque inférieur (7).

10, **10'**, Deux ressorts plats, légèrement arqués, percés d'un trou en leur milieu et portant, à chacune de leurs extrémités, un galet (**10'''**), ainsi que l'indique la fig. secondaire **10''**, sont montés sur la tige d'acier servant de support à la bobine, l'un, au-dessus de son disque supérieur (6), l'autre au-dessous de son disque inférieur (7).

11, Écrou molleté se mouvant sur le support d'acier de la bobine et permettant de presser le ressort plat (10) sur le disque supérieur et, par conséquent, la bobine entre les deux paires de galets (10 et 10').

Cette construction est destinée à rendre uniforme la résistance de la bobine à la traction du cylindre entraineur (**G**) et d'obtenir, ainsi, une bande de papier toujours parfaitement tendue sous les styles inscripteurs.

12, Petit disque denté *rivé* sur le disque inférieur (7) de la bobine et ayant le même centre qu'elle.

13, Petite roue dentée s'engrenant sur le disque denté (**12**).

(*a*) Pour faciliter sa lecture, cette figure et sa légende sont divisées en *trois segments* désignés, chacun, par une des grandes lettres majuscules **A, B, C.**

Chaque segment est divisé, à son tour, en plusieurs *groupes d'organes* désignés, chacun, par une lettre majuscule d'un modèle différent.

Enfin, *chacun des organes* de chaque groupe est désigné par un numéro.

Lire les segments de gauche à droite et les groupes de droite à gauche.

14, Extrémité supérieure de l'axe d'acier sur lequel est fixée la roue dentée (13). Cet axe traverse, à frottements doux, la table de fonte (1), étroitement emprisonné dans le trou qui lui sert de passage. Sa rotation peut se faire de gauche à droite ou de droite à gauche. Il porte, à son extrémité inférieure, une roue dentée (**27, I**) à dents obliques qui s'engrène sur la roue (*x*) destinée à mettre en rotation la bobine (**D**).

E. — *Cylindre creux très mobile sur lequel est tendue la bande de papier et qui sert de plan résistant aux styles inscripteurs.*

15, Tige d'acier polie, très solide, traversant la table de fonte (1) et fixée sur elle, au moyen de l'écrou (**15'**). Cette tige sert de support-tuteur au cylindre. Un écrou molleté (**15"**), se mouvant sur l'extrémité filetée de cette tige, empêche ce cylindre de se déplacer, tout en fixant les supports des fils à plomb (non représentés dans la figure) destinés à maintenir les styles appliqués sur la bande de papier et représentés par **38'**, *fig.* **41**.

F. — *Encrier à style, spécialement destiné à écrire l'abscisse, avec son support.*

16, Encrier en métal du fond duquel part un style finement cancelé, ayant la forme d'un siphon (**16'**), pour mieux assurer l'écoulement de l'encre.

17, Ressort plat portant l'encrier (16) sur son extrémité droite.

18, Petit support, mobile verticalement seulement, emprisonné dans l'épaisseur de la table (1).

Ce support porte, fixé sur son extrémité supérieure, en outre du ressort plat (17), un petit prolongement horizontal indépendant de ce ressort plat et qui porte une vis prisonnière à tête molletée (17') placée devant le ressort plat (17). Cette vis permet de repousser ce ressort plat et d'appliquer, sur la bande de papier, le style (16') de l'encrier (16), aussi légèrement qu'on le désire.

Le support (18) est soulevé par le disque (46) chaque fois qu'il s'élève. Quand ce dernier s'abaisse, un petit ressort à boudin (17") l'oblige à le suivre pendant une partie de sa course seulement.

Le style de l'encrier fait, ainsi, sur l'abscisse, un petit crochet qui marque, avec précision, le début et la fin d'un enregistrement.

G. — *Cylindre creux entraineur de la bande de papier.*

19, Forte tige ronde, en métal, s'élevant du centre du disque (**46**), où elle est solidement fixée et traversant l'axe du cylindre.

20, 20, Deux équerres fixées, très solidement, sur l'extrémité libre de la tige (**19**). Chacune de ces équerres porte, sur son extrémité libre, une forte goupille, assez longue (**20'**), qui traverse, librement, les pièces (**20"**) solidement fixées sur la paroi interne du cylindre. Il est impossible que ces goupilles puissent sortir de leur passage, alors même que la tige (**19**) qui les porte s'élève au point maximum qu'elle peut atteindre

On comprend déjà, sans doute, que, lorsque la tige (**19**) et son disque (**46**), tourneront, le cylindre **G** sera entraîné, précisément, grâce à ces deux goupilles (**20'**).

21, Deux couronnes de petites dents fixées sur le cylindre **G** sur lesquelles les galets (**9**, *fig.* **41**) appliquent la bande de papier et qui, ainsi, entraînent cette bande toujours régulièrement et sûrement.

H. — *Bobine semblable à la bobine* **D** *et servant à enrouler la bande de papier, à mesure que le cylindre* **G** *la déroule.*

Comme la bobine **D**, elle est traversée par une solide tige d'acier polie fixée dans la table (1), au moyen d'un écrou (**22**), et qui lui sert de support-tuteur; comme elle, aussi, elle est pressée entre deux paires de galets (**23, 23'**) qui

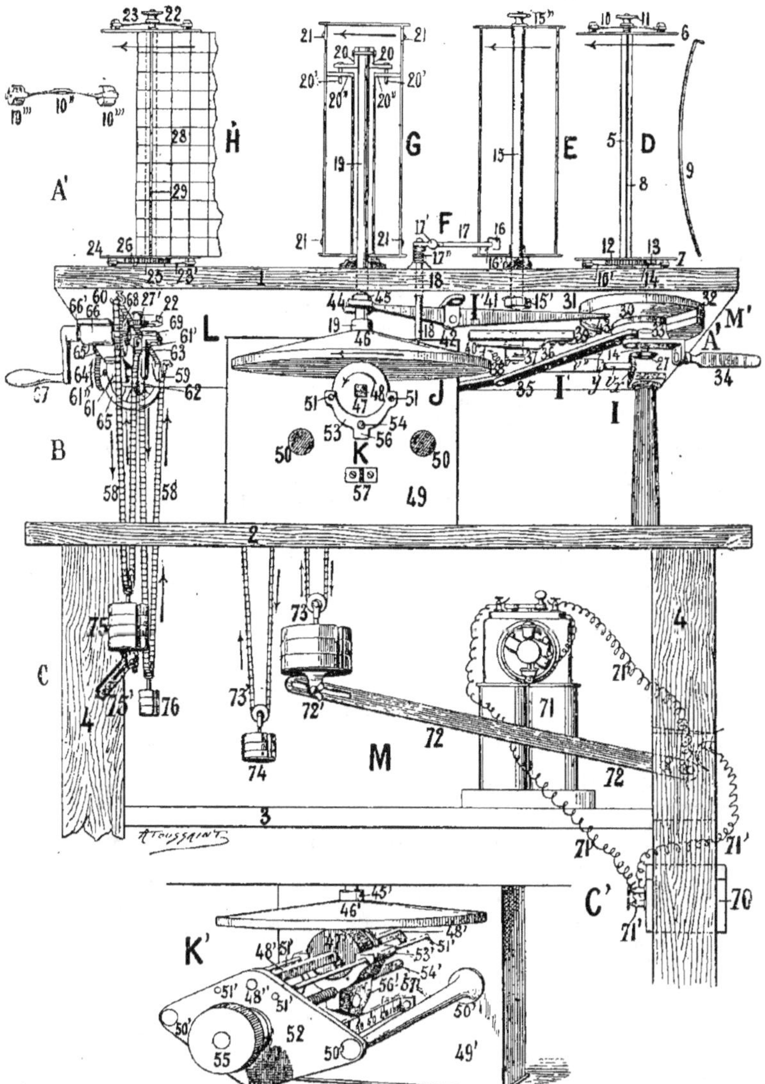

Fig. 44. — Relations des organes et groupes d'organes fondamentaux
constituant le grand enregistreur polygraphique à mouvement réversible,
pour inscriptions de longues durées
(Face antérieure de l'appareil. Figure très légèrement schématique) (a).

(a) *Compte-Rendu Soc. Biol.*, 1898 (Séance du 24 décembre).

Remarque : Les différents perfectionnements représentés dans la figure 44
ont été introduits dans la construction de 1892 à 1895.

servent à régler la vitesse de sa rotation ; comme elle, enfin, elle porte, rivé sur
son disque inférieur (**24**), un petit disque denté (**25**) qui s'engrène avec une
roue dentée (**26**) fixée sur l'extrémité supérieure d'un axe vertical, en métal, qui
est emprisonné dans la table (**1**) qu'il traverse et qui se termine par la roue dentée, à dents obliques (**27**').

28, Fragment de la bande de papier fixée dans la rainure, taillée dans l'épaisseur du tuyau axial de la bobine figuré en pointillé.

29. Ressort (**9** de **D**) mis en place et fixant la bande de papier dans le fond
de la rainure semblable à **8** de **D**.

SEGMENT **B**.

I. — *Système de rouages destiné à mettre en rotation, à la main ou automatiquement, la bobine* **D**.

v. — Axe d'acier étroitement emprisonné dans le coussinet (**V**'') La moitié
gauche de cet axe et de son coussinet n'a pas été dessinée, ici, pour ne pas augmenter la complication du groupe d'organes **L** où elle se termine. Consulter
la *fig*. **45** pour mieux comprendre cette partie ou l'ensemble du système de
rouages.

x. — Roue dentée à dents obliques fixée sur l'extrémité de l'axe (**v**) et engrenée sur la roue dentée **27** portée par le bout inférieur (**14**') du petit axe d'acier
(**14** de **D**) dont le bout supérieur porte la roue dentée (**13**) qui s'engrène sur
le disque denté (**12**) rivé sur la bobine **D**.

y. — Écrou mobile sur la partie filetée de l'axe (**v**) destiné à maintenir solidement engrenée, sur la roue dentée (**27**), la roue (**x**), ou à éloigner, pendant le
déroulement de la bande de papier accompli dans le sens des flèches, cette roue
dentée (**x**) qui empêcherait complètement ou gênerait énormément le fonctionnement de l'appareil. L'extrémité gauche de l'axe de cette roue dentée porte un
écrou semblable (**y**' de **L**, *fig*. **45**) dont un déplacement convenable permet de
maintenir la roue (**x**) éloignée de la roue (**27**).

Ce système de rouages est destiné, surtout, à renverser le sens du déroulement
de la bande de papier, à la main ou automatiquement, et à l'enrouler, de nouveau sur la bobine **D**, ainsi qu'il est expliqué § 11, p. 174.

I'. — *Combinaisons de leviers dont le jeu met en marche ou arrête le fonctionnement de l'appareil*.

30. — *Came*, organe présentant une inégalité régulière d'épaisseur (de **31** à
32).

33. — Axe de la came traversant la table de fonte (**1**) sous laquelle elle est
étroitement appliquée.

34. — Manette de la came fixée en dehors de son centre et lui imprimant
un mouvement de rotation, par son déplacement de **M**' en **A**', ou de **A**' en **M**'.

35. — Système de leviers articulés destiné à arrêter ou à permettre la chute
du poids moteur de l'appareil, par le mouvement de droite à gauche ou de
gauche à droite que lui imprime la rotation de la came (*Voir fig*. **45**).

36, Ressort plat et pointu (**37**) introduit, par les fils (**38** et **39**), dans le
circuit électrique passant par le *chronographe* et le balancier de l'horloge
(*Voir fig*. **8** de **17**).

L'extrémité gauche de ce ressort repose, par l'intermédiaire de la petite colonnette qu'elle porte (**40**), sur le *disque* (**46**), lorsque celui-ci est remonté et au
repos. Lorsqu'il s'abaisse, elle le suit, jusqu'à ce que le ressort soit arrêté par la
pointe (**37**). A l'instant même où ce contact s'établit, le circuit est fermé, le courant passe, le chronographe enregistre l'écoulement du temps par 1/2 seconde et
l'appareil entre en mouvement.

On comprend que le contraire se produit lorsque le disque s'élève.

41, Fort levier du premier genre tenu par une solide goupille dans la chape (**42**) fixée sous la table (1).

L'extrémité droite (**43**) est constamment appliquée sur la surface inférieure de la *Came* (**30**), dont elle suit la variation régulière de son épaisseur de **31** à **32**, pendant les mouvements horizontaux de la manette (**34**).

L'extrémité gauche de ce levier forme une petite fourchette (**44**) entre les branches de laquelle est logée la tige (**19**) fixée sur le centre du disque (**46**). Cette tige présente, taillé dans son épaisseur, un épaulement (**45**) qui est immédiatement appliqué sur les branches de la fourchette.

Le disque (**46**) et sa tige (**19**) sont donc, grâce à cet épaulement, portés par cette fourchette dont ils suivent tous les mouvements.

On comprend facilement que, lorsque l'extrémité droite (**43**) du levier est progressivement abaissée par l'augmentation progressive de l'épaisseur de la *Came* (de **31** à **32**), son extrémité gauche (**44**) s'élève et, avec elle, naturellement, le disque (**46**) et sa tige (**19**) dont les deux goupilles (**20'**) glissent dans les deux trous où elles sont logées.

J. — Organes de variation des vitesses de l'appareil.

46, *Disque* en fonte, assez lourd, ayant 0 m. 60 cent. de diamètre, destiné à permettre de faire varier les vitesses de déroulement de la bande de papier.

47, Coupe du *galet* en métal.

48, Coupe de l'*axe carré* dont l'extrémité postérieure, logée dans la boîte (**49**) renferment les rouages, porte la roue dentée sur laquelle se produit l'effet de la chute du poids moteur (*Voir fig.* **45**). Il va sans dire que toute la partie de cet axe logée dans l'épaisseur et dans l'intérieur de la boîte est, non carrée, mais ronde, de même que celle logée dans l'épaisseur de la plaque (**K' 52**).

Ce galet glisse, à frottements doux, sur l'axe carré. Il peut être très facilement placé et maintenu sur l'un quelconque des points du rayon antérieur du disque qui se trouve dans le même plan vertical que l'axe lui-même

On comprend facilement que, lorsque l'axe carré (**48**) tourne, sous l'action de la chute du poids (**73**), le galet tourne également et entraîne, avec lui, le disque (**46**) qui repose sur lui, ainsi que sa tige (**19**) qui, de son côté, met en rotation, au moyen de ses deux goupilles (**20'**), le cylindre **G** dont les couronnes de dents (**21**) déroulent la bande de papier. Les mouvements s'accomplissent dans le sens indiqué par les flèches.

K et K'. — Organes de réglage des vitesses de l'appareil et leurs supports.

49, 49'. Paroi antérieure d'une boîte en métal qui contient les rouages de l'appareil (*Voir fig.* **45**).

50, Coupes des colonnettes (**K' 50'**) solidement fixées sur la paroi antérieure de la boîte.

51, Coupes des barrettes (**K, 51'**) fixées dans la paroi de la boîte et servant de tuteurs à l'organe (**53, 53'**) qui glisse dessus.

K' 52, Losange de métal servant à relier les colonnettes et les barrettes.

Cet assemblage de pièces constitue un support horizontal pour les organes indiqués ci-après qui servent spécialement à *Régler* la vitesse du mouvement du disque (**46**) et, par conséquent, celle du déroulement de la bande de papier.

53, Coupe du petit auget (**K' 53'**) dans lequel tourne le galet (**47**). Cet auget présente (**53'**), en avant et en arrière, des rebords entre lesquels est emprisonné le galet.

54, Coupe d'une vis (**K' 54'**) engrenée dans la cannelure en spirale d'un conduit percé dans l'épaisseur de l'auget.

L'extrémité postérieure de cette vis tourne, emprisonnée dans l'épaisseur de la paroi de la boîte (**K' 49'**). L'extrémité antérieure traverse le losange (**K' 52**) dans lequel elle tourne et se termine par une large tête fortement molletée (**K' 55**).

56, Coupe du prolongement (**K' 56'**) se détachant du milieu de la surface externe de l'auget. Il est destiné à indiquer, instantanément, la vitesse de déroulement de la bande de papier.

57, Coupe de la règle graduée (**K' 57'**) donnant, par minute, la *Mesure* de la vitesse de déroulement de la bande de papier.

L. — *Système de poids mouflés et de rouages destiné à assurer la rotation indépendante de la bobine enrouleuse de la bande de papier.*

58, Chaîne sans fin servant à transformer et à transmettre aux rouages, dans le sens des flèches, le mouvement vertical de la chute du poids moteur (**75**).

59, Galet servant de guide à la chaîne.

60, Crochet spécial sur lequel est arrêtée la chaîne et, par conséquent, la chute du poids moteur (**75**).

La chaîne est placée, ainsi, dans la figure **44**, pour permettre de faire tourner la bobine enrouleuse (**II**), au moyen de la manivelle (**67**) et de sa roue dentée (**69**) qui s'engrène sur la roue dentée **27'**, dont les dents sont *obliques*.

Lorsque la bobine enrouleuse (**II**) est mise en rotation par la chute du poids (**75**), la chaîne (**58**) est engrenée sur la roue dentée (**68**), dont les dents sont *horizontales*.

61, Large coussinet vissé sur la table de fonte (**1**) et dans lequel tourne un axe de métal (**61''**) qui porte, à chacune de ses extrémités, une roue dentée identique (**62, 64**). L'extrémité droite de cet axe est soutenue dans un deuxième coussinet (**61'**) qui le maintient plus solidement.

62, Roue dentée sur laquelle est arrêtée, dans le sens de la chute du poids moteur, la partie de la chaîne engrenée sur elle.

63, Fort cliquet suspendu dans une chape fixée sur la table (**1**) et qui forme un arrêt sur une couronne de dents fixée sur la face gauche de la roue dentée **62** (*Voir fig.* **45**).

On comprend facilement que ce cliquet ne permet, à la roue dentée, que le mouvement de bas en haut et d'avant en arrière indiqué par la flèche placée à côté de la partie de la chaîne qui est engrenée sur sa moitié antérieure.

Conséquemment, le poids moteur (**75**) ne peut être que remonté par cette roue et ne peut jamais la mettre en rotation.

64, Roue dentée semblable à la roue (**62**) ne pouvant entrer en rotation que dans le sens de la flèche.

Cette roue dentée sert à remonter le poids moteur (**75**) (*Voir la fig.* **45**).

65, Poulie à manivelle destinée à faire tourner la roue dentée (**64**), au moyen d'un axe dont l'extrémité, formant une vis sans fin (**65'**), s'engrène sur la roue dentée **64** (*Voir fig.* **45**).

66, Large coussinet vissé sur la table de fonte (**1**) dans lequel tourne un axe de métal, solide (**66'**).

67, Manivelle indépendante que l'on peut placer et enlever, à volonté. Elle sert à faire tourner, à la main, la bobine (**II**) ou la bobine **B** (*Voir fig.* **45**).

68 Roue dentée fixée sur l'extrémité droite de l'axe (**66'**) et sur laquelle s'engrène, lorsque la bobine (**II**) est mise en rotation par la chute du poids (**75**), la partie de la chaîne sans fin qui, dans la figure, repose sur le crochet (**60**).

On comprend sans peine que cette roue dentée tourne, sous l'action de la chute du poids (**75**), et que, conséquemment, la bobine enrouleuse tourne aussi dans le sens de sa flèche.

69, Petite roue à dents obliques rivée sur l'axe de métal (**66'**), ainsi que sur la face droite de la roue dentée (**68**), et s'engrenant sur la roue dentée (**27'**), par l'intermédiaire de laquelle elle transmet son mouvement à la bobine **II** (voir § 8, 9 et 11).

SEGMENT **C. C'**

M. — *Dispositif destiné à remonter le poids moteur* **73** *au moyen de l'électricité* (a).

70, Source d'électricité d'une force électro-motrice de 50 volts, environ. Cette source est reliée au moteur électrique (**71**) par les conducteurs (**71'**).

71, Petit moteur électrique relié, par une corde de transmission, non figurée, aux organes destinés à remonter le poids moteur **73** (*Voir fig*. **45**).

72, Levier en bois destiné à fermer et à rompre, alternativement, le circuit de la source électro-motrice (**70**) (*Voir fig*. **45**).

73, Gros poids moteur moufflé principal destiné à mettre en rotation, par sa chute, l'axe carré (**18**) du galet (**17**) et, conséquemment, le cylindre (**G**).

74, Petit poids moufflé destiné, simplement, à tenir la chaîne de transmission du mouvement toujours tendue sur les rouages contenus dans la boîte (**19**).

75, Gros poids moteur spécial destiné à mettre en rotation la bobine enrouleuse (**H**).

75', Articulation du levier (*ici cassé*) servant à fermer ou à rompre le circuit électrique, au moyen duquel le poids (**75**) est remonté automatiquement.

76, Petit poids moufflé destiné à tendre la chaîne (**58**) sur le système de rouage (**L**) et à l'y tenir toujours sûrement engrenée.

§ 11. — Renversement du sens du déroulement et de l'enroulement simultanés de la bande de papier.

Ce renversement peut être obtenu par deux procédés : *a*, à la main; *b*, automatiquement.

A. — *A la main*. — Après avoir fait un enregistrement, les différents organes représentés sur la fig. 41 (inscripteurs, etc.) sont éloignés de la bande de papier, ainsi que les deux galets qui l'appliquent sur les couronnes dentées du cylindre entraîneur. La bande de papier devient, ainsi, libre de se dérouler de gauche à droite.

On serre, ensuite, légèrement, au moyen de l'écrou molleté (22 de **H**, fig. 44 et 45), les disques de la bobine (**H**), entre les quatre galets portés par les ressorts (23 et 23'), de façon à ce que cette bobine oppose une douce résis-

(a) Pour bien comprendre le dispositif, consulter la figure 45, où il se trouve explicitement représenté (p. 180).

tance, toujours égale, au déroulement de la bande de papier.

Puis, on fait engrener la roue dentée (x de **I**, fig. 45) sur la roue dentée (27), en plaçant, convenablement, les deux écrous (y de **I** et y' de **L**), de façon à ce que l'engrenage soit toujours assuré, et on assujettit la manivelle (67) sur l'extrémité (v' de **L**).

Enfin, on désengrène de la roue dentée (27') la roue dentée (69) que l'on maintient à une certaine distance de cette dernière, en plaçant convenablement, sur son axe, des écrous semblables aux écrous (y de **I** et y' de **L**), puis, on arrête la chaîne (58 de **L**, fig. 45) sur le crochet (60 de **L**, fig. 45), comme l'indique la figure 44.

Toutes ces précautions étant convenablement prises, il suffit de faire tourner la manivelle (67, fig. 44) et la bobine **D** entre en rotation, avec la plus grande facilité, emmagasinant, de nouveau, la bande de papier qu'elle a débitée, pendant l'enregistrement.

Il va, sans dire, que l'on peut dérouler, encore, cette bande, au moyen du cylindre dérouleur (**G**) ou, plus simplement, l'enrouler, à la main, sur la bobine (**H**, fig. 44, 45) qui correspond aux bobines (18, fig. 41 et 6, fig. 43).

Dans ce dernier cas, il suffit de désengrener la roue dentée (x de **I**, fig. 45), d'engrener la roue dentée (69) sur la roue dentée (27') et de replacer la manivelle (67) telle qu'elle est représentée dans la fig. 45.

Dans le premier cas, on replacera les galets (9, fig. 41) sur la bande de papier et la chaîne (58 de **L**, fig. 44) sur la roue dentée (68).

B. — *Automatiquement.* — La roue dentée (x de **I**, fig. 45) étant engrenée solidement sur la roue (27) et la roue dentée (69) désengrenée de la roue dentée (27'), au moyen des

écrous (y de **I** et y' de **L**), comme il a été exposé plus haut;
la chaîne (58 de **L**) étant engrenée sur la roue dentée (x' de
L) et la bobine (**H**) convenablement pressée entre les quatre
galets (23 et 23'); la bande de papier étant bien appliquée
sur les couronnes de dents (21 de **G**, fig. 45) du cylindre
entraîneur (**G**), il suffit de placer le galet (47' de **K**', fig. 44),
non plus sur le rayon *antérieur* du disque (46'), mais bien
sur son rayon *postérieur*, et de faire décrire à la manette
(34, fig. 44) un arc de cercle de **A**' en **M**'.

Tous les organes se mettent à fonctionner, comme il a
été dit plus haut (§ 9), mais le sens du mouvement du
disque (46) et, conséquemment, celui des bobines et des
cylindres (**H. G. E. D.**) est le contraire de celui indiqué
par les flèches dans les figures 44 et 45.

La chute du poids (75, fig. 45) assure l'enroulement
automatique et régulier de la bande de papier sur la bobine **D**, aussi bien dans ce cas que dans celui où cette
bande est enroulée par la bobine **H**.

Ce renversement du mouvement de la bande de papier
peut être utile, surtout, lorsque l'on désire revoir ou étudier, tout spécialement, un point ou une petite étendue
des courbes des phénomènes enregistrés.

§ 12. — Remontage des poids dont la chute constitue
la force motrice de l'appareil.

Ce remontage peut être fait de deux façons : *a*. — A
la main; *b*. — Automatiquement.

a) Remontage à la main. — Le poids moteur (13, fig. 44)
ou (73, fig. 45) ayant atteint le terme de sa chute, il suffit,

tout simplement, de faire accomplir une dizaine de tours à la manivelle (16, fig. 41 ou 8' fig. 43, ou p' fig. 45) de la figure correspondante, pour remonter ce poids à la hauteur maximum qu'il peut atteindre, soit, environ, 1 m.

Pour remonter le poids (19, fig. 41) ou (75, fig. 45), on procède de la même façon, en faisant tourner les poulies à manivelle (51' fig. 41 ou 65, fig. 45) de la figure correspondante.

Ces différents remontages peuvent être exécutés en quelques secondes seulement. C'est peu, il est vrai. Malheureusement, il faut les répéter trop souvent, dans le cours d'une expérience : toutes les vingt minutes, à peu près. C'est trop. La surveillance des poids est inquiétante, fort gênante, pour l'expérimentateur dont toute l'attention doit être consacrée aux phénomènes qu'il étudie.

Aussi, le remontage automatique est-il tout indiqué, chaque fois que l'on peut disposer d'une source d'électricité suffisante.

b) Remontage automatique. — J'ai consacré de longues recherches pour résoudre ce problème et je suis arrivé à trouver plusieurs solutions satisfaisantes.

Le procédé sommairement décrit ci-dessous et représenté dans la figure 45 me paraît être le plus simple et le plus commode.

Supposons que l'appareil se trouve au début de son fonctionnement et que les deux poids moteurs (73 et 75) soient au point maximum de la hauteur qu'ils peuvent atteindre.

Considérons, tout d'abord, ce qui va se passer pour le poids (73). Ce poids descend lentement, mettant en mouvement tous les organes. L'extrémité droite (72') s'abaisse avec lui et son extrémité gauche s'élève, en pivotant autour de l'axe (72''), l'armature de métal, prolongement de

la borne (*r*), qui coiffe cette extrémité, vient appuyer sur
le ressort (*q*) qui prolonge la borne (*q'*) et le circuit de la
source d'électricité (70) est fermé sur le petit moteur électrique (*s*). Ce moteur, entrant instantanément en fonction,
met en rotation la poulie (*p*), au moyen de la corde de
transmission (*t*), et le poids (73) est rapidement remonté,
par le côté droit de la chaîne (73'), sans cesser de tomber
par le côté gauche de cette même chaîne engrenée sur le
pignon (*a* de **J**, fig. 45).

Mais, pendant l'ascension du poids (73), l'extrémité
droite du levier (72) qui lui est attachée par l'axe (72') le
suit. Conséquemment, l'extrémité gauche de ce levier
s'abaisse, en pivotant autour de l'axe (72''), l'armature
de la borne (*r*) se sépare du ressort (*q*), le circuit est rompu
et le moteur s'arrête, quelques instants, pour recommencer, ainsi, indéfiniment, le même travail.

Si nous considérons, maintenant, le poids moteur (75),
nous voyons qu'il se passe exactement la même chose.
Toute description serait évidemment superflue, car elle
ne serait que la répétition de ce qui vient d'être exposé.

Le remontage automatique des poids étant assuré, aussi
longtemps que la source d'électricité, qui peut durer très
longtemps, présente une force suffisante, l'expérimentateur n'a plus à s'en inquiéter. Il peut reprendre toute sa
liberté d'esprit et la consacrer entièrement à son expérience.

§ 13. — Légende analytique et explicative de la figure 45 (a).

CHARPENTE GÉNÉRALE

1, *Première table* (en fonte) portant les organes enregistreurs proprement dits et portée par quatre colonnes-support de fonte dont une, l'antérieure droite, a été enlevée pour mieux montrer les organes **L** placés derrière.

2, *Deuxième table* (en bois) portant les principaux organes moteurs.

3, *Troisième table* (en bois) portant le moteur électrique.

4, Trois des quatre pieds des tables (2 et 3) très massifs et très solides. L'un des pieds de droite a été omis pour permettre au lecteur de mieux voir les organes placés derrière.

SEGMENT A

D. — *Bobine formant le magasin de la bande de papier.*

5, Tuyau axial de la bobine tournant librement sur une tige verticale d'acier poli solidement plantée dans la table (1) qu'elle traverse et formant le tuteur-support de la bobine.

6, Disque supérieur de la bobine.

7, Disque inférieur de la bobine.

10. 10', Deux ressorts plats, légèrement arqués, percés d'un trou en leur milieu, et portant, à chacune de leurs extrémités, un galet (*Voir fig. 44*, segment **A. 10"**), sont montés sur la tige d'acier servant de support à la bobine, l'un, au dessus de son disque supérieur (6), l'autre au-dessous de son disque inférieur (7).

11, Écrou molleté se mouvant sur le support d'acier de la bobine et permettant de presser le ressort plat (10) sur le disque supérieur et, conséquemment, la bobine, entre les deux paires de galets (10 et 10').

Cette construction est destinée à rendre uniforme la résistance de la bobine à la traction du cylindre entraineur (**G**) et d'obtenir, ainsi, une bande de papier toujours parfaitement tendue sous les styles inscripteurs.

12, Petit disque denté rivé sur le disque inférieur (7) de la bobine et ayant le même centre qu'elle.

13, Petite roue dentée s'engrenant sur le disque denté (12).

14, Extrémité supérieure de l'axe d'acier sur lequel est fixée la roue dentée (13). Cet axe traverse, à frottement doux, la table de fonte (1), étroitement emprisonné dans le trou qui lui sert de passage. Sa rotation peut se faire aussi bien de gauche à droite que de droite à gauche.

Il porte, à son extrémité inférieure, une roue dentée à dents obliques (**23'** de **L**, fig. 44) qui s'engrène sur une roue semblable fixée sur l'extrémité droite de l'axe de la manivelle (**67'**).

E. — *Cylindre creux très mobile sur lequel est tendue la bande de papier et qui sert de plan résistant aux styles inscripteurs.*

15' Écrou fixant solidement la tige support du cylindre sur la table (1).

(a) Les mêmes numéros et les mêmes majuscules correspondent aux mêmes organes et aux mêmes groupes d'organes dans les deux figures **44** et **45**.

Les organes représentés dans cette figure et qui ne le sont pas dans la figure **44**, sont désignés par des lettres italiques.

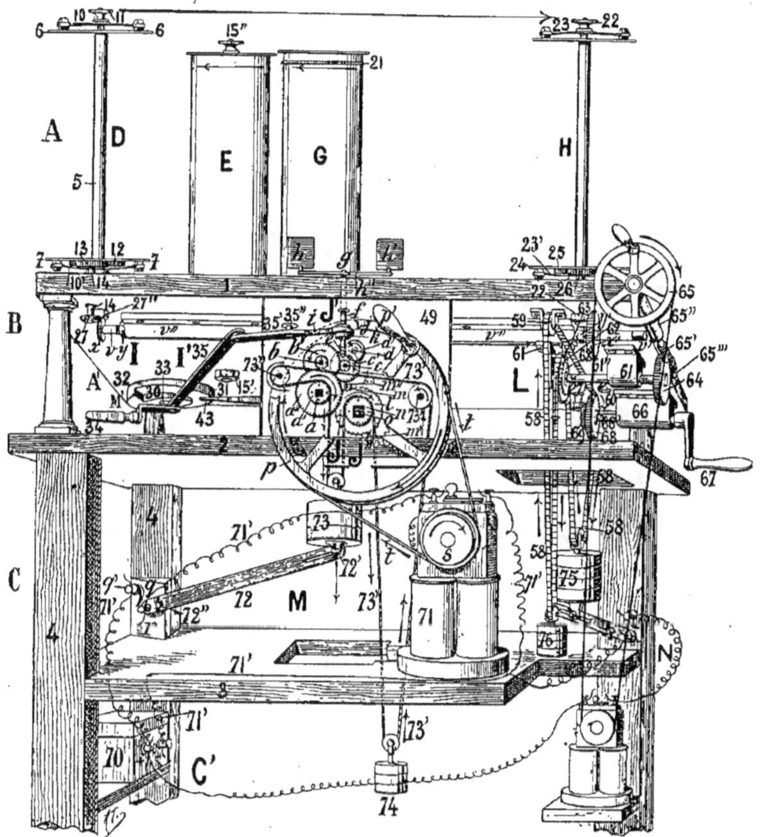

Fig. 45. — Relations des organes et groupes d'organes fondamentaux constituant
le grand enregistreur polygraphique à mouvement réversible pour inscriptions
de longues durées (*Face postérieure de l'appareil. Fig. très légèrement schématique*) (a).

(a) *Compte-Rendu Soc. Biol.*, 1898 (Séance du 24 décembre).

Remarques : Les différents perfectionnements représentés dans cette figure
ont été introduits dans la construction de 1892 à 1895.

Pour faciliter sa lecture, cette figure est divisée en trois segments désignés, chacun, par une des grandes lettres majuscules **A. B. C.**

Chaque segment est divisé, à son tour, en plusieurs groupes d'organes
désignés, chacun, par une lettre majuscule d'un modèle différent.

Enfin, chacun des organes de chaque groupe est désigné par un numéro
ou une petite lettre italique.

Lire les segments de gauche à droite.

15", Ecrou molleté se mouvant sur l'extrémité filetée de la tige-support du cylindre. Il est destiné à empêcher le cylindre de se déplacer, tout en fixant les supports des fils à plomb, servant à maintenir appliqués les styles sur la bande de papier et représentés par 38'. fig. 41.

G. — *Cylindre creux entraîneur de la bande de papier.*

21, Couronne dentée supérieure, sur laquelle le galet supérieur (9, fig. 41) applique la bande de papier et qui entraîne, ainsi, toujours régulièrement, cette bande.

H. — *Bobine semblable à la bobine* **D** *et servant à enrouler la bande de papier à mesure que le cylindre* **G** *la déroule.*

22, Ecrou molleté se mouvant sur le support tuteur de la bobine et servant à presser sur les ressorts à galets (23-23').

23, **23'**, Ressorts à galets destinés à régler la résistance au déroulement opposée par la bobine-magasin de la bande de papier.

24, Disque inférieur de la bobine servant à maintenir la bande de papier dans le même plan.

25, Petit disque denté rivé sur le disque (24). Ce disque denté s'engrène sur la roue dentée (26) fixée sur l'extrémité supérieure d'un axe vertical (26), emprisonné dans la table (1) qu'il traverse et qui se termine, au-dessous, par la roue dentée (27' de L).

SEGMENT B

I. — *Système de rouages destiné à mettre en rotation, à la main ou automatiquement, la bobine magasin* **D** *et à enrouler, de nouveau, la bande de papier.*

v. — Extrémité gauche d'un axe d'acier dont l'extrémité droite (v') se trouve dans le groupe d'organes **L**. Cet axe est étroitement et solidement emprisonné dans un long coussinet (v") fixé sur la face inférieure de la table de fonte (**I**).

x. — Petite roue à dents obliques fixée sur l'extrémité gauche de l'axe d'acier (**v**) et s'engrenant sur la roue dentée (**27**).

x'. — Roue dentée fixée sur l'axe d'acier (**v. v'**), près de son extrémité droite placée dans le groupe d'organes **L**.

y. — Ecrou pouvant être facilement déplacé sur la partie filetée de l'extrémité gauche de l'axe d'acier (**v**) et permettant de désengrener ou d'engrener solidement la roue (**x**) sur la roue (**27**).

y'. — Ecrou semblable au précédent, placé sur l'extrémité droite de l'axe d'acier (**v' L**), à gauche de la roue dentée (**x'**), et permettant de maintenir, sûrement, la roue dentée (**x**) désengrenée, à une distance convenable de la roue (**27**), pendant le déroulement de la bande de papier, par le cylindre (**G**).

On comprendra, sans difficulté, que, si l'on veut faire tourner la bobine (**D**) à la main, il suffit de placer, sur l'extrémité carrée (**v' de L**), la manivelle mobile (67); que, si l'on préfère la faire tourner automatiquement, on n'aura qu'à placer, avec la main, sur la roue dentée (**x' de L**), la chaîne (**58**) engrenée, dans la figure, sur la roue dentée (**68**), et la chute du poids (**75**) produira, sur elle, la même action que sur cette dernière.

I'. — *Combinaison de leviers dont le jeu met en marche ou arrête le fonctionnement de l'appareil.*

30. — Came, présentant une inégalité régulière d'épaisseur (de **31** à **32**).

33. — Axe de la came traversant la table de fonte (**I**) sous laquelle elle est étroitement appliquée.

34. — Manette de la came fixée en dehors de son axe (**33**) et lui imprimant un mouvement de rotation, par son déplacement, de **M'** en **A'** ou de **A'** en **M'**.

35. — Système de leviers articulés pivotant autour de l'axe (**35"**) fixé sous la table (**1**). Ce système de leviers est destiné à arrêter, instantanément, la chute du gros poids moteur (**73**), au moyen du mouvement de la manette (**34**) de **M'** en **A'**.

43. — Extrémité gauche d'un fort levier du premier genre destiné à soulever le grand disque qui, par l'intermédiaire de sa tige verticale, met en rotation le cylindre entraîneur **G**, et à arrêter, ainsi, le mouvement de rotation (Voir **19.41. 46,** etc. *fig.* **44,** ainsi que les n^os correspondants de sa légende, p. 169 et 172).

49. — Boîte en métal dont la paroi postérieure a été enlevée pour montrer les différents organes constituant le mécanisme moteur de l'appareil.

J. — *Système moteur destiné à assurer le fonctionnement du grand enregistreur polygraphique (a).*

73. — Gros poids mouflé dont la chute verticale uniforme met en mouvement tout l'appareil.

73' — Chaîne sans fin sur laquelle est suspendu le poids mouflé (**73**) et qui sert à transformer le mouvement vertical de ce poids en un mouvement de rotation.

73" 73'". — Deux galets très mobiles ne servant qu'à soutenir et à diriger la chaîne sans fin.

Cette chaîne ne peut accomplir son mouvement que dans le sens indiqué par les flèches placées sur son parcours.

74. — Petit poids mouflé ayant pour unique fonction de tenir la chaîne sans fin toujours bien tendue sur les galets et les roues dentées sur lesquelles elle s'engrène.

a. — Extrémité postérieure de l'axe carré (48, *fig.* **44**) qui porte le galet (47 de **K** et 47' de **K'** *fig.* **44,** *p.* 170)

a'. — Pignon denté solidement rivé sur la roue (**a"**) et fixé sur l'axe carré (**a**).

On comprend facilement que la chaîne sans fin (73'), s'engrenant sur ce pignon, le force naturellement à se mettre en rotation, ainsi que la roue dentée (**a"**), lorsque tombe le gros poids moteur (73).

Ainsi, est assuré le mouvement de rotation de l'axe (**a**), de son galet et, conséquemment, de tout l'appareil.

a". — Roue fixée sur l'axe carré (**a**) et communiquant le mouvement qu'elle reçoit de la chute du poids (73), par l'intermédiaire du pignon (**a'**), au système de pignons et de roues dentées consécutifs placés au-dessus et destinés à assurer la régularisation du mouvement de l'appareil et son arrêt instantané.

J'. — *Organes de régularisation et d'arrêt du mouvement de l'appareil.*

1° Organes de régularisation du mouvement.

b. — Pignon denté rivé sur la roue dentée (**b'**) et sur lequel s'engrène la roue dentée (**a"**).

c. — Pignon denté rivé sur la roue dentée (**c'**) et sur lequel s'engrène la roue dentée (**b'**).

d. — Pignon denté rivé sur la roue dentée (**d'**) et sur lequel s'engrène la roue dentée (**c'**).

e. — Vis sans fin taillée dans l'extrémité inférieure de l'axe vertical d'acier (**f**) et sur laquelle s'engrène la roue dentée (**d'**).

f. — Axe d'acier solidement logé dans l'épaisseur de la table de fonte (**1**) et tournant, à frottement très doux, dans sa loge.

g. — Extrémité supérieure de l'axe (**f**).

h.h'. — Ailettes, assez larges, portées par les extrémités d'un support hori-

---

(*a*) Ce système est absolument identique à celui représenté, fig. 42, p. 158.

zontal (**h**") fixé sur l'extrémité (**g**) de l'axe d'acier (**f**) et constituant les principaux organes de régularisation du mouvement.

Remarques. — On comprend facilement que, lorsque le poids (**73**) tombe, chaque roue dentée communique, au pignon sur lequel elle s'engrène, le mouvement qu'elle a reçu de la roue dentée précédente, par l'intermédiaire du pignon rivé sur elle-même.

On comprend, aussi, non moins facilement, que la vitesse de ce mouvement ne fera que s'accroître du pignon **a**' à la roue **d**' et à l'axe **f**.

En effet, les vitesses angulaires de la roue dentée et du pignon engrenés étant en raison inverse des rayons des deux circonférences, d'une part ;

D'autre part, la vitesse angulaire de la première roue (**a**") étant à celle de la dernière roue (**d**'), comme le produit des rayons des pignons est au produit des rayons des roues ;

Il résulte, évidemment, de la construction **J**', que la roue dentée (**d**') et, surtout, que l'axe (**f**) sont animés d'un mouvement de rotation beaucoup plus rapide que la roue dentée (**a**").

Conséquemment, les larges ailettes (**h.h**') battant, dans un même temps, une partie de la masse d'air où elles sont plongées d'autant plus grande, que leur mouvement est plus accéléré, forment, ainsi, une résistance croissante qui tend à compenser, sinon à égaliser, l'accélération qui tend à augmenter, sans cesse, dans le mouvement de rotation du galet et du disque (46 et 47. **K**, *fig*. 44), ainsi que, naturellement, dans celui du cylindre (**G**, *fig*. 44 et 45).

2° *Organes d'arrêt de la chute du poids moteur et du mouvement de l'appareil.*

i. — Fort ressort plat fixé sur l'extrémité droite du levier (35) mobile sur l'axe (35").

j. — Sabot concave, sur sa face antérieure, fixé, par sa base, sur l'extrémité droite du ressort (**i**) et épousant, par sa partie concave, une partie, assez étendue, le 1/3 environ, de la circonférence d'un anneau très épais (**k**) brasé sur l'axe d'acier (**f**).

k. — Anneau très épais brasé sur l'axe (**f**) augmentant notablement, en cette partie, le diamètre de cet axe.

Cet anneau a pour but, non seulement, d'augmenter la surface de frottement du sabot concave (**j**), mais aussi et surtout, d'augmenter la longueur du rayon à l'extrémité duquel se produit le frottement de ce sabot, rayon faisant fonction de levier, pendant toute la durée de ce frottement dont l'action d'arrêt augmente, avec la longueur de ce levier.

Bien que l'augmentation de la puissance d'arrêt engendrée par l'augmentation du rayon de l'axe (**k**) soit notable, elle est cependant minime, si on la compare à celle qui résulte du système consécutif de pignons et de roues dentés, depuis la vis sans fin (**e**) jusqu'à l'axe carré (**a**).

En effet, en exerçant son action d'arrêt sur la roue dentée (**d**'), la vis sans fin de l'axe (**f**) produit les mêmes résultats que si elle agissait sur la circonférence d'une roue de grand diamètre ou, encore, comme si elle exerçait sa puissance d'arrêt sur l'extrémité d'un levier dont la longueur serait égale à la somme des longueurs des rayons des roues **d**', **c**', **b**', **a**".

On comprend très clairement, maintenant, que, lorsque, par le mouvement de la manette (**I**. **31**) de **M**' en **A**' qui détermine, dans l'extrémité gauche du levier (**35**'), une rotation d'arrière en avant, autour de l'axe (**35**"), on engendre un frottement sur la surface de l'anneau **k**, cette puissance d'arrêt prend de grosses proportions, en se transmettant sur l'axe (**a**). Aussi, arrête-t-elle, instantanément, la chute du poids moteur (**73**). De plus, cet arrêt se fait sans aucune secousse, avec une grande douceur, grâce à l'action du puissant ressort (**j**).

J". — *Organes servant à remonter, à la main, le gros poids moteur* **73**.

I. — Roue dentée ne pouvant tourner que dans un seul sens, celui indiqué par la flèche figurée dessus.

m.m'. — Deux cliquets puissants dirigés en sens opposé et formant un arrêt très solide sur les dents de la roue dentée (**l**) qu'ils empêchent de tourner dans le sens opposé à celui indiqué par la flèche.

m''. — Ressort plat tenant chaque cliquet toujours étroitement appliqué sur les dents de la roue et ne lui permettant jamais de déraper.

n. — Pignon denté rivé sur la roue dentée (**l**) et sur lequel est engrenée la chaine sans fin (**73**) qui se trouve, ainsi, arrêtée ne pouvant entrer en mouvement que dans le sens indiqué par les flèches.

o. — Axe carré sur lequel est fixée la roue dentée (**l**) et le pignon (**n**).

p. — Grande poulie portant une manivelle (**p'**) et dont une partie de la circonférence, le moyeu et les rais, ont été brisés et enlevés, pour bien montrer le mécanisme constitué par les organes **J. J'. J''.** placés derrière.

Dans la construction normale, le moyeu de cette poulie est fixé sur l'extrémité de l'axe carré (**o**).

On comprend facilement que cette construction permet de remonter, à la main, quand on se trouve dans cette nécessité, le gros poids moteur (**73**), en faisant tourner la poulie, au moyen de la manivelle (**p'**), dans le sens de la flèche figurée sur sa circonférence.

Il va, sans dire, que, lorsque ce remontage du poids se fait à la main, le levier (**72. M**) est détaché de ce poids qui, alors, peut descendre jusqu'à ce qu'il ait rencontré le plan sur lequel repose le *Grand enregistreur polygraphique*.

L. — *Système de poids mouflés et de rouages destiné à assurer la rotation de la bobine enrouleuse de la bande de papier.*

58, Chaîne sans fin servant à transformer et à transmettre aux rouages, dans le sens des flèches, le mouvement vertical de la chute du poids moteur (**75**).

59, Galet servant de guide à la chaîne.

60, Crochet spécial sur lequel on peut arrêter la chaîne et, par conséquent, la chute du poids moteur (**75**).

La chaîne est arrêtée sur le crochet, lorsque l'on veut faire tourner la bobine enrouleuse **II**, au moyen de la manivelle (**67**) et de sa roue dentée (**69**) qui s'engrène sur la roue dentée (**27**).

Dans la figure **45**, la bobine enrouleuse est mise en rotation par la chute du poids (**75**) et la chaîne (**58**) est, nécessairement, engrenée sur la roue dentée (**68**).

61, Large coussinet vissé sur la table de fonte (**1**) et dans lequel tourne un axe de métal (**61''**) qui porte, à chacune de ses extrémités, une roue dentée semblable (**62, 64**). L'extrémité gauche de cet axe est soutenue dans un deuxième coussinet (**61'**) qui contribue à le maintenir plus solidement.

62, Roue dentée sur laquelle est arrêtée, dans le sens de la chute du poids moteur, la partie de la chaîne engrenée sur elle.

62', Petite roue dentée étroitement appliquée et rivée sur la roue dentée (**62**).

63, Fort cliquet suspendu dans une chape fixée sur la table de fonte (**1**) et qui forme un arrêt puissant sur la roue dentée (**62'**).

On comprend facilement que ce cliquet ne permet, à la roue dentée (**62**) que le mouvement indiqué par les flèches et que, conséquemment, le poids moteur (**75**) ne peut être que remonté, par cette roue, et jamais la mettre en rotation.

64, Roue dentée semblable à la roue (**62**) ne pouvant entrer en rotation que dans le sens de sa flèche.

Cette roue dentée sert à remonter le poids moteur (**75**).

65, Poulie à manivelle destinée à faire tourner la roue dentée (**64**) au moyen d'un axe dont l'extrémité, formant une vis sans fin (**65'**), s'engrène sur la roue dentée (**64**).

65'', Coussinet fixé sur le bord de la table et soutenant l'axe de la poulie (**65**).

65''', Écrou maintenant solidement l'extrémité de l'axe dans une forte bague fixée sur le bord de la table.

66, Large coussinet dans lequel tourne un axe de métal, très solide (**66'**).

67, Manivelle indépendante que l'on peut enlever et replacer, à volonté. Elle sert à faire tourner la bobine **II** à la main.

68, Roue dentée fixée sur l'extrémité gauche de l'axe (**66'**) et sur laquelle s'engrène la chaîne sans fin (**58**), lorsque la bobine **II** est mise en rotation par la chute du poids (**75**), comme c'est le cas représenté dans la figure **45**.

On comprend, sans peine, que cette roue dentée tourne, sous l'action de la chute du poids (**75**), et que, conséquemment, la bobine enrouleuse **II** de la bande de papier tourne dans le sens de la flèche.

69, Petite roue à dents obliques rivée sur l'axe de métal (**66'**), ainsi que sur la face gauche de la roue dentée (**68**) et s'engrenant sur la roue dentée (**27**), par l'intermédiaire de laquelle elle transmet son mouvement à la bobine **II**.

SEGMENTS **C. C'**

M. — *Dispositif destiné à remonter le poids moteur* **73** *au moyen de l'électricité.*

70, Source d'électricité d'une force électro-motrice de 50 volts, environ.

71, Petit moteur électrique

71', Fils conducteurs reliant la source d'électricité au moteur.

72, Levier en bois destiné à fermer et à rompre, alternativement, le circuit de la source électro-motrice **70**.

72' et **72''** — Deux axes sur lesquels sont articulées les deux extrémités du levier (**72**), l'une sous le poids moteur (**73**), l'autre sur un coin de bois fixé sur la jambe (**4**) de la table.

q. — Ressort plat et recourbé placé à la base de la borne **q'** et par où passe le courant de la source électrique (**70**).

r. — Borne à la base de laquelle se trouve une petite armature métallique qui traverse le levier (**72**), vient coiffer son extrémité gauche destinée à s'appliquer sur le ressort (**q**) et à permettre au courant de passer dans le fil **71'**.

s. — Poulie à gorge fixée sur l'axe du moteur électrique.

t. — Corde de transmission reliant la poulie (**s**) du moteur à la grande poulie (**p**) destinée à remonter le poids (**73**).

N. — *Dispositif destiné à remonter le poids moteur* **75**, *au moyen de l'électricité.*

De même qu'il est impossible, pour les raisons exposées page 164, de dérouler et d'enrouler, simultanément, la bande de papier, avec la chute d'un seul et même poids, qu'il faut deux poids moteurs indépendants, l'un pour le déroulement et l'autre pour l'enroulement, ainsi il faut, nécessairement, employer deux mouvements indépendants pour remonter ces deux poids moteurs.

Le dispositif (**N**) destiné à remonter, par l'électricité, le poids **75**, est tout à fait semblable au précédent (**M**).

Il se compose des mêmes organes et fonctionne de la même façon. Conséquemment, une nouvelle description ne pouvant que répéter ce qui a été exposé plus haut, serait, ici, tout à fait superflue.

La conformation et la destination de chacun des principaux organes, de même que les relations des organes entre eux, étant, ainsi, suffisamment expliquées, il est facile d'en comprendre le fonctionnement.

CHAPITRE II

ORGANES ET APPAREILS D'INSCRIPTION

Les organes et les appareils inscripteurs représentés dans la figure 41, page 154, sont :

1° trois *Tambours à encrier inscripteur équilibré ;*

2° deux *Manomètres à mercure, à flotteur inscripteur ;*

3° un *Chronographe électrique à encre ;*

4° un *Manomètre métallique, à ressort creux et à leviers articulés.*

Je ne donnerai, ici, qu'une description sommaire de ces différents organes et appareils d'inscription, tout en insistant, cependant, un peu plus longuement, sur la construction du premier dont la combinaison m'est personnelle, dans une large mesure.

§ 1. — Tambour à Encrier Inscripteur équilibré.

1. *Construction.* — Cet inscripteur, dont toutes les parties sont en aluminium, ce qui lui donne une grande légèreté, est ainsi composé :

Entre les centres d'un *encrier* (6) et de l'*arc* (9) qu'il porte, pivote, verticalement, un petit *fuseau* (8) de l'extrémité inférieure duquel se détache, en décrivant une courbure au fond et au-dessus du bord de l'encrier, un *style cannelé* terminé par une *pointe* (7), maintenu, de chaque côté, par un petit ressort plat extrêmement doux. Cette construction assure une très grande mobilité au style dans le plan horizontal.

Un *anneau* (5), destiné à recevoir l'encrier (6), porte, en avant, une très fine lame fendue (4) sur laquelle on peut

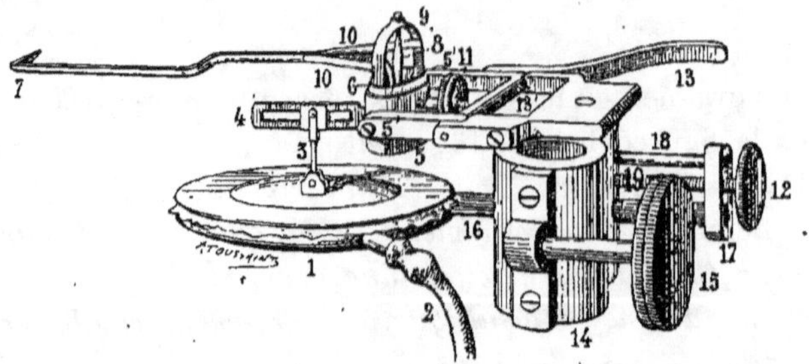

Fig. 46. — Tambour à Encrier Inscripteur équilibré (*a*).

faire glisser l'extrémité supérieure de la petite bielle (3), en arrière, une petite vis sur laquelle se meut un écrou molleté (11). Cet anneau et ses deux prolongements latéraux oscillent, comme le fléau d'une balance de précision, entre les deux extrémités des bras (5', 5') qui le soutiennent.

Le déplacement de l'écrou (11), sur sa vis, permet toujours d'équilibrer, parfaitement, comme un fléau de balance de précison, tout le système ci-dessus décrit et de

(*a*) Cet appareil, que j'ai imaginé et fait construire en 1888, a figuré, avec le « *Grand Enregistreur polygraphique* », à l'exposition universelle de 1889.
Voir : *Compt.-Rend. Soc. Biol.*, 1899 (Séance du 28 janvier).

lui donner, ainsi, une sensibilité si grande, que la force la plus infime peut, en agissant par l'intermédiaire de la bielle (3), sur l'un des points de la lame fendue (4), rompre très facilement son équilibre et, par conséquent, mettre en mouvement le style (7).

On comprend, sans peine, qu'un tel système pourrait, si on voulait bien, permettre, aussi facilement, d'exprimer en *poids*, de *peser*, par le déplacement d'un petit curseur de poids connu, sur la bielle allongée ou sur le style exactement divisés, la *force* du phénomène étudié transmise, sous forme de mouvement, à cette bielle (3), que de la *mesurer* par la *longueur* de la ligne qu'elle fait tracer à la pointe du style (7).

Les *Organes transmetteurs* du mouvement engendré par le phénomène étudié sont représentés par un tambour ordinaire (1) de Marey, tambour qui, comme on sait, se compose :

1° d'une capsule métallique fermée par une membrane de caoutchouc mince et peu tendue sur laquelle est collé un très léger disque d'aluminium qui porte, en son centre, une petite chape dans laquelle est articulée l'extrémité inférieure de la bielle (3) ;

2° d'un tube latéral en métal qui permet de relier, au moyen d'un tube en caoutchouc (2) ou en toute autre matière, la capsule (1), à l'organe *récepteur* ordinairement construit, d'après le même principe que celui du transmetteur, et qui, lui, se trouve directement en contact avec le phénomène qui l'*impressionne* et dont il recueille fidèlement le mouvement.

Un *levier* (13), fixé sur le bras droit (5'), permet de déplacer, au besoin, tout le système et, par conséquent, la pointe (7) du style.

Un tube (16), portant, à son extrémité gauche, la capsule

(1), prisonnier et mobile dans un prolongement latéral de l'épaisseur de la douille (14), rivé, par son extrémité droite, sur le bout inférieur de l'écrou allongé (17), dont le bout supérieur est traversé par la tige tutrice (18) sur laquelle il peut glisser librement, permet de déplacer, à volonté, la capsule (1), de gauche à droite ou inversement, en faisant tourner la tête molletée (12) de la vis (19) dont l'extrémité opposée est prisonnière dans le prolongement latéral de la douille (14).

Dans ce mouvement, l'écrou allongé (17), actionné par la vis (19), se déplace et attire ou repousse le tambour (1) et, par conséquent, la bielle (3).

Ce mouvement a précisément pour but de déplacer cette bielle sur la lame fendue (4), et d'augmenter, ainsi, ou de diminuer, l'amplitude des oscillations de l'extrémité de la plume (7).

La douille (14), qui porte tout le système ci-dessus décrit, contient, emprisonnée sur son côté, l'extrémité en forme de roue dentée, de l'axe à tête molletée (15). Cette roue dentée est engrenée sur la crémaillère de la colonne support (20, fig. 41, page 154 ou **S**, fig. 47) et il suffit de faire tourner la tête molletée (15), pour élever ou abaisser, toujours avec douceur, tout l'appareil inscripteur.

II. *Avantages*. — Les principaux avantages de ce nouvel inscripteur me paraissent être les suivants :

1° Il contient une grande réserve d'encre qui peut être d'une couleur quelconque, suivant le phénomène à enregistrer ;

2° l'encre chemine, sans cesse, sûrement et régulièrement du réservoir à l'extrémité du style, grâce à la capillarité de la rainure et cette extrémité reste toujours humide ;

3° on peut, ainsi, enregistrer des phénomènes de longue durée et de grande amplitude, ce qui exige le débit d'une grande quantité d'encre ;

4° le poids de l'encre ne nuit pas à la sensibilité de l'inscripteur ;

5° L'équilibre du système, toujours facile à réaliser, peut atteindre une sensibilité aussi exquise que celui présenté par le fléau d'une balance de précision.

§ 2. — Manomètres à flotteur inscripteur.

Deux appareils, exactement semblables, sont représentés (29, 29', fig. 41). Sur une petite planchette, dont l'extrémité de la face postérieure porte une douille de métal munie d'une sorte de clef (32, 32') identique à celle (15) figurée sur la douille (14, fig. 46), est solidement fixé un tube de verre recourbé en U dont la moitié inférieure est pleine de mercure.

Dans l'une des branches de ce manomètre, flotte, sur le mercure, par sa base, un petit cône d'ivoire dont le grand axe est traversé par une longue et fine tige d'aluminium creuse, rigide, très lisse et très légère. Cette tige est terminée par une petite fourche formée d'un morceau de ressort plat incurvé en 1/2 cercle dont on peut rapprocher les deux extrémités libres, au moyen d'une petite vis prisonnière, à tête molletée, qui les traverse. Cette petite fourche et sa vis sont destinées à fixer solidement, en l'enserrant, un petit *Encrier de verre à style* très léger, ayant, à peu près, la forme de la pipe de porcelaine dégourdie du commerce (30, 30', fig. 41).

La même branche du manomètre porte un anneau qui

glisse sur elle et qu'une vis permet de fixer sur un point de sa longueur. D'une petite sphère faisant corps avec un côté de l'anneau s'élève une fine tige de métal terminée, comme le flotteur, par une petite fourche destinée à enserrer un encrier de verre à style (31, 31', fig. 41) semblable au précédent.

Ce dernier encrier trace l'*abscisse*, pendant que le premier inscrit le phénomène que l'on veut enregistrer.

Sur l'extrémité de l'autre branche du manomètre est vissée une petite seringue (52, 53, fig. 41) qui permet, non seulement, de remplir, de solution alcaline, cette branche du manomètre, ainsi que le tube (52', 53') qui la relie au vaisseau de l'animal, mais aussi, d'en chasser les caillots sanguins si gênants qui s'y forment, habituellement, au cours de l'expérience, et, si cela est nécessaire, de vider et de nettoyer, complètement, toute cette partie de l'appareil.

Grâce à cette construction, ces différentes opérations peuvent être faites, facilement et rapidement, sans rien démonter.

Si le manomètre à flotteur inscripteur présente le grand avantage qui consiste à enregistrer la physionomie d'un phénomène cinétique sous la forme de simples lignes toujours faciles à *mesurer exactement*, il présente, aussi, des inconvénients assez désagréables, tels que ceux dus à la force d'inertie de la masse de mercure en mouvement et à la submersion du cône d'ivoire dans la colonne de mercure.

Cette submersion, comme la force d'inertie, imprime, à la courbe générale engendrée par l'enregistrement du phénomène cinétique, des déformations, plus ou moins nombreuses, qui en altèrent la véritable physionomie et qui obligent l'expérimentateur à faire des corrections toujours longues et délicates.

Il serait facile de supprimer les inconvénients dus à l'immersion du flotteur inscripteur, en supprimant ce flotteur et en reliant, simplement, par un tube approprié, l'extrémité de la branche du manomètre au tuyau latéral (2, fig. 46) du *Tambour à Encrier Inscripteur équilibré*. Avec ce procédé, les oscillations de la colonne de mercure, au lieu d'être enregistrées sous la forme de lignes droites brisées, le seraient sous forme d'une succession de lignes incurvées.

§ 3. — Fil à plomb tuteur du style inscripteur.

Sous l'écrou placé au centre de la face supérieure du cylindre fixe (6, fig. 41), se trouve une lame de métal (38), beaucoup plus longue que ne l'indique la figure, traversée par une petite fente, dans toute sa longueur, à peu près.

Dans cette fente, glisse une vis dont l'épaulement est appliqué sur la face inférieure de la lame. Cette vis porte, au-dessus de la lame, un écrou molleté prisonnier qui permet de la fixer sur l'un quelconque de ses points.

Elle se termine, au-dessous de l'épaulement, par un petit crochet auquel est fixée l'extrémité supérieure d'un fil tendu par le poids d'une petite masse de métal attachée à son extrémité inférieure.

Ce *Fil à plomb* est destiné à tenir constamment appliquée, contre la bande de papier, l'extrémité du style inscripteur, quand celui-ci n'est maintenu par aucun moyen, comme dans le cas du flotteur inscripteur du manomètre à mercure dont le style tend à tourner, sans cesse, dans un plan horizontal.

La même lame est assez longue pour servir à appliquer le style du manomètre à mercure opposé. Mais, si plusieurs lames sont nécessaires, on peut les superposer au-dessous du même écrou du cylindre (6).

§ 4. — Chronographe électrique à encre.

Cet appareil inscripteur (21, fig. 41) dépendant directement de l'horloge (39) et de l'élément de pile (40), la description de sa construction et de son fonctionnement me semble mieux placée à côté de celle de ces deux appareils.

Je ne ferai donc que l'indiquer, ici, et je prie le lecteur de vouloir bien se reporter à l'explication de la figure 47, page 204.

§ 5. — Manomètre métallique à ressort creux et à leviers équilibrés.

Cet appareil se compose d'un ressort creux et plat, ayant la forme d'un cercle non fermé, incomplet (28, fig. 41). Sur son extrémité inférieure est fixée une lame de métal présentant plusieurs incurvations dans sa hauteur (26). Cette lame porte différents supports horizontaux qui sont, de bas en haut :

a) le support d'un large tube de verre à peu près plein de liquide;

b) le support à douille armé d'un pignon (27) au moyen

duquel on place et déplace l'appareil sur la colonne à crémaillère (25);

c) un petit support dont l'extrémité porte une aiguille qui sert à indiquer le niveau du liquide contenu dans le tube et le plan horizontal qu'il doit y occuper;

d) enfin, un système très sensible de quatre petits leviers, deux verticaux et deux horizontaux, dont les extrémités sont articulées, soit entre elles, soit avec la lame (26).

Le levier vertical gauche relie, directement, l'extrémité supérieure du ressort creux au système des trois autres leviers auxquels il transmet tous les mouvements, si petits qu'ils soient, qui se passent dans cette extrémité supérieure.

La simple inspection de la figure suffit pour faire comprendre que tous ces mouvements se traduisent, immédiatement, par un *mouvement vertical* du levier droit vertical dont l'extrémité inférieure plonge dans le liquide contenu dans le tube de verre, ce qui rend plus parfait son mouvement vertical.

Un petit encrier de verre à style, extrêmement léger, fixé sur le milieu de ce levier droit vertical, en suit exactement tous les mouvements qu'il enregistre, sous la forme d'une succession de lignes droites.

Sur la partie inférieure du ressort creux, non loin de son extrémité, est soudé un tube armé de deux robinets. Ce tube fait communiquer, au moyen du tuyau de caoutchouc (28'), l'intérieur du ressort creux avec le vaisseau de l'animal.

Une petite seringue (28) qu'il porte sur son autre extrémité est destinée, comme celle adjointe au manomètre à mercure (29), non seulement à remplir de solution alcaline ou autre, le ressort creux et le tube (28'), mais, aussi,

à chasser les caillots de sang qui peuvent se former dans
ce tube et à nettoyer, facilement et complètement, tout
l'intérieur de l'appareil.

Le *fonctionnement* de cet appareil est facile à saisir :
tout changement de pression imprimé au liquide du tuyau
28' est communiqué à celui contenu dans le ressort creux
qui, sous cette influence et suivant le sens de la variation
de pression, écarte ou rapproche de son extrémité fixe
inférieure, son extrémité supérieure libre. De là, le mouvement se transmet à la pointe du style, comme il a été
expliqué plus haut.

Tels sont les principaux inscripteurs que l'on peut employer sur le *Grand Enregistreur polygraphique*. Il va
sans dire que l'on pourrait en ajouter d'autres ou remplacer, tout au moins, certains de ceux représentés dans
la figure 41, par des inscripteurs différents.

§ 6. — Colonnes-supports rotatives à crémaillère et à vis tangente.

Ces colonnes, au nombre de quatre, sont destinées à
porter tous les inscripteurs à encre susceptibles d'être
employés avec l'appareil enregistreur.

Leur construction est identique. Une tige ronde d'acier
bien poli est solidement fixée dans la table de fonte (1) ou
dans la table de bois (3).

Cette tige est entourée par un tube de cuivre de mêmes
dimensions, à peu près, qui peut tourner, sur elle, à frottements doux. Ce tube porte, dans son épaisseur et sur
toute sa longueur, une crémaillère sur laquelle on déplace,

à volonté, en faisant tourner leurs pignons (23, 27, 32, 32', etc.), les différents inscripteurs.

Son extrémité inférieure se termine par un prolongement deux fois recourbé à angle droit qui se termine, lui-même, par un arc de cercle denté, horizontal. Sur les dents de cet arc s'engrènent les filets d'une vis tangente sans fin, horizontalement placée sur la table, terminée par une large roue à jours (33, 33', 33'', 41) fortement molletée.

La rotation de cette roue détermine, naturellement, celle du tube à crémaillère et permet, ainsi, de rapprocher ou d'éloigner de la bande de papier, toujours avec la plus grande douceur et la plus grande précision, les styles des inscripteurs qu'il porte.

CHAPITRE III

HORLOGE DE PRÉCISION, A PENDULE ET A CYLINDRE
INTERRUPTEURS DE COURANTS ÉLECTRIQUES

———

Cet appareil (39, fig. 41, et 13, fig. 43) est fixé sur l'enregistreur. Très solidement vissé sur trois robustes colonnes de métal plantées dans la table de fonte (1), il est difficile de l'ébranler. Il présente la stabilité que doit, nécessairement, avoir tout appareil de ce genre, pour remplir convenablement les délicates fonctions qu'il est destiné à assurer.

Ces fonctions sont multiples. Elles consistent :

1° A mesurer l'écoulement du temps ;

2° A permettre d'enregistrer la mesure de l'écoulement du temps ;

3° A débiter, pendant des temps variables, des courants électriques provenant de sources différentes, de sens différents et à permettre d'en faire, sur l'animal, des applications mesurées.

§ 1. — Mesure de l'écoulement du temps.

Cette mesure, obtenue par les oscillations d'un pendule, la tension d'un ressort et le fonctionnement du système de rouages bien connus qui entrent, ordinairement, dans la construction des horloges et que, pour cette raison, il est inutile de décrire ici, est exprimée, par les aiguilles du cadran, en heures, demi-heures, minutes, secondes et demi-secondes.

La longueur du pendule, comprise entre les points de suspension de la tige d'acier et du centre de gravité de la lentille de laiton, étant de 9 pouces et de 2 lignes ou de 248 millimètres, chaque oscillation complète est, exactement, de 1 seconde.

§ 2. — Enregistrement de la mesure
de l'écoulement du temps par un Chronographe électrique à Encre (a).

Voici comment se fait cet enregistrement. Du pôle positif d'un élément de pile (1, fig. 47 ou 40 fig. 41), sort le courant électrique qui s'élance dans le fil de cuivre et dans le sens des flèches, jusqu'à une petite pointe métallique (2) fixée dans une base isolante de gutta-percha (3) collée sur le haut de la tige de laiton du pendule (4, fig. 47).

A partir du moment précis où ce pendule abandonne sa position verticale, pour accomplir la moitié droite de son oscillation, la pointe rencontre un petit ressort plat (5) dont la résistance est extrêmement faible. Elle le repousse jusqu'à ce que le pendule ait atteint le point ultime de sa course.

Son oscillation achevée, il la recommence en sens inverse, c'est-à-dire, de droite à gauche, et le mince ressort, tendu par la poussée de la pointe, reste appliqué sur son extrémité, jusqu'à ce que le pendule ait repris sa position verticale première, lui restituant, ainsi, la force que celui-ci lui avait communiquée.

(a) Suivre la description de ce paragraphe sur la figure 47, page 201, et spécialement, sur les figures secondaires **S** et **T** de cette figure principale.

Pendant tout le temps que dure ce contact du ressort sur la pointe, temps qui est exactement d'une demi-seconde, le courant électrique passe dans ce ressort, parcourt le fil de cuivre, dans le sens des flèches et descend à la borne (6). De là, il passe dans le solénoïde de la bobine (7 de **S**, fig. 47), d'où il se rend à la borne (7'), puis descend, dans le sens des flèches, au pôle négatif de l'élément de pile (1).

Dans le même temps, le fer doux (8 de **S** et 8' de **T**), placé dans l'axe de la bobine, aimanté par le courant du solénoïde (7), attire une petite lame de métal (9 de **S** et de **T**) qui s'applique sur son extrémité et met, ainsi, en mouvement, les organes inscripteurs du temps proprement dits.

Ces organes présentent la disposition décrite ci-après. Un encrier d'aluminium (12 de **S**, fig. 47), du fond duquel sort un style plusieurs fois recourbé et très finement cannelé, est monté sur l'extrémité de la lame (11).

Cette lame représente le pied d'un **T** majuscule en aluminium, horizontalement placé, dont la tête est articulée, par ses deux extrémités, sur les deux branches d'une petite fourchette (10, 10' de **T**, fig. 47) taillée dans la lame supérieure d'un cadre de métal qui entoure la bobine (21, fig. 41). Cette articulation permet à la lame (11) de ne faire que des mouvements dans un plan vertical.

Sur le milieu de la longueur de la tête du **T** articulée (10, 10') est soudée une lame de métal (9, 9' de **S** et de **T**). La moitié inférieure de cette lame est placée tout près de l'extrémité (8) de l'électro-aimant de la bobine.

La moitié supérieure est terminée par un petit crochet (9' de **S**, fig. 47) sur lequel est fixé un petit ressort à boudin (13 de **S**) dont l'extrémité droite est accrochée sur une petite colonnette (14 de **S**), plantée sur le cadre (21, fig. 41).

Ce ressort tend, constamment, à rapprocher la lame 9'
de la colonnette 14.

Une petite vis, horizontalement prisonnière, sur un tout
petit support également fixé dans le cadre (15 de **S**, fig. 47)
est destinée à limiter, à volonté, l'action du ressort (13)
et, par conséquent, l'étendue du mouvement de la
lame (9').

La face droite du cadre de la bobine porte un pied que
l'on fixe sur la douille à pignon dont le modèle a déjà été
décrit. Ce dispositif permet, évidemment, de placer la
pointe du style sur un point quelconque de la bande de
papier.

§ 3. — Fonctionnement du Chronographe
électrique (a).

Les organes de cet inscripteur étant dans les positions représentées en **S** ou en **T**, (fig. 47), dès que le courant électrique passe dans le solénoïde de la bobine, la
pointe de l'électro-aimant (8) attire, *instantanément*, la
lame (9) et la pointe du style trace, sur la bande de papier,
un petit *trait vertical*, de haut en bas.

Puis, pendant tout le temps que le courant traverse le
solénoïde, c'est-à-dire pendant la durée du contact de la
pointe (2) avec le petit ressort (5, fig. 47), durée qui est
exactement de une *demi-seconde*, la pointe de l'électro-
aimant tient, appliquée sur elle, la lame (9), et le style
trace un petit *trait horizontal*.

*La longueur de ce trait est donc égale à une demi-
seconde.*

(a) Suivre la description de ce paragraphe sur la figure 47, page 204 et,
spécialement, sur les figures secondaires **S** et **T** de cette figure principale.

D'autre part, dès que le courant cesse de passer dans le solénoïde, le fer doux de la bobine se désaimante, *instantanément*, et le petit ressort à boudin (13) n'étant plus contrarié par l'électro-aimant, retire *instantanément*, de gauche à droite, la lame (9'), jusqu'à ce qu'elle se trouve arrêtée par l'extrémité de la vis (15). Ce mouvement, instantané comme le précédent, fait tracer, de bas en haut, au style, un petit *trait vertical* semblable au premier.

Pendant tout le temps que le pendule (4) emploie pour achever la moitié gauche de son oscillation et revenir à la position verticale, le courant cesse de passer dans la bobine et le ressort (13) retient, appliquée sur l'extrémité de la vis (15), la lame (9'). Le style trace, conséquemment, un *trait horizontal* qui cesse, dès que le courant passe, de nouveau, dans le solénoïde. Ce trait, identique au premier trait horizontal fait pendant le passage du courant, c'est-à-dire, pendant la durée du contact de la pointe (2) sur le ressort (5), soit la moitié d'une oscillation complète, *est égal à une demi-seconde*.

Il a été expliqué plus haut (page 167), comment on ferme ou l'on ouvre, à volonté, le circuit électrique dans lequel se trouve le chronographe. Il suffit, en effet, de faire décrire à la manette (16, fig. 47) un arc de cercle de **A** en **M** ou de **M** en **A** et les organes (36, 37, 38 et 39 de **I**, segment **B**, fig. 44) coupent ou ferment le courant de la pile (1).

CHAPITRE IV

APPAREILS ÉLECTRIQUES ET LEURS DIFFÉRENTES
COMBINAISONS
VARIÉTÉS DES APPLICATIONS ÉLECTRIQUES
QUE L'ON PEUT FAIRE SUR L'ORGANISME VIVANT
AVEC LE
GRAND ENREGISTREUR POLYGRAPHIQUE

---

§ 1. — Variétés des applications de l'électricité sur l'animal.

Ces applications peuvent être très variées. La construction de l'horloge et ses combinaisons avec l'enregistreur et quelques autres appareils, permet, à l'expérimentateur, de faire, à volonté et avec facilité, les expériences avec :

1° *Le courant de pile direct ;*
2° *Le courant induit ;*
3° *Les décharges d'un condensateur ;*
4° *Le pôle positif ou le pôle négatif ;*
5° *1 à 60 excitations par minute ;*
6° *Des excitations d'une durée de 1/10 à 9/10 de seconde ;*
7° *Une force électrique d'une intensité mesurée.*

Ces nombreux avantages sont obtenus en combinant les

organes ou séries d'organes désignés ou sommairement décrits ci-après et représentés en **R** (fig. 47).

A. — Source d'électricité (pile, accumulateur, etc.) ;

B. — Chariot replié de du Bois-Raymond ;

C. — Condensateur ;

D. — Série de 4 paires de fils conducteurs servant à relier les appareils **A**. **B**. **C** aux 4 paires de bornes (7, 8), (9, 10), (11, 12), (13, 14) ;

E. — Commutateur permettant de renverser le courant électrique et d'expérimenter avec son pôle positif ou son pôle négatif ;

F. — Commutateur permettant d'introduire, dans le circuit ou d'éliminer de ce circuit, le condensateur **C** ;

G. — Commutateur permettant d'employer, à volonté, le courant de pile direct ou le courant induit ;

H. — Commutateur permettant de faire, à intervalles égaux et réguliers, de 1 à 60 excitations par minute ;

I. — Série de 9 fils conduisant, alternativement, le courant électrique ;

J. — Série de 9 petits ressorts plats extrêmement flexibles recevant le courant des fils **I** ;

K. — Petit cylindre interrupteur, en ébonite, portant 9 couronnes de contacts métalliques dont les surfaces sont de même valeur et dont le nombre correspondant à chacune est indiqué par les chiffres figurés sur le côté droit du cylindre.

Ce cylindre, mis en mouvement, dans le sens de la flèche, par les rouages de l'horloge, fait une rotation complète en une minute, exactement. Pendant cette rotation, chacun des ressorts plats de la série **J** frotte, successivement, et pendant des temps égaux, sur chaque contact de la couronne correspondante.

Suivant que le courant passe par l'un ou l'autre des 9

ressorts plats de la série **J** il est fermé, par la couronne correspondante, de 1 à 60 fois, par minute.

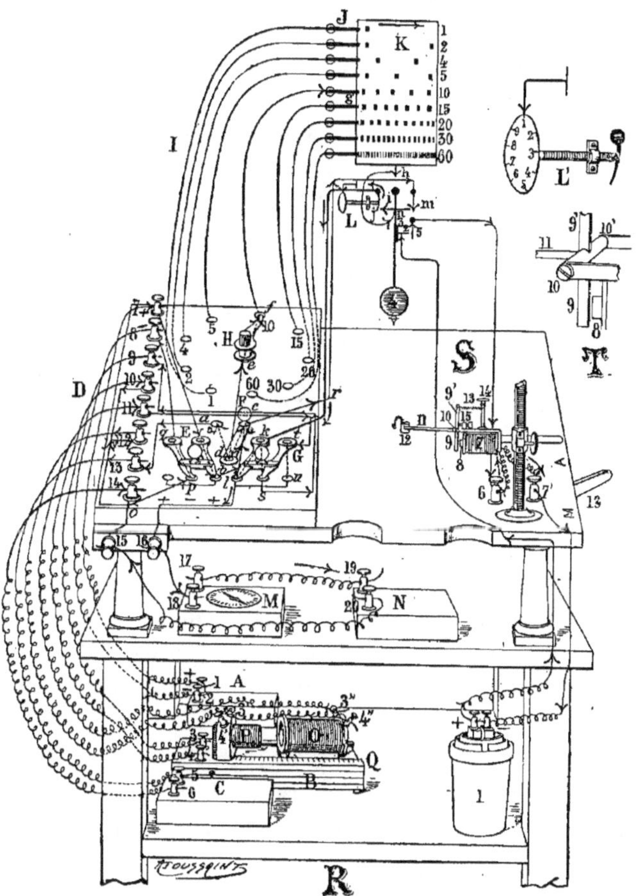

Fig. 47. — Appareils d'électricité et leurs différentes combinaisons entre eux et avec l'Enregistreur (a).

(a) *Compt.-Rend. Soc. Biol.* 1898 (Séance du 24 décembre).

Tous les contacts ayant une étendue identique, égale à une seconde, et étant placés, sur le cylindre et dans chaque couronne, à une distance égale, l'un de l'autre, il en résulte, évidemment, que les durées des fermetures, comme celles des ouvertures, sont rigoureusement et respectivement égales entre elles.

L. — Vis prisonnière, à filetage de précision, à tête molletée, destinée à repousser le ressort plat (i) appliqué sur son extrémité. Ce ressort n'a qu'une très faible résistance que l'on peut considérer comme négligeable.

Près de son extrémité libre est appliquée l'extrémité gauche (j) de la croix métallique figurée par le bout supérieur de la tige du pendule (4). La durée de cette application varie suivant que le petit ressort plat est plus ou moins repoussé par la vis. Elle peut être égale à la durée entière ou seulement à une fraction de l'oscillation du pendule et s'étend de 1/10 de seconde à une seconde.

Le courant électrique qui vient de l'un des contacts des 9 couronnes du cylindre interrupteur **K** passant, dans tous les cas, par la moitié gauche (i) de la croix du pendule et, de là, dans le petit ressort plat (j), il en résulte, évidemment, que la durée de son passage dans les organes varie, comme leur contact, de 1/10 de seconde à une seconde.

On a, ainsi, la possibilité de réduire, dans de notables proportions, la durée du courant débité par l'un des contacts du cylindre **K**, pendant un temps toujours égal à 1 seconde.

Grâce à ces combinaisons, on peut donc faire, en définitive, de 1 à 60 excitations par minute dont la durée varie de 1/10 de seconde à 1 seconde.

L'. — Vis de précision ci-dessus indiquée considérablement grossie, pour mieux montrer les détails du réglage de la durée du passage du courant électrique.

La tête molletée de la vis forme un cadran divisé en 10 parties égales. Un indicateur sert à marquer, avec précision, la progression de la vis.

Suivant le sens que l'on imprime au mouvement de la tête, on repousse le petit ressort plat ou on lui permet de se détendre et on limite, ainsi, mathématiquement, comme il a été dit plus haut, la durée du contact et, par conséquent, le passage du courant.

M. — Appareil de mesure pouvant être introduit, à volonté, dans le circuit, entre l'animal et la chute du potentiel, pour savoir, exactement, la quantité d'énergie électrique qui est appliquée sur cet animal.

N. — Deux bornes figurées dans le système, pour remplacer les excitateurs, ainsi que l'animal, et faciliter, ainsi, l'intelligence du *schéma*.

§ 2. — Commutations et circuits des courants électriques dans le Grand Enregistreur polygraphique.

Pour que l'expérimentateur ne soit pas exposé à se tromper, soit dans l'établissement des relations entre les appareils **A**, **B**, **C** et leurs bornes respectives, soit dans la manipulation des commutateurs, toutes les indications nécessaires, pour faire, sans hésitation, sûrement et très facilement, les changements désirés, ont été inscrites sur la plaque d'ébonite qui porte les commutateurs, ainsi que le représente, clairement, la figure 48.

A. — *Circuit du courant de pile direct*. — Supposons

que l'expérimentateur veuille faire, par exemple, *10 excitations par minute, avec le pôle positif de ce courant.*

Les deux bornes (1, 2) de la source d'électricité **A** étant reliées aux deux bornes 7, 8, il placera les commutateurs

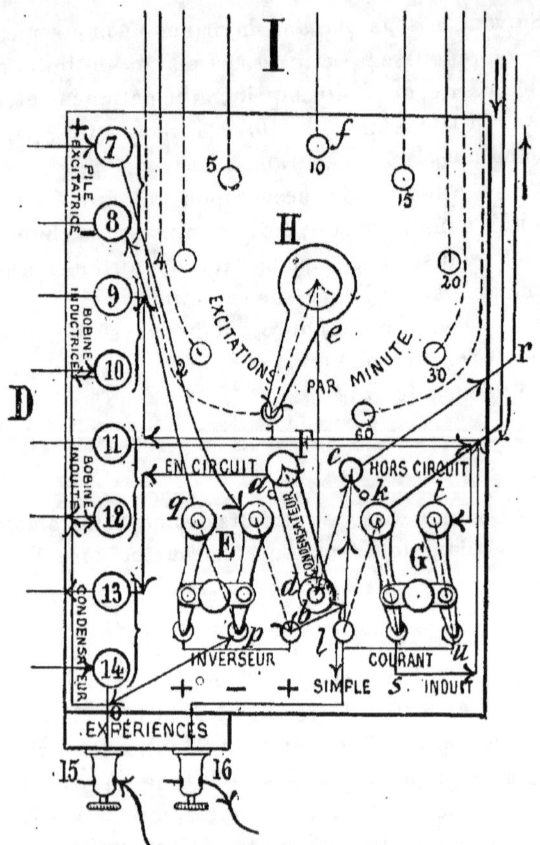

Fig. 48. — Tableau indicateur des commutations
et des courants électriques (a).

(a) *Compt. rend. Soc. Biol.* 1898 (Séance du 24 décembre).

E, G, F et **H**, dans les positions représentées dans la figure 47.

Le courant, parti de la borne positive de la pile **A**, arrivera à la borne 7 et prendra la direction des flèches *b*, *c*, *d*, *e*, *f* et *g*.

Arrivé là, il traversera le cylindre **K**, chaque fois que le petit ressort plat **G** de la série **J** sera soulevé par l'un des contacts de la 5ᵉ couronne, c'est-à-dire, 10 fois, en une minute.

Chaque fois, aussi, il sortira, par l'axe du cylindre, en *h*, prendra la direction de la flèche, pour arriver en *i*, c'est-à-dire, à l'extrémité gauche de la croix du pendule.

Quand le point *i* touchera *j* du ressort plat, il continuera sa marche, suivant la direction des flèches, jusqu'en *k*. Se dirigeant, par *l*, vers la borne 16, il traversera l'appareil de mesure **M** où l'on pourra évaluer son énergie.

De là, il s'élancera, par la borne 17, sur l'animal représenté, dans la figure demi-schématique, par l'appareil **N**. Il le traversera pour se diriger sur la borne 15, puis, par *o*, *p*, *q*, sur la borne 8 et de là, enfin, au pôle négatif 2 de sa source **A**.

B. — *Circuit du courant induit.* — Supposons maintenant que, comme avec le courant direct, l'expérimentateur veuille faire, avec le courant induit, 10 excitations par minute.

Toutes les autres dispositions précédentes ne seront aucunement modifiées. On déplacera le commutateur **G**, de gauche à droite, en le mettant dans la position représentée dans la figure 48. On pourra enlever l'appareil de mesure **M**. On placera, enfin, la bobine **O** du courant induit, à une certaine distance de la bobine inductrice **P**, distance qui sera déterminée, avec précision, au moyen de la règle **Q**. Ceci fait, suivons la voie que parcourra le courant.

Comme dans le cas précédent, le courant devenu *inducteur* prendra, tout d'abord, la direction *b, c, d, e, f, g, h, i, j, k*: Arrivé en *k*, au lieu de se diriger sur *l*, etc., le commutateur **G** ayant été déplacé, il prendra la direction nouvelle *k, s*, pour passer par les bornes 9 de la série **D**, 3 du chariot de du Bois-Raymond, traverser le fil de la bobine **P**, en sortir par la borne 4, pour se rendre à la borne 10. De là, il prendra la direction de la flèche placée au pied de cette dernière borne et, passant par *o, p, q*, la borne 8, il aboutira à la borne 2 de la pile **A**.

Voyons, maintenant, quel sera le circuit du *courant induit*. Parti de la borne 3" de la bobine induite **O**, il se rendra à la borne 11; prendra la direction des flèches, pour passer par *t, u, l*, la borne 16; traverser, directement, l'animal **N**, se rendre à la borne 15, puis en *o*, s'arrêter en *v*, devant la borne 12, pour traverser cette borne et aboutir, enfin, à la borne 4" de la bobine **O**.

C. — *Emploi du condensateur*. — Tout d'abord, il faut introduire cet appareil dans le circuit de la source d'électricité **A**, en déplaçant, de droite à gauche, le commutateur **F** et l'arrêtant sur le contact *a*, comme l'indique sa position dans la figure 48.

Il faut, aussi, déplacer le commutateur **G** et lui faire prendre la position représentée dans la figure 47.

Comme dans l'emploi des courants induits, l'appareil de mesure **M** peut être supprimé. La décharge du condensateur sera, alors, directement reçue, par l'animal, de la borne 16.

Toutes les autres dispositions précédemment décrites peuvent être conservées.

1° *Charge du condensateur*. — Parti de la borne 1 de la pile **A**, le courant passe par la borne 7, se dirige sur *b. c. r.*, suit la direction des flèches, jusqu'en *m* qui est un petit ressort plat.

Quand l'extrémité droite de la croix du pendule vient frapper le point *m*, le courant passe de *m* en *n*, puis, court *dans le sens opposé* à celui indiqué par les flèches, en passant, successivement en *h*, puis en *g*, chaque fois que le ressort appuie sur un contact de la couronne 10 et, de là, en *f*, *e*, *d*, *a*, pour traverser la borne 13, le condensateur **C**, par la borne 5, en sortir par la borne 6, pour se rendre à la borne 14, puis, en passant par *o*, *p*, *q*, à la borne 8 et aboutir, enfin, à la pile **A**, par la borne 2.

2° *Décharge du condensateur*. — Parti de la borne 5 du condensateur **C**, le courant repasse par la borne 13, suit le *sens opposé aux flèches*, jusqu'en *d*, en passant par *a*, puis, se dirige sur *e*, *f*, *g*, et, chaque fois que le ressort plat est soulevé par l'un des contacts de la couronne 10, sur *h*, *n*, *i*, d'où il passe en *j*, chaque fois que les points *i* et *j* sont en contact, pour s'élancer, dans le sens des flèches, sur *k*, *l*, la borne 16 et l'animal **N** qu'il traverse, pour se diriger sur la borne 15, puis, passer par *o*, entrer, directement, dans la borne 14 et, de là, aboutir, enfin, au condensateur **C**, par sa borne 6.

Je rappelle que, en employant la vis de précision **L**, la durée de la charge, comme celle de la décharge, peut varier depuis 1/10° de seconde jusqu'à 1 seconde, en augmentant successivement de 1/10° de seconde.

CHAPITRE V

INCONVÉNIENTS ET AVANTAGES
DU GRAND ENREGISTREUR POLYGRAPHIQUE
A MOUVEMENT RÉVERSIBLE
POUR INSCRIPTIONS DE LONGUES DURÉES

Tout appareil, quel que soit son degré de perfection, présente, toujours, à côté des avantages qu'il peut avoir, des inconvénients plus ou moins nombreux et sérieux. L'auteur doit s'attacher à faire ressortir, consciencieusement, les uns comme les autres. Si l'on ne peut exiger de lui qu'il n'en oublie aucun, on peut, au moins, lui demander de signaler les principaux d'entre eux.

En agissant spontanément, ainsi, il montrera, non seulement qu'il ne se fait pas de trop grosses illusions sur la valeur de son œuvre, mais, aussi, qu'elle peut recevoir des améliorations qui tenteront, peut-être, les efforts de certains de ses lecteurs.

De cette façon, il a des chances de servir, d'un seul coup, deux fois, le progrès de la technique.

§ 1. — Inconvénients du Grand Enregistreur polygraphique.

Le principal inconvénient que l'on trouvera, tout d'abord, dans la construction de cet enregistreur, sera, sans doute, sa complication.

Mais, si je m'empresse de reconnaître qu'elle est grande, effrayante peut-être, à première vue, je tiens à faire observer, en même temps, que cette complication est plus grande, en apparence, qu'en réalité.

C'est là, une conviction que l'on acquiert sûrement, quand on a bien voulu se donner la peine d'étudier et de comprendre, suffisamment, son organisation et son fonctionnement. Cette complication paraîtra même, alors, avoir atteint un assez grand degré de simplicité, si l'on considère la grande variété des fonctions que peut accomplir, régulièrement, cette construction.

Après avoir fait cette constatation, on ne pourra que regretter, avec moi, qu'il ne soit pas possible de réunir, dans un même système, quel qu'il soit, la multiplicité des fonctions avec la simplicité idéale que notre esprit aime à rencontrer partout.

Quels que soient, en effet, les efforts et l'ingéniosité des inventeurs et des constructeurs, un système sera toujours, fatalement, d'autant plus compliqué que le nombre de ses fonctions sera plus grand. Chaque fonction exige, en effet, au moins un organe et, souvent, un groupe d'organes.

On pourrait faire remarquer, il est vrai, qu'il serait facile de retirer, au grand enregistreur ci-dessus décrit, une notable quantité de ses fonctions et, conséquemment, de ses organes, sans nuire, aucunement, à sa destination fondamentale. C'est, aussi, mon avis.

Ainsi, je ne verrais aucun inconvénient bien sérieux à ce que l'on séparât, de l'enregistreur proprement dit, l'horloge de précision, ainsi que le tableau des commutateurs et les fils qui les relient, c'est-à-dire, tous les organes et appareils représentés par les figures 47 et 48, pages 204 et 207. L'appareil, ainsi simplifié, ne fonctionnerait pas moins bien.

Cette simplification ne comporterait que quelques désagréments, tels que la présence inévitable de fils de cuivre autour de l'enregistreur, fils toujours gênants pour les opérateurs, reliant l'horloge au chronographe; tels que, aussi, la nécessité de relier cette horloge au tableau des commutateurs, par les nombreux fils qui en sortent, nécessité désagréable et délicate où se trouverait l'expérimentateur, chaque fois qu'il voudrait entreprendre des recherches d'électro-physiologie.

Les quelques difficultés que comporte cette nécessité seraient, assurément, très facilement surmontées, par les expérimentateurs habitués aux manipulations des appareils électriques. Mais, les débutants ou les expérimentateurs insuffisamment familiarisés avec des appareils aussi délicats seraient, certainement, exposés à être trompés et découragés par ces difficultés.

Un autre inconvénient est représenté par l'élévation du prix de l'appareil. Celui-là est d'autant plus regrettable que les laboratoires où on peut avoir à s'en servir sont insuffisamment dotés et, trop souvent même, dans une *grande pénurie qui paralyse et décourage les plus robustes volontés.*

Cet inconvénient n'est point spécial à cet enregistreur. On le retrouve dans tous les autres appareils de précision dont le débit est relativement très restreint. Cependant, si l'on compare, au prix et aux nombreux avantages de cet enregistreur, le prix et les avantages des appareils similaires, on ne pourra pas ne pas reconnaître que cet appareil est, encore, en définitive, moins coûteux qu'eux.

§ 2. — **Avantages du Grand Enregistreur polygraphique.**

Ces avantages sont très nombreux. Un certain nombre d'entre eux sont, ou tout à fait, ou plus ou moins nouveaux. Pour s'en convaincre, il suffira de jeter un coup d'œil sur leur liste, présentée ci-dessous :

1° Réserve de la bande de papier très grande, presque illimitée ;

2° Déroulement de cette bande, très varié, pouvant être représenté par toutes les vitesses comprises entre $0^m,10$ cent. et 1^m, par minute ;

3° Possibilité d'avoir des vitesses encore plus grandes ou beaucoup plus petites ;

4° Très grande facilité pour régler, à peu près instantanément, la vitesse adoptée ou pour passer de l'une à l'autre ;

5° Grande constance dans la vitesse adoptée, quelle qu'elle soit ;

6° Remontage rapide et facile du poids moteur; pendant le fonctionnement, sans jamais altérer la régularité de la vitesse de déroulement de la bande de papier ;

7° Remontage à la main, ou automatiquement, au moyen d'un petit moteur électrique ;

8° Facilité de faire fonctionner, simultanément, un nombre relativement grand d'inscripteurs semblables ou différents, à encre, et extrêmement sensibles ;

9° Possibilité d'enregistrer, simultanément, en outre de l'abscisse et du temps, par demi-seconde, un nombre de fonctions relativement grand ;

10° Possibilité de représenter chacun des phénomènes

enregistrés par une courbe ayant une couleur différente et de faciliter, ainsi, beaucoup, leur comparaison ;

11° Grande facilité de dérouler et d'enrouler, simultanément, plus ou moins lentement, dans l'un ou l'autre sens, la bande de papier, quelle que soit sa longueur, de revoir, ainsi, aussi souvent qu'on le désire, et d'étudier, toujours commodément, un point, une phase ou la totalité de l'évolution d'une seule, de plusieurs ou de toutes les courbes enregistrées ;

12° Possibilité d'embrasser, dans un même regard, toutes les courbes, dans leur évolution entière, et de mieux saisir les relations, accidentelles ou constantes, qu'elles peuvent affecter entre elles ;

13° Indication précise de l'écoulement du temps par demi-seconde, seconde, minute, cinq minutes, 1/4 d'heure, 1/2 heure et heures ;

14° Possibilité de faire, sur l'animal, des applications mesurées, en durée et en intensité, très variées, de l'électricité avec :

a, — le courant de pile direct ;

b, — le courant induit ;

c, — l'extra-courant ;

d, — les décharges d'un condensateur ;

e, — le pôle positif ou le pôle négatif ;

f, — 1 à 60 excitations, par minute, excitations toujours également espacées et de durée égale, pouvant varier, par 1/10°, depuis 1 seconde, jusqu'à 1/10° de seconde ;

15° Manœuvre très facile, très douce et toujours très précise, permettant d'expérimenter, avec un ou plusieurs des facteurs énumérés sous le n° 14, en déplaçant l'un ou l'autre des commutateurs correspondants, suivant les indications clairement exposées sur le tableau qui les porte, sans avoir à se préoccuper de la marche du courant;

16° Très grande facilité, pour appliquer, sur la bande de papier, ou en éloigner, toujours avec une grande douceur, un seul ou simultanément, un nombre plus ou moins grand de styles inscripteurs à encre;

17° Très grande commodité pour nettoyer les manomètres à mercure, dans le cours d'une expérience, sans les sortir de leur position, ni les démonter;

18° Mise en marche ou arrêt instantanés, par la simple manœuvre d'une manette, des organes ayant pour fonction de dérouler la bande de papier, d'enregistrer l'abscisse et l'écoulement du temps.

19° J'ajoute que, bien que l'appareil n'ait pas été construit en vue d'atteindre ce but, bien qu'il soit destiné à faire, tout particulièrement, des enregistrements avec des *styles à encre*, cependant, on peut, aussi, faire des enregistrements, sur *papier fumé*, avec des *styles secs*.

Pour obtenir ce genre d'enregistrement, on ne se sert que du cylindre (7, fig. 41; **G**, fig. 44 et 45).

On enlève ce cylindre de la place qu'il occupe sur l'appareil; on le place horizontalement sur un axe soutenu par deux supports; on colle dessus, à la façon ordinaire, une feuille de papier glacé que l'on enfume; on replace le cylindre sur l'appareil; on applique les *styles secs* dessus et l'on met l'appareil en mouvement.

Pour fixer les courbes, on enlève, de nouveau, le cylindre et l'on passe le papier au vernis, en replaçant ce cylindre dans la position horizontale déjà indiquée pour faire le fumage.

Avec ce nouvel appareil, on peut donc, si l'on veut, faire des enregistrements sur papier fumé ou non fumé, au moyen de styles secs ou de styles à encre.

Tels sont les principaux avantages rassemblés dans ce nouvel enregistreur.

A ma connaissance, il n'existe, encore, aucun appareil similaire, présentant, soit, seulement, les avantages de l'enregistreur proprement dit, soit les avantages réunis de cet enregistreur et de ses annexes représentés par l'horloge de précision et le tableau des commutateurs.

Si cet appareil est encore bien loin du degré de perfection que l'on peut désirer et que je rêve, j'aime à espérer que l'on y trouvera, cependant, la preuve que j'ai fait des efforts sincères pour réaliser un progrès.

SECTION II

GRAND ENREGISTREUR POLYGRAPHIQUE SIMPLIFIÉ
A MOUVEMENT RÉVERSIBLE

POUR

INSCRIPTIONS DE COURTES ET DE MOYENNES DURÉES,
AVEC STYLES SECS OU STYLES A ENCRE,
SUR PAPIER FUMÉ OU NON FUMÉ

Beaucoup de lecteurs ne manqueront pas, certainement, de trouver que le *Grand Enregistreur polygraphique pour Inscriptions de longues durées* décrit plus haut est trop compliqué. Je suis le premier à reconnaître que sa construction est compliquée et qu'elle gagnerait à être simplifiée.

Parmi les simplifications que je vois, il en est une qui me paraît être plus intéressante que les autres. Il ne sera, sans doute, pas inutile de la faire connaître.

CHAPITRE 1

DESCRIPTION SOMMAIRE DE LA CONSTRUCTION
DU GRAND ENREGISTREUR POLYGRAPHIQUE SIMPLIFIÉ

La construction simplifiée de ce nouvel appareil, construction représentée sommairement, par les deux figures (49 et 50) ci-dessous, est ainsi composée.

§ 1. — Organes de soutien de l'appareil.

Une première table carrée de 1ᵐ15 de côté (49) fixée sur 4 pieds carrés (63, 63') légèrement obliques, solidement reliés par une deuxième table (64) percée d'un large trou (67).

Une troisième table de 85 cent. de diamètre (25) portée sur 3 colonnes en métal (35, 35').

Le tout en bois dur et très massif, présente une grande solidité.

§ 2. — Organes d'enregistrement proprement dits

Cylindre creux (3) de 50 cent. de haut, 65 cent. de diamètre et 2ᵐ04 de circonférence, en tôle d'aluminium mince, consolidé par des croisillons de même métal, ouvert en bas et fermé en haut, dont l'axe est terminé, en haut, par une poignée (1), au-dessous de laquelle se trouve une gorge profonde (2), en bas, par une cavité conique de 25 cent. de long (3, fig. 50) qui coiffe, étroitement, l'axe cone (3) formant le sommet des organes d'entraînement.

Une poulie (5, fig. 50) est fixée sur l'axe du cylindre, près de son extrémité, qui présente deux encoches destinées à recevoir deux ergots fixés sur l'*axe-cone* (3, fig. 50).

Le cylindre est, ainsi, solidement fixé sur les organes d'entraînement.

Sur ce cylindre est assujettie une feuille de papier très lisse, fumé, ou non fumé et quadrillé.

§ 3. — Organes d'inscriptions.

Ils sont représentés par une série de *Tambours à Encriers Inscripteurs équilibrés* (9, fig. 49), déjà décrits (page 187) mis en relations avec l'organe en fonction, par l'intermédiaire du tube (10, 10' 10" fig. 49), et portés par un support à crémaillère (11) sur lequel on les fait mouvoir, verticalement, au moyen d'un pignon à tête molletée, support qui peut être mis en rotation, sur son axe vertical, au moyen de la vis tangente (30).

Sur le même support à crémaillère (11) se trouve l'inscripteur (15) du chronographe. Le courant électrique qui vient de la pile (76) parcourt la bobine de l'inscripteur chronographique et est régulièrement interrompu par les oscillations d'un pendule non représenté dans la figure.

A côté du précédent, se trouve l'inscripteur (16) de la ligne des abscisses qui suit le disque (38") dans ses mouvements d'élévation ou d'abaissement, ainsi qu'il a été expliqué page 167.

Enfin, deux manomètres semblables, à mercure (20), fixés sur des planchettes (28) montées sur les colonnes support à crémaillère (11), portent, dans l'une de leurs branches, un flotteur inscripteur (13 et 17) et, dessus, un encrier inscripteur spécial pour la ligne des abscisses (14 et 18), sur l'autre branche, une petite seringue (19, 19') facilement démontable et destinée à nettoyer rapidement le manomètre, quand c'est nécessaire, sans le toucher.

Deux tubes (22, 29) servent à mettre la fonction à enregistrer en relation avec la colonne mercurielle du manomètre.

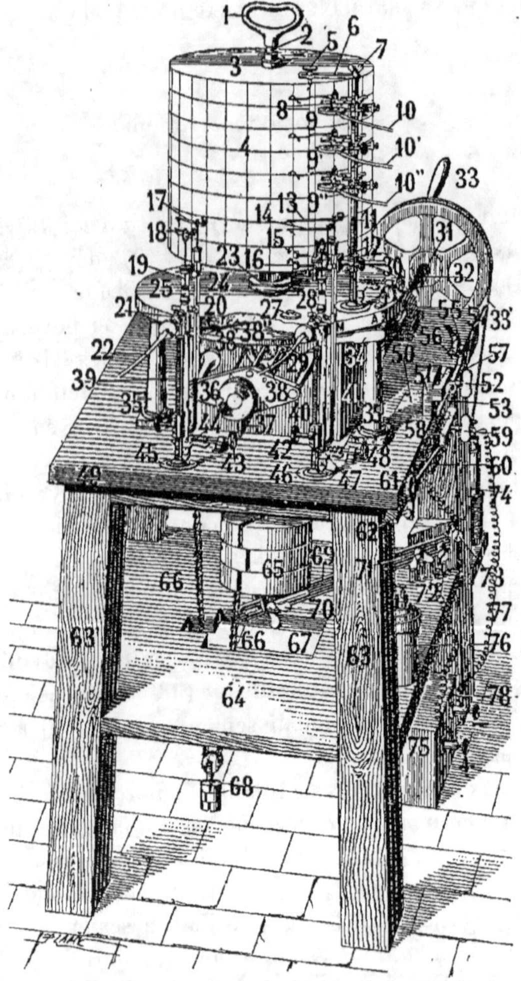

Fig. 49. — Grand enregistreur polygraphique simplifié,
à mouvement réversible, pour inscriptions de courtes et de moyennes durées,
avec styles secs ou styles à encre, sur papier fumé ou non fumé (a).

(a) Cette figure représente, à peu près, un des premiers modèles que
j'ai imaginés et que j'ai mis de côté, en 1887, pour faire mieux.
Voir : *Compte Rendu Soc. Biol.* 1899 (Séance du 11 février).

Il va, sans dire, que, si cela était nécessaire, on pourrait ajouter, encore, d'autres inscripteurs, soit sur la colonne support (12), soit sur d'autres colonnes que l'on pourrait placer autour du cylindre enregistreur (3).

Les styles inscripteurs, comme ceux des manomètres, sont maintenus, légèrement appliqués sur le papier du cylindre, par le fil très lisse d'un *fil à plomb* déplaçable, suspendu au crochet (5) qui peut être déplacé et fixé sur l'un des points de la règle rainée (6) mobile autour de la tête de la colonne-support (11) et que l'on fixe, en serrant l'écrou à oreille (7).

§ 4. — Organes d'entraînement du cylindre enregistreur.

Ils sont représentés, comme dans l'appareil déjà décrit pages 153 et 157 par la chute d'un poids mouflé (65) qui met en mouvement un système de roues dentées logées dans la boîte (41); sur l'une des roues est fixé un axe carré sur lequel peut se mouvoir, dans un plan vertical, un galet (38).

Sur une came, mobile autour d'un axe (27), came dont la rotation met en action, soit un levier qui élève le disque (38"), soit un système de leviers qui arrête, instantanément, la chute du poids (65), est fixée une manette (34) (voir la description détaillée pages 165 et suivantes).

La position de cette manette sur **A** arrête instantanément le mouvement de l'appareil. La position sur **M**, au contraire, permet au disque (38") de s'abaisser, de peser sur le galet 38' qui le met en rotation.

Du centre de ce disque (38") s'élève un axe de métal qui traverse la table (20) sous laquelle il tient ce disque comme suspendu. Cet axe porte une poulie fixe (23), et se termine par un long cône (3, fig. 50) qui épouse, exactement, l'axe conique (3) du cylindre.

§ 5. — Remontage du poids moteur de l'appareil.

Il se fait par la rotation de la roue (31), et cette rotation peut être obtenue, à volonté, soit avec la main, en actionnant la manivelle (33), soit automatiquement, au moyen d'une corde qui établit une relation avec un petit moteur électrique (74) qui est actionné, lui-même, par une source d'électricité (75).

§ 6. — Réglage de la vitesse de rotation du cylindre enregistreur.

On obtient ce réglage avec la plus grande facilité, rapidité et précision, en faisant tourner, à droite ou à gauche, la large tête molletée d'une vis qui fait mouvoir la cupule (38) du galet (38'), soit en avant, soit en arrière, suivant le sens de la rotation. Le mouvement de la cupule fait glisser le galet sur l'axe carré qui le traverse.

On comprend, sans peine, que la vitesse du disque et, conséquemment, celle du cylindre variera suivant la position du galet sur son rayon.

§ 7. — Renversement du sens du mouvement du cylindre enregistreur.

Il est à peine besoin de faire remarquer que ce renversement peut être obtenu très rapidement en faisant, tout simplement, glisser le galet (38') sur l'un des points du rayon *postérieur* du disque.

§ 8. — Régularisation du mouvement du cylindre.

Cette régularisation se détermine, automatiquement, par l'augmentation ou la diminution de la longueur d'envergure des ailettes d'un régulateur, non figuré, mais placé sur un point de la moitié postérieure de la table ronde (25). Ce régulateur peut déployer, librement, ses ailettes dans la cavité du cylindre enregistreur.

CHAPITRE II

DESCRIPTION SOMMAIRE DE L'EMPLOI

DU

GRAND ENREGISTREUR POLYGRAPHIQUE SIMPLIFIÉ

---

§ 1. — Enregistrement sur papier fumé.

A. — *Préparatifs pour le Fumage de la bande de papier*. — Tout d'abord, il faut placer le cylindre enregistreur (3) dans la position horizontale représentée par la figure 50.

Pour cela, on commence par relever le support en métal (53, fig. 49) resté couché, jusque-là, sur le bord de la table. Ce support est mobile autour de son extrémité inférieure assujettie sur le bord de la table carrée et terminé, à son extrémité supérieure, par un coussinet annulaire articulé. On le place verticalement dans la mortaise (51) d'une pièce en métal (50) solidement vissée sur la table carrée. Puis, on visse la vis à oreille (52) qui traverse, successivement, le support (53) et la branche gauche de la mortaise (51). Le support est, alors, très solidement fixé.

Ceci fait, on tire un solide cadre en bois dur logé sous la table, comme un tiroir, et on le place dans la position représentée par la figure 50. On relève le support (60

fig. 49), semblable au précédent, assujetti sur le côté (35)
du cadre, et on le fixe dans la position verticale, exactement comme il a été dit plus haut, au moyen des organes
(26 et 27, fig. 50).

On place, ensuite, l'augette à fumer (33, fig. 50) contenant la matière combustible que l'on étale dans toute sa
longueur. Cette augette repose sur les deux traverses (35
et 35' fig. 50), au moyen de deux paires de crochets en
forme d'équerre (34).

D'autre part, on écarte tous les styles inscripteurs du
cylindre enregistreur au moyen des vis tangentes.

Ces différents préparatifs achevés, on saisit la poignée

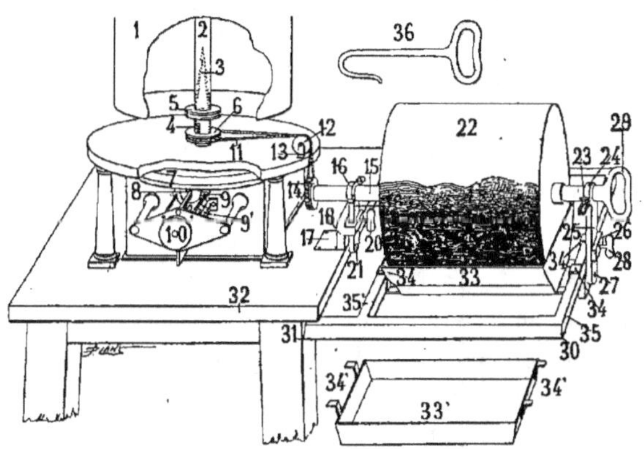

Fig. 50. — Position du cylindre enregistreur, pendant le fumage ou
le vernissage automatiques.

(1, fig. 49) de l'axe du cylindre enregistreur, de la main
droite, et on soulève ce cylindre. Puis, de la main gauche,
on prend l'extrémité inférieure de cet axe, soit directement, soit par l'intermédiaire d'un crochet (36, fig. 50)
que l'on place au-dessous de la poulie (5, fig. 50).

On enlève, ainsi, complètement, le cylindre enregistreur dont on couche l'axe sur les coussinets annulaires des supports, au niveau des gorges taillées dans son épaisseur. Le cylindre étant très léger, l'opération se fait avec aisance.

On rabat, sur l'axe, la moitié supérieure articulée (16, 24, fig. 50) de ces coussinets que l'on fixe sur la moitié inférieure au moyen des vis en battant de cloche porteuses d'écrous mobiles (23, 23, fig. 50).

Le cylindre est, ainsi, très solidement assujetti sur ses supports.

On allume, alors, la matière combustible de l'augette (33, fig. 50).

1° *Fumage à la main.* — Si l'on veut faire tourner le cylindre à la main, pour fumer le papier, il suffit, tout simplement, de faire décrire un mouvement de rotation, lent et uniforme, à la poignée (29, fig. 50) que l'on actionne de la main droite. Mais, cette opération peut paraître longue et ennuyeuse, car il y a plus de deux mètres de papier à fumer.

2° *Fumage automatique.* — Pour éviter et la perte de temps et l'ennui inhérent à cette opération, on peut se servir, très facilement, du mouvement engendré par la chute du poids (65, fig. 49).

Pour cela, on place sur les poulies (6, 12 et 14, fig. 50) une corde en boyau; on règle la vitesse nécessaire, par le placement du galet (8, fig. 50) sur la division convenable de la règle divisée (9', fig. 50), et l'on met l'appareil en marche.

Le fumage se fait tout seul et fort régulièrement.

Pour l'achever, on peut faire tourner le cylindre dans le sens opposé, en faisant passer le galet sur le rayon postérieur du disque (7, fig. 50).

B. — *Inscriptions sur le cylindre enregistreur.* — On répète la manœuvre ci-dessus décrite, mais en procédant à rebours. Grâce à la forme de l'*axe-cône*, le cylindre est facilement replacé dans la position indiquée par la fig. 49.

C. — *Vernissage de la bande de papier.* — Après avoir remplacé l'augette à fumer (33), par l'augette à vernir (33') remplie de vernis, on place le cylindre dans la position horizontale, en procédant comme il a été expliqué plus haut. Puis, on le fait tourner dans le vernis.

§ 2. — Enregistrement sur papier non fumé.

On fixe, sur le cylindre, une feuille de papier quadrillé; on remplace les styles secs par des styles à encre que l'on approche de la bande de papier, en faisant jouer les vis tangentes des colonnes-supports et l'on met l'appareil en mouvement.

CHAPITRE III

COMPARAISON SOMMAIRE ENTRE LES DEUX MODÈLES D'ENREGISTREURS

Comme on voit, si l'on compare cette construction avec celle de l'appareil figuré et décrit dans la Section 1 (pages 150 à 217), la moitié, au moins, des organes de cette dernière, a été supprimée. La construction est donc considérablement simplifiée.

Ce nouveau modèle d'enregistreur, loin d'être nouveau, pour moi, est, au contraire, un des premiers modèles que j'ai imaginés et même réalisés, en partie, puis abandonnés, en 1888, pour adopter le modèle figuré dans la section I.

Si j'ai abandonné cette première construction, c'est parce que, comme tous les appareils similaires, elle ne permet d'obtenir, dans presque tous les cas, et, surtout, lorsque les phénomènes à enregistrer sont de longues durées, que des *lambeaux de phénomènes*, malgré la longueur relative de la bande de papier.

Avec l'autre appareil, la longueur de la bande pouvant être, pour ainsi dire, indéfinie, on peut, au contraire, enregistrer les phénomènes de très longue durée et, le plus souvent, dans leur totalité. C'est là un avantage précieux.

Cependant, je reconnais que la construction, par moi abandonnée, peut, aussi, rendre de grands services et même suffire dans certains cas assez nombreux. Elle n'est donc point à dédaigner et c'est pour cela que je la publie.

Selon moi, la meilleure construction serait celle qui réunirait les avantages des deux enregistreurs que j'ai figurés et décrits dans ce volume. Elle répondrait, à peu près, à tous les besoins de l'enregistrement, excepté, cela va sans dire, aux besoins de l'*enregistrement photographique* qui joue, déjà, un si grand rôle et qui ne peut que se développer dans l'avenir.

La construction indiquée ci-dessus serait d'autant plus facile à obtenir qu'elle se trouve, déjà, en grande partie réalisée dans l'appareil figuré dans la Section I. Dans cette construction, on pourrait supprimer, avec avantage, le cylindre **E.**

Avec l'appareil ainsi obtenu, on pourrait enregistrer, à volonté, les phénomènes de courtes, de moyennes et de longues durées, soit avec des styles secs, soit avec des styles à encres de couleurs variées, sur papier fumé ou non fumé.

SECTION III

CHAPITRE I

DIFFÉRENTS GENRES D'ÉTUDE DES COURBES FIGURATIVES DES PHÉNOMÈNES ENREGISTRÉS

Après avoir enregistré, pendant une partie ou la totalité de leur évolution, un ou plusieurs phénomènes de longue ou de courte durée, il faut les étudier à l'aise, dans le recueillement et commodément.

Je ne ferai, ici, que quelques *considérations théoriques très générales*, me proposant de reprendre, dans un travail plus étendu, cette *question capitale*.

Ces considérations seront même tellement générales qu'elles ne dépasseront guère la valeur de la simple *indication*.

§ 1. — Étude analytique des courbes.

Tout d'abord, cette étude doit être *analytique*, c'est-à-dire, porter spécialement sur toutes les inflexions, sur toutes les particularités, sur tous les points de l'évolution entière de la courbe, depuis son point initial, jusqu'à son point final.

Il faut s'attacher, surtout, à établir les *relations* que les différents points de cette courbe, considérée comme *Variable dépendante*, affectent avec les différents points de la ligne du temps, considéré comme *Variable indépendante*.

Il faut s'efforcer de dégager, autant que possible, les *relations constantes*, qui peuvent exister entre ces deux variables, et, suivant l'admirable *Méthode générale des coordonnées* (*relations entre les axes x et y*) préparée par les travaux algébriques de *Viète*, inventée par le puissant génie de *Descartes*, et, simultanément, confirmée par les travaux géométriques si originaux de *Fermat*, extraire, enfin, et formuler la *Loi numérique* qui les régit.

Cette *Loi*, cela va sans dire, ne saurait être qu'*approximative*. Mais, même *approximative*, elle serait une conquête précieuse.

§ 2. — Étude comparative des différentes courbes.

Ensuite, cette étude doit être *comparative*, c'est-à-dire qu'il faut comparer, entre eux, tous les points de deux, de plusieurs ou de toutes les courbes, et chercher à poursuivre, pour *toutes les variables*, l'étude indiquée ci-dessus appliquée au cas de deux variables seulement.

§ 3. — Étude synthétique des courbes.

Enfin, pour être complète, cette étude doit être, selon moi, *synthétique*, c'est-à-dire que, chaque variable étant, plus ou moins, l'*expression figurée géométriquement*, en grandeur et en direction, d'une *force*, toutes les forces plus ou moins divergentes ou convergentes, ainsi représentées, étant toutes combinées entre elles, il faut s'efforcer d'en dégager les *Résultantes partielles* et la *Résultante totale*, en s'inspirant des merveilleux procédés de la *Mécanique rationnelle*.

Une telle étude me paraît être la seule qui tende, sérieusement, à répondre aux *exigences théoriques* de la *Science positive*.

On comprend, sans peine, qu'elle ne puisse être faite que dans le recueillement et avec beaucoup de temps; qu'il soit nécessaire de revoir, souvent, plus ou moins lentement ou rapidement, soit un ou plusieurs points de la même courbe, soit toute l'évolution d'une courbe, soit toutes les courbes à la fois, pour les embrasser, dans un même coup d'œil, aussi bien dans leurs phases simultanées, que dans leur évolution respective.

CHAPITRE II

DIFFÉRENTS PROCÉDÉS POUR FAIRE L'EXAMEN
DES COURBES ENREGISTRÉES

Ces différents examens ne peuvent être faits, sur le *Grand Enregistreur polygraphique pour Inscriptions de longues durées*, qu'à la condition de pouvoir dérouler et enrouler, simultanément, de droite à gauche ou de gauche à droite, suivant les besoins de l'étude, plus ou moins rapidement et toujours commodément, quelle que soit sa longueur, la bande entière de papier sur laquelle sont enregistrées les différentes variables.

§ 1. — Procédés d'examen praticables sur l'Enregistreur même.

Deux procédés très simples permettent d'obtenir, dans tous les cas, très facilement, tous les *desiderata* ci-dessus indiqués.

1er Procédé. — Il consiste à faire tourner, *à la main*, suivant le sens que l'on désire imprimer au mouvement de la bande de papier, l'une ou l'autre des petites roues à manivelle 51 et 51' (fig. 41) et la manivelle 67, soit dans la place qu'elle occupe, soit placée sur *l'axe v'* de **L** (fig. 44 et 45), après avoir éloigné les galets (9, fig. 41) qui appliquent la bande de papier sur les dents de la couronne (8). Cette bande passe d'une bobine sur l'autre, en défilant, aussi lentement qu'il le désire, sous les yeux de l'opérateur.

2° Procédé. — Il est absolument *automatique.* Les galets (9) maintenant toujours la bande de papier appliquée sur les couronnes de dents (8), on fait passer le galet moteur (11, fig. 41 ou 47 de **K** et **K'**, fig. 44) du rayon antérieur du disque (10, fig. 41 ou 46, fig. 44) sur son rayon postérieur et le mouvement est renversé.

On met l'appareil en marche, en plaçant la manette (35, fig. 41 ou 34, fig. 44) sur **M'** et la bande de papier se déroule et s'enroule toute seule, pendant que les poids moteurs sont remontés, automatiquement, par les moteurs électriques.

Ces procédés suffisent, dans tous les cas où l'on ne veut examiner qu'une étendue relativement restreinte des courbes, celle comprise entre les deux bobines **D** et **H** (fig. 44 et 45).

Mais, dès qu'il devient nécessaire d'embrasser, d'un seul regard, une plus grande étendue ou l'évolution entière des variables, il devient absolument insuffisant.

On peut, alors, employer le procédé suivant.

§ 2. — Procédé d'examen praticable en dehors de l'Enregistreur.

C'est, surtout, pour suppléer à cette insuffisance que j'ai imaginé l'appareil figuré ci-après (fig. 51).

Bien qu'il soit spécialement destiné à permettre de faire l'examen des courbes sur une grande étendue, pour saisir, dans un seul coup d'œil, toutes les relations qui peu-

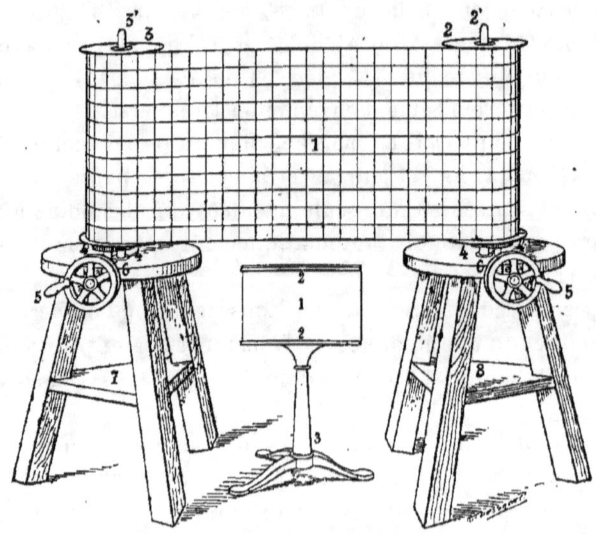

Fig. 51. — Dérouleur-Enrouleur, à mouvement réversible, permettant de faire, sur de grandes étendues, l'étude des courbes enregistrées (a).

vent exister entre toutes les variables, il permet, aussi, de faire, tout aussi commodément, sinon encore plus, les

(a) *Compt. Rend. Soc. Biol.* 1899 (Séance du 28 janvier).

différents examens exécutables avec les deux premiers procédés. Il répond à tous les cas possibles.

I. *Construction du Dérouleur-Enrouleur.* — Cet appareil est ainsi composé : deux trépieds massifs et très solides, en bois, 7 et 8, couronnés, chacun, par un plateau rond.

Du centre de chacun de ces plateaux (6) s'élève une tige ronde et très solide (2', 3'), qui est destinée à tenir dans la verticale, en pénétrant dans leur canal central, les bobines 2 et 3 sur lesquelles est enroulée la bande de papier quadrillé (1).

Un système de roues dentées (4 et 4') tout à fait semblable à celui représenté en **I** et en **L** (66', 27, 66, 67 fig. 44, 45), mais plus grand, permet d'imprimer, à l'une ou à l'autre bobine, un mouvement de rotation de gauche à droite ou de droite à gauche.

Un petit cliquet réversible, placé sur chaque système de roues dentées, permet d'arrêter, dans un sens ou dans l'autre, la rotation de l'une ou de l'autre bobine et, conséquemment, de bien tendre la bande de papier qui, sans cette précaution, serait exposée à flotter entre les deux trépieds.

II. *Mode d'emploi du Dérouleur-Enrouleur.* — Pour se servir de cet appareil, voici la meilleure façon de procéder.

On commence par enrouler, sur une même bobine, toute la bande de papier que l'on détache complètement de la bobine vide.

On place, ensuite, chaque bobine sur un trépied en faisant traverser son tuyau central par la tige de métal.

On place les deux trépieds à la distance convenable et l'on fixe l'extrémité libre de la bande sur la bobine vide comme il a été décrit page 169 (alinéas 8 et 9), et représenté fig. 44 et 45.

Il suffit, alors, de faire tourner la manivelle correspondant à cette dernière bobine, pour dérouler, en l'enroulant, la bande de papier.

Si l'on veut embrasser les courbes sur une plus grande étendue, on éloigne l'un des trépieds de l'autre qui reste immobilisé par son propre poids.

Quand il arrive que les deux trépieds sont très éloignés l'un de l'autre, il devient utile de placer, entre eux, un ou plusieurs *Supports-tuteurs*, pour soutenir et mieux diriger la bande de papier.

Ce genre de support représenté à une échelle très réduite, entre les deux trépieds, est composé d'un trépied (3), à l'extrémité supérieure duquel est fixé un plan vertical, en bois, bien uni (1) qui porte, sur chacun des bords horizontaux de l'une de ses faces, un rebord en forme de rainure profonde.

Les deux bords de la bande de papier sont logés dans les rainures. La bande, elle-même, est bien appliquée sur la surface plane du support-tuteur. On peut dérouler, ainsi, en employant un nombre convenable de tuteurs, une très grande longueur de bande de papier.

TROISIÈME PARTIE

PELLIPLANIMÉTRIE
OU MESURE DE LA SURFACE DE LA PEAU
HUMAINE

CHAPITRE I

CONSIDÉRATIONS GÉNÉRALES

§ 1. — **Considérations terminologiques et étymologiques.**

Pour désigner *la mesure de la surface de la peau*, nouvelle branche de l'anatomie et de la physiologie qui me paraît être appelée à prendre une grande extension, je propose l'expression *Pelliplanimétrie*, mot nouveau construit avec trois mots latins : *pellis*, peau ; *planus*, surface plane ; *metrum*, mesure (*mesure de la surface de la peau*).

Les mots *summum* ou *superficies* qui s'appliquent à toute surface accidentée, à la partie extérieure d'un corps quelconque, peuvent paraître, pour exprimer l'idée de surface cutanée, toujours plus ou moins ondulée, plus propre que le mot *planus* qui s'applique, spécialement, à une surface plane, à un plan.

Cependant, en allant au fond des choses, on voit que, dans la construction où il se trouve engagé, le mot *planus* exprime l'idée avec autant de justesse que les deux autres, parce que le *Pelliplanimètre* transforme, en la mesurant, la surface ondulée de la peau, en surface plane.

J'ai choisi le mot *Pelliplanimétrie*, parce qu'il m'a semblé exprimer mieux que les autres l'ordre de connaissances qu'il résume et être plus facile à prononcer.

§ 2. — Considérations générales
sur l'utilité de la mesure de la surface de la peau
pour la pratique médicale.

Le *Système vivant*, comme tout système, comprend deux grandes catégories de propriétés : les *Propriétés Statiques* ou *Anatomiques* et les *Propriétés Dynamiques* ou *Physiologiques, Fonctionnelles*.

Dans tout *Système mécanique inanimé*, les *Propriétés Dynamiques* sont, naturellement, subordonnées aux *Propriétés Statiques*. De même, dans tout *Système Vivant* les propriétés physiologiques ou dynamiques sont subordonnées aux propriétés anatomiques ou statiques. Aussi, pour bien comprendre les premières, faut-il, nécessairement, bien connaître ces dernières.

Cependant, en *Biologie*, il faut bien se garder d'être absolu, car, si la fonction y est subordonnée à l'organe, l'organe y est, aussi, subordonné à la fonction, dans une certaine mesure.

Parmi les *Propriétés Statiques* de la peau, la *valeur de
sa surface* est, assurément, une des plus importantes.
Elle joue, cela est évident, un rôle capital dans ses différentes fonctions, telles que *sécrétions; sensibilité générale,
émission continue de chaleur et refroidissement du corps,
action réflexe sur les processus nutritifs et régulation
thermique, perspiration, etc.*, fonctions qui sont, toutes,
fort importantes.

Aussi, la surface cutanée est-elle, comme l'a si bien fait
ressortir, dans ces dernières années, M. le prof. *Ch.
Bouchard* (a), un sujet d'études du plus haut intérêt, aussi
bien pour le médecin praticien, que pour le physiologiste.

Pendant fort longtemps l'on n'a possédé que des connaissances fort vagues sur cette valeur.

Jusqu'à ce jour, quelques savants, seulement, se sont
efforcés de trouver un procédé qui permît de déterminer
la valeur de cette surface. Chacun d'eux a imaginé un
procédé, plus ou moins original.

Le nombre et la variété des essais, de même que la
grandeur des efforts faits par ces différents savants, dont
la plupart sont des plus considérables, attestent l'importance du but visé.

(a) 1° Considérations sur l'état statique du corps, in *Semaine médicale*
du 17 mars 1897, p. 89-91 ; 2° Détermination de la surface, de la corpulence et de la composition chimique du corps de l'homme, in *Comptes-
rendus de l'Académie des Sciences*, t. 124, p. 844. 28 avril 1897.

SECTION I

DIFFÉRENTS PROCÉDÉS IMAGINÉS, JUSQU'A CE JOUR, POUR MESURER LA SURFACE DE LA PEAU

CHAPITRE I

APERÇU HISTORIQUE ET DESCRIPTION DES DIFFÉRENTS PROCÉDÉS DE MENSURATION DE LA PEAU HUMAINE

---

§ 1. — Premiers essais de mensuration de la surface de la peau humaine.

1° *Valentin* paraît être le premier qui, vers l'année 1851, ait cherché à déterminer l'étendue de la surface cutanée, avec quelque précision (a). Mais, ses recherches n'ont porté que sur un bébé mort au 3ᵉ jour.

2° *Funke* fait des recherches plus étendues (b). Son procédé consiste à coller, sur la moitié d'un cadavre humain,

---

(a) Lehrbuch der Physiologie des Menschen (2ᵉ édition, supplément, 1851, paragraphe n° 191).

(b) Untersuchungen zur Naturlehre des Menschen und der Thiere von Jac. Moleschott, 1858 (vol. IV, p. 36).

des morceaux de papier mesurés et à additionner les valeurs de leurs surfaces.

3° *Krause* arrive à peu près aux mêmes résultats que *Funke* par un procédé analogue au sien (*a*).

4° *Fubini* et *Ronchi* aidés par *Abbati* (*b*) cherchent à résoudre le problème par un procédé différent. Ils commencent par diviser toute la surface cutanée en un certain nombre de régions qu'ils limitent au moyen de lignes colorées tracées sur la peau. Ils *dissèquent* le lambeau cutané avec soin, l'étalent sur une table, en mesurent les dimensions avec des cordons de soie et un mètre, puis calculent la surface au moyen des procédés ordinaires de la géométrie.

Pour mesurer la surface de la peau du crâne ils se sont, aussi, servi du *Crâniomètre*.

Les différents auteurs cités plus haut n'étaient parvenus à obtenir que des surfaces approximatives, plus ou moins entachées d'erreurs et éloignées de la vérité. De plus, leurs résultats n'étaient basés que sur un petit nombre de faits.

Il manquait encore, en 1879, une détermination exacte de la surface de la peau humaine. Cependant, le besoin de posséder cette connaissance se faisait de plus en plus vivement sentir, avec les progrès des études physiologiques sur les fonctions de l'appareil cutané.

(*a*) Wagner's Handwörterbuch der Physiologie (chap. peau).
(*b*) Untersuchungen zur Naturlehre des Menschen und der Thiere von Jac. Moleschott (vol. XII, ch. 1).

§ 2. — Recherches de Carl. Meeh
pour faire, directement, la mensuration de la surface
de la peau humaine.

Carl. Meeh (a) entreprit de résoudre le problème dans l'Institut de physiologie de Tubingue.

Son procédé consiste en une modification de celui employé par *Funke*. Il se sert de papier quadrillé en millimètres carrés dont il coupe des bandelettes, plus ou moins longues de 2 et 5 millimètres, de 1 et 2 centimètres de largeur.

Ces bandelettes sont, ensuite, appliquées en spirales sur les différentes parties du corps ayant une forme plus ou moins cylindrique ou conique, tels que doigts, avant-bras, bras, et, quelquefois, aussi, les jambes et les cuisses, etc.

Les bandelettes les plus étroites servent naturellement à recouvrir les parties les plus petites.

Toutes ces bandelettes sont collées sur la peau au moyen d'une cire spéciale et, toujours, de façon à ce que les bords de la spirale de papier soient aussi parfaitement juxtaposés que possible.

Lorsqu'il devient impossible d'obtenir cette juxtaposition des bords de la spirale, la partie non recouverte est délimitée au crayon de couleur, puis, mesurée à part, par un autre procédé indiqué plus bas.

Quand toutes les surfaces plus ou moins cylindriques ont été ainsi recouvertes, toutes les bandelettes sont détachées.

Pour déterminer leur surface l'auteur procède ainsi :

(a) Oberflächenmessugen des Menschlichen Körpers. Zeitschrift für Biologie, 1879, p. 425-458.

Il prend un cylindre de bois de chêne ayant un diamètre de 3 centimètres et une surface déterminée, en centimètres carrés, sur lequel il enroule, de nouveau, les bandelettes de papier, jusqu'à ce que la surface soit complètement recouverte. Il multiplie, ensuite, la surface du cylindre par le nombre de fois que ce cylindre a été recouvert (environ 15 fois).

D'autre part, pour mesurer les surfaces des parties non cylindriques et plus ou moins irrégulières, il commence par tracer, sur la peau de ces parties, des figures géométriques. Puis, avec une feuille de papier rendue transparente par l'imprégnation d'huile de térébenthine, il décalque la figure avec soin, de même que les figures indiquées plus haut tracées dans les interstices des spirales de papier.

Il étale, ensuite, le papier sur une table et mesure les figures décalquées, au moyen de différents procédés : soit avec une sorte de *quadromètre* (*schœtzquadral*), soit au moyen des procédés géométriques ordinaires, soit par la pesée du papier représentant la figure décalquée et découpée, soit enfin, au moyen du planimètre d'*Amsler*.

Cependant, de tous ces procédés, celui que l'auteur préfère employer est la pesée du papier. Mais, l'emploi de ce procédé exige la détermination préalable de la surface contenue dans 1 gr. du papier à décalquer employé, et, conséquemment, dans un milligramme de ce même papier.

L'auteur obtient cette *unité de mesure* relative par un procédé assez long. Il superpose 5 feuilles égales de papier à décalquer. Avec un emporte-pièce rond, il taille dans le milieu, sur un côté et dans un coin, 3 séries de 5 disques. Il détermine, ensuite, la surface et le poids de chaque disque et de chaque série de disques. De là, il déduit, par un calcul très simple, facile à deviner, la surface contenue dans 1 gr. et dans 1 milligramme de papier.

Partant de cette base d'appréciation, il est facile, en pesant, ensuite, sur une balance de précision, chacune des figures décalquées sur la peau et découpées avec soin, d'avoir la surface de la peau délimitée par le trait coloré tracé sur elle.

L'emploi de ces différents procédés et, surtout, du dernier, permet d'obtenir des résultats assez exacts. Malheureusement, leur application est délicate, elle exige une grande patience et beaucoup de temps. Ils ne peuvent guère être employés que dans des recherches spéciales de laboratoire ou de clinique.

Leur incommodité était un obstacle, pour ainsi dire, insurmontable à leur introduction dans la pratique médicale, malgré l'utilité croissante que présentaient, pour elle, les renseignements qu'ils pouvaient lui fournir.

Aussi, plusieurs savants s'efforcèrent-ils de trouver un procédé simple et expéditif, qui fût vraiment pratique. Leurs investigations paraissent avoir été dirigées, tout d'abord, sur le terrain des relations abstraites de la mathématique.

§ 3. — Procédés mathématiques permettant de calculer la surface de la peau humaine.

Jac. Moleschott semble être le premier qui ait indiqué les avantages que l'on pourrait tirer des relations abstraites pour mesurer la surface de la peau humaine.

On ne se trompera pas beaucoup, dit-il, si l'on admet

que les volumes de deux corps correspondent à leurs poids. Puisque le volume croît suivant le cube d'une longueur et que la surface croît suivant son carré, on peut tirer, des poids de deux individus, la racine cubique et l'élever au carré pour deux grandeurs qui se tiennent l'une à l'autre, comme les surfaces des corps en question, etc. (a).

Prenant, comme premier terme, le poids du corps humain (50 k.) dont *Fubini* et *Ronchi* avaient mesuré la surface cutanée, par le procédé indiqué plus haut (page 242) et, pour second terme, le poids de son propre corps qui était de 107 k°ˢ, puis, appliquant son procédé de détermination de la surface par le carré de la racine cubique du volume, il trouve les égalités de rapport contenues dans les équations numériques ci-après :

$$50 \ \frac{2}{3} : 107 \ \frac{2}{3} = 13,572 : 22,538$$

La surface cutanée trouvée, au moyen de mensurations *directes*, par *Fubini* et *Ronchi*, sur le sujet d'expériences pesant 50 k°ˢ, se trouvant être de 1 mètre carré 607, il obtint le second rapport ci-après :

$$13,572 : 22,538 = 1,607 : 2,669$$

Bien que *Jac. Moleschott* ne donne pas, explicitement, dans son travail, l'opération mathématique qui l'a conduit à dégager, *indirectement*, sa propre surface cutanée des relations existant entre le poids de son corps et les mesures de surface et de poids obtenues par *Fubini* et *Ronchi*, il est permis de penser qu'il a procédé ainsi.

(a) Untersuchungen zu Naturlehre des Menschen and der Thiere Band XII, p. 229.

Désignons par x la valeur de la surface cutanée de *Moleschott* qu'il s'agit de trouver, nous aurons :

$$\frac{1,607}{x} = \frac{50\ \frac{2}{3}}{107\ \frac{2}{3}}$$

Dans une proportion, les produits des termes croisés étant égaux, nous voyons que :

$$1,607.107\ \frac{2}{3} = 50\ \frac{2}{3} \cdot x$$

$$\text{ou } 1,607.22,538 = 13,572.\ x$$
$$\text{ou } 36,218,566 = 13,572.\ x$$

D'où

$$x = \frac{36,218,566}{13,572} = 2,669$$

Telle que l'indique *Moleschott*, la règle ci-dessus, fort implicite, contient encore une large part d'hypothèse. Mais, il est facile de la dépouiller entièrement de son caractère hypothétique, d'établir, explicitement, les relations mathématiques qui existent entre les *surfaces*, les *volumes* et les *longueurs* de deux corps semblables et de dégager, de ces relations, la *loi mathématique* qui les régit.

Essayons.

Soit :

1° Deux corps semblables de n'importe quelles formes A et A' ;

2° S, S' leurs surfaces ;

3° V, V' leurs volumes ;

4° l, l' leurs dimensions homologues.

Nous voyons que :

$$\frac{S}{S'} = \frac{l^2}{l'^2}; \quad \frac{V}{V'} = \frac{l^3}{l'^3}$$

D'où il résulte que :

$$\frac{\sqrt{S}}{\sqrt{S'}} = \frac{\sqrt[3]{V}}{\sqrt[3]{V'}} \quad \text{ou} \quad \frac{S^{\frac{1}{2}}}{S'^{\frac{1}{2}}} = \frac{V^{\frac{1}{3}}}{V'^{\frac{1}{3}}}$$

et, en élevant ces termes au carré,

$$\frac{S}{S'} = \frac{V^{\frac{2}{3}}}{V'^{\frac{2}{3}}} = \frac{\frac{V}{\sqrt[3]{V}}}{\frac{V'}{\sqrt[3]{V'}}}$$

Il est facile de démontrer, en effet, que :

$$\left(\sqrt[3]{V^2}\right)^3 = \left(V^{\frac{2}{3}}\right)^3 = \left(\frac{V}{\sqrt[3]{V}}\right)^3 = V^2.$$

$$\text{Mais,} \ \frac{V^{\frac{2}{3}}}{V'^{\frac{2}{3}}} \ \text{conduit à} \ \frac{S}{V^{\frac{2}{3}}} = \frac{S'}{V'^{\frac{2}{3}}}$$

Si, au lieu de ne considérer que deux corps semblables, on considérait 3, 4, 5, 6, etc. autres corps semblables, on aurait, de même.

$$\frac{S}{V^{\frac{2}{3}}} = \frac{S'}{V^{\frac{2}{3}}} = \frac{S''}{V^{\frac{2}{3}}} = \frac{S'''}{V^{\frac{2}{3}}} = \frac{S_{\text{IV}}}{V^{\frac{2}{3}}} = \frac{S_{\text{V}}}{V^{\frac{2}{3}}} = \frac{S_{\text{VI}}}{V^{\frac{2}{3}}}, \ \text{etc.}$$

Donc, $\dfrac{S}{V^{\frac{2}{3}}}$ est un *rapport constant*.

Enfin, comme $\dfrac{S}{V^{\frac{2}{3}}}$ n'est que $\dfrac{S}{\frac{V}{\sqrt[3]{V}}} = \dfrac{S \cdot \sqrt[3]{V}}{V}$,

$\dfrac{S.\sqrt[3]{V}}{V}$ est, de même, un *rapport constant*.

Cette *relation constante* peut être dégagée, encore, par le procédé de calcul suivant qui est plus simple que le précédent.

$$\frac{S}{S'} = \frac{l^2}{l'^2} ; \quad \frac{V}{V'} = \frac{l^3}{l'^3}$$

En élevant la première équation au cube et la seconde au carré, il vient :

$$\left. \begin{array}{c} \dfrac{S^3}{S'^3} = \dfrac{l^6}{l'^6} \\[2mm] \dfrac{V^2}{V'^2} = \dfrac{l^6}{l'^6} \end{array} \right\} \quad \frac{V^2}{V'^2} = \frac{S^3}{S'^3}$$

Les racines cubiques de ces nombres sont donc égales et l'on a :

$$\frac{V^{\frac{2}{3}}}{V'^{\frac{2}{3}}} = \frac{S}{S'}$$

Et, changeant les moyens de place, il vient :

$$\frac{S}{V^{\frac{2}{3}}} = \frac{S'}{V'^{\frac{2}{3}}}, \text{ etc} = Constante.$$

Le *rapport constant* $\dfrac{S.\sqrt[3]{V}}{V}$ se déduira facilement de $\dfrac{S}{V^{\frac{2}{3}}}$, si l'on multiplie les 2 termes de $\dfrac{S}{V^{\frac{2}{3}}}$ par le même nombre $V^{\frac{1}{3}}$

Il vient, en effet :

$$\frac{S.V^{\frac{1}{3}}}{V^{\frac{2}{3}}.V^{\frac{1}{3}}} = \frac{S.\sqrt{V}}{V} = Constante.$$

Les calculs précédents démontrent donc que *le rapport de la surface à la racine cubique du carré du volume est une constante.*

Cette loi mathématique est, cela est évident, de la plus haute importance pour celui qui désire calculer l'étendue de la surface d'un corps, sans être obligé de déterminer, directement, cette étendue.

En effet, s'il connaît déjà le volume de ce corps, il lui suffira de multiplier la constante, qui n'est qu'un *quotient*, par le *diviseur* représenté, ici, par la racine cubique du carré du volume, pour obtenir le *dividende* qui n'est autre que la *surface inconnue.*

Représentons chaque valeur par un symbole approprié et nous pourrons constituer la *formule* du problème.

Soit :

x, la surface ;

V, le volume ;

C, la constante.

Nous aurons :

$$x = C . V^{\frac{2}{3}}$$

La solution du problème est, ainsi, très facile à réaliser en quelques minutes, *quand on connaît le volume du corps.*

Malheureusement, la détermination *directe* du volume du corps humain est, au moins, aussi longue, aussi difficile et délicate à faire que celle de sa surface. Cette détermination devient même impossible, quand on ne peut pas plonger le corps dans l'eau, cas assez fréquent. Aussi, se trouve-t-on fort embarrassé.

Dans la *pratique médicale*, on peut tourner la difficulté, en admettant que le volume du corps est à peu près égal à son poids. Cependant, il ne faut pas oublier que les approximations déterminées par différents savants fort estimés diffèrent assez sensiblement.

Quoi qu'il en soit, si l'on admet cette égalité approximative, la solution du problème ne présente plus aucune difficulté.

Représentons le poids du corps par P et substituons-le à V, nous aurons:

$$x = C. \sqrt[3]{P^2}$$

Et, si nous remplaçons C par sa valeur que *Carl. Meeh* a trouvée être égale à 12,3123 (12.3), après de nombreux calculs et une longue série de mesures directes, nous aurons, enfin, la *formule empirique*, pratique, ci-après :

$$x = 12,3. \sqrt[3]{P^2}$$

§ 4. — Procédé de mensuration directe de Sappey.

Sappey qui, bien qu'il n'en fasse aucune mention, n'ignorait très probablement pas les mensurations faites par *Moleschott* et par *Carl. Meeh*, ainsi que les procédés qu'ils ont imaginés pour les obtenir, les jugeait déjà insuffisants, puisqu'il écrit (*Traité d'anatomie.* 1889, t. III, p. 522) : « Chez l'homme, la superficie de la peau a été, jusqu'ici, assez mal déterminée. »

Aussi, cherche-t-il, à son tour, à donner une mesure exacte de cette superficie.

Pour lui, il n'y a que deux procédés qui puissent permettre de faire cette mesure : ·

1° Le *procédé géométrique* qui consiste, dit-il, à comparer la tête à une sphère, le cou, le tronc et les membres à autant de cylindres et à en évaluer la surface d'après les règles de la géométrie ;

2° Le *procédé anatomique* qui consiste à prendre, tout d'abord, le plus d'abscisses et d'ordonnées possibles qui serviront à corriger les erreurs dues à la rétraction ; à disséquer la peau avec soin, puis à la bien étaler sur une surface plane et à l'y laisser complètement sécher.

La dessiccation achevée, on l'étend sur une grande table quadrillée en décimètres, centimètres et millimètres carrés.

Il est évident que la surface ainsi couverte donnera exactement la surface de la peau.

C'est ce dernier procédé que *Sappey* adopte, parce qu'il lui paraît devoir donner des résultats plus exacts.

§ 5. — Procédés par Badigeonnage et par Tapissage du Dᵗ Lucien Wilmart.

M. le Dʳ *Lucien Wilmart*, professeur suppléant d'anatomie à Bruxelles, malgré la confiance qu'il professe, dit-il, pour les résultats, généralement admis, de l'anatomiste français, a, néanmoins, cherché à en contrôler l'exactitude, au moyen des deux procédés exposés ci-après (a) :

A. — *Procédé par badigeonnages et pesées.* — 1° Mesurer la taille et indiquer l'embonpoint ;

2° Raser les organes génitaux, le cuir chevelu, la face, les aisselles, en somme toutes les agglomérations de poils ;

(a) Arpentage de la peau humaine in *La Clinique*, organe officiel des hôpitaux de Bruxelles, n° 45, 5 novembre 1896, p. 713, 716.

3° Tracer, avec un crayon, sur la poitrine qui est presque plane, un décimètre carré que l'on désigne par **S**;

4° Préparer une peinture de couleur, très épaisse, aussi homogène que possible, avec de l'huile de lin et sans essence de térébenthine, pour éviter l'altération des pesées qui résulteraient de son évaporation;

5° Prendre un pinceau neuf et un verre de montre rempli de cette peinture et peser le tout à un centigr. près;

6° Badigeonner le décimètre carré pré-sternal, en étendant le minimum de couleur possible;

7° Cela fait, repeser le pinceau et le verre de montre; constater et noter la différence de poids, **A**, entre cette pesée et la première. **A**, indique donc la quantité de couleur employée pour recouvrir le décimètre carré pré-sternal;

8° Prendre, alors, un bol rempli de couleur, y plonger le pinceau et peser le tout à un centigramme près;

9° Badigeonner la peau entière moins le carré présternal, en appliquant une couche aussi mince que possible;

10° Repeser, ensuite, bol et pinceau. Constater la différence entre la première et cette 2° pesée et l'appeler **B**. C'est la quantité de couleur qui, avec **A**, recouvre la surface totale, **S'**, de la peau (**A + B**);

11° Utilisant, alors, les données ainsi acquises, on établit la proportion ci-après :

$$S : S' = A : A + B$$

B. — *Procédé par tapissage :*

1° Préparer une solution épaisse de gomme arabique;

2° Prendre une feuille de papier très souple mesurant exactement 1 mètre carré;

3° Recouvrir la moitié droite de la peau de petits lambeaux de papier de toutes formes, s'appliquant bien, sans goder, juxtaposés aussi exactement que possible; éviter soigneusement de superposer les bords; laisser plutôt non recouvertes de minimes portions de peau;

4° Le tapissage terminé, mesurer le papier qui n'a pas été employé et retrancher la valeur de cette mesure de la valeur primitive de la feuille entière.

La différence donne la valeur du papier employé et, par conséquent, celle de la surface cutanée recouverte, c'est-à-dire, celle de la moitié droite du corps.

En multipliant par deux cette dernière valeur, on obtient la valeur de la surface totale de la peau.

L'auteur reconnaît que les résultats obtenus par ce dernier procédé sont au-dessous de la vérité.

§ 6. — Formules mathématiques empiriques de M. le prof. Ch. Bouchard.

M. le prof. *Ch. Bouchard* s'est efforcé, dans ces dernières années, de faire ressortir le rôle capital que joue l'étendue de la peau dans le refroidissement, la thermogenèse et la régulation thermique de l'être vivant (a). Il s'est attaché, aussi, à démontrer l'importance que présente, pour le médecin praticien, la connaissance approfondie de cette étendue et la possibilité de l'acquérir d'une façon relativement facile et rapide.

Ses efforts ont, surtout, tendu à trouver une formule mathématique qui pût permettre au praticien de calculer,

(a) Considérations sur l'état statique du corps. *Semaine médicale* du 17 mars 1897, p. 89-91.

en peu de temps, la valeur de la surface cutanée de l'homme.

Il a cherché, tout d'abord, à savoir quelle confiance pouvait mériter la formule déjà donnée par *Carl. Meeh.*

Après avoir vérifié l'exactitude de cette formule, chez douze personnes dont il avait mesuré, directement, la surface cutanée, par des procédés géométriques non exposés, M. *Bouchard* apprécie sa valeur, en ces termes, dans un travail aussi original et savant que profond :

« Si elle est exacte pour l'homme très maigre, dit-il,
« elle s'éloigne beaucoup de la vérité, quand on l'appli-
« que à des individus de corpulence moyenne ou forte et
« elle est inexacte pour la femme (a). »

Aussi, M. *Bouchard* s'est-il efforcé de trouver, par de nombreux et ingénieux essais, une autre *formule empirique* qui fût moins inexacte que celle établie par *Carl. Meeh.* Il en propose un certain nombre qu'il a constituées, en procédant ainsi :

A. — « J'assimile, dit-il, la surface du corps à celle
« d'un cylindre qui aurait, pour volume, le volume du
« corps, qui est sensiblement égal à son poids, et, pour
« hauteur, la taille. La formule géométrique qui donne
« cette surface est :

$$(1) \qquad 2\left(\frac{P}{H} + \pi H \sqrt[2]{\frac{P}{\pi H}}\right) \text{ »}$$

Selon moi, on pourrait remplacer cette formule par la formule équivalente ci-après :

$$(2) \qquad 2\left(\frac{P}{H} + \sqrt[2]{\pi.P.H}\right)$$

(a) Détermination de la surface, de la corpulence et de la composition chimique du corps de l'homme. *Comptes-rendus de l'Académie des Sciences,* t. 124, p. 844, 28 avril 1897.

qui a l'avantage d'être plus simple et que l'on obtient par la série des opérations suivantes :

La surface à trouver se compose de :

1° 2 cercles de rayons x inconnus $2\pi x^2$

2° 1 rectangle $2\pi.x \times H$

Surface (S) totale $= 2\pi x^2 + 2\pi H x$ (3)

Le volume étant égal au produit de la base par la hauteur ($\pi x^2 \times H$), et le poids (P), par convention, égal à ce volume,

De là : $$x^2 = \frac{P}{\pi H}$$

Et $$x = \frac{\sqrt{P}}{\sqrt{\pi H}}$$

Donc, l'équation (1) devient :

$$S = 2\pi \times \frac{P}{\pi H} + 2\pi H \times \frac{\sqrt{P}}{\sqrt{\pi H}}$$

$$S = \frac{2\pi.P}{\pi.P} + \frac{2\pi.H.\sqrt{P}}{\sqrt{\pi}.\sqrt{H}}$$

$$S = \frac{2.P}{H} + 2\sqrt{\pi} \cdot \sqrt{H} \cdot \sqrt{P}$$

Et enfin,

$$S = 2\left(\frac{P}{H} + \sqrt[2]{\pi.P.H}\right)$$

En appliquant sa formule (1) à des individus normaux et en contrôlant le résultat obtenu avec elle par des *mensurations directes*, M. *Bouchard* a constaté que les deux résultats n'étaient point identiques. La valeur de la surface trouvée, indirectement, par la formule géométrique, était inférieure à celle trouvée par les mensurations directes, toujours sensiblement moins erronées.

Divisant la surface directe par la surface indirecte il a

obtenu un quotient égal à 1,57, pour l'homme, et 1,44, pour la femme.

Il faut donc corriger la formule (1) en y introduisant, suivant le cas, l'un ou l'autre de ces deux multiplicateurs ou coefficients.

Malheureusement, la valeur de ces multiplicateurs est loin d'être constante, ainsi que l'a reconnu M. *Bouchard*. On peut dire qu'il y a un coefficient spécial pour chaque cas, et alors, il est impossible d'avoir une formule fixe et complète, une vraie formule mathématique.

B. — « J'ai eu, alors, dit M. Bouchard, l'idée d'ajouter « une troisième mesure, le tour de la taille **C**, et ai assi- « milé la surface du corps à deux troncs de cône égaux « appliqués par leurs grandes bases, **C** étant la circonfé- « rence de cette grande base. »

On comprend facilement que, pour avoir, dans cette hypothèse, la surface entière du corps, il suffira de calculer celle d'un seul tronc de cône et de la multiplier par 2.

Pour arriver à dégager la formule générale qui nous donnera la valeur de cette surface d'un seul tronc de cône, il faut, tout d'abord, déterminer les valeurs énumérées ci-après qui sont les éléments du problème :

1° Le *volume v* qui est égal à la moitié du poids total du corps, à $\frac{P}{2}$, puisqu'il est convenu d'admettre que le volume est, *à peu près*, égal au poids;

2° La *hauteur*, h, qui est égale à la moitié de la taille, à $\frac{H}{2}$;

3° Le *rayon*, **R**, de la grande circonférence **C** du tronc de cône ou tour de la taille, qui est égal à $\frac{C}{2\pi}$;

4° Enfin, le rayon, r, de la petite circonférence du tronc de cône.

De ces quatre éléments, les trois premiers v, h et **R** nous sont donnés, pour ainsi dire, immédiatement, par les mesures *directes* de P, H, C.

Le quatrième, seul, ne l'est pas et nous ne pourrons le connaître qu'*indirectement*, en partant de la formule qui donne le volume, **V**, du tronc de cône $\left(V = \frac{1}{3}\pi h\, R^2 + r^2 + R.r\right)$ et dans laquelle nous remplacerons, par convention, **V** par **P**.

D'après ces différentes conventions, nous aurons :

$$\frac{P}{2} = \frac{1}{3}\,\pi\,\frac{H}{2}\left(R^2 + r^2 + Rr\right);$$

Et, en multipliant par 6 :

$$3P = \pi H \left(R^2 + r^2 + Rr\right)\ ;$$

Donc, $\dfrac{3P}{\pi H} = R^2 + r^2 + Rr.$

Nous arrivons, ainsi, à poser dans une équation du 2ᵉ degré, le problème d'algèbre bien connu :

$$ax^2 + bx + c = 0$$

dont la formule générale ci-après permet de calculer la valeur de :

$$x = \frac{-b \pm \sqrt{b^2 - 4ac}}{2a}$$

Appliquant le procédé ci-dessus pour rechercher la valeur de r qui, dans le problème à résoudre, tient la place de x, nous aurons successivement, en remplaçant les lettres et avec le signe $+$ seulement,

$$r^2 + Rr + R^2 - \frac{3P}{\pi H} = 0$$

$$r = -R + \sqrt{R^2 - 4\left(R^2 - \frac{3P}{\pi H}\right)}$$

$$\text{Et enfin, } r = -\frac{R}{2} + \sqrt{\frac{3P}{\pi H} - \frac{3R^2}{4}}$$

La valeur du petit rayon, r, étant ainsi dégagée, il devient facile de faire le calcul numérique de la surface latérale, **S**, de l'un des troncs de cône en question, au moyen de la formule ci-dessous :

$$S = \pi (R + r) \sqrt{h^2 + (R - r)^2}$$

Et, en multipliant par 2, d'avoir la surface latérale totale **S'** des deux troncs de cône, c'est-à-dire, du corps humain considéré.

$$S' = 2\pi (R + r) \sqrt{h^2 + (R - r)^2}$$

La surface cutanée calculée par M. *Bouchard*, au moyen de cette dernière formule, a toujours été trouvée plus petite que celle déterminée par les mensurations directes. La division de cette dernière par la première donnait un quotient dont la valeur variait de 1,48 à 1,68, pour les hommes, et de 1,42 à 1,63, pour les femmes, suivant le quotient de corpulence $\dfrac{P}{H}$

La formule qui a servi au calcul conduit donc à des résultats erronés et, pour les corriger, il faut introduire, dans le calcul, un coefficient qui varie suivant la corpulence.

On peut se demander, ici, si, en introduisant, dans le calcul, les surfaces des deux petites bases des deux troncs de cône, on aurait encore besoin d'un multiplicateur. Si l'on ne parvenait pas, ainsi, à supprimer ce multiplicateur, il paraît évident que sa valeur serait sensiblement diminuée, dans tous les cas, et que les résultats donnés par la formule employée seraient, manifestement, plus rapprochés de ceux obtenus par les mensurations directes.

La formule modifiée suivant ce point de vue deviendrait donc :

$$S' = \pi \, (R + r) \, \sqrt{h^2 + (R - r)^2} + 2\pi r^2$$

Comme on voit, le 2ᵉ procédé de calcul employé par M. *Bouchard* est bien compliqué. Aussi, a-t-il cherché à le simplifier par des tâtonnements.

Il a été conduit, par cette raison, à essayer une 3ᵉ formule ainsi figurée :

$$S = \sqrt[3]{P} \times \sqrt{CH}.$$

Mais, cette formule tout à fait empirique, du reste, donne des résultats encore sensiblement plus erronés que les précédents, puisque la valeur du multiplicateur qui les corrige varie, suivant le quotient de corpulence, de 3,31 à 4,31, pour les hommes, et de 3,90 à 4,46, pour les femmes.

Aussi, M. *Bouchard* abandonne-t-il cette 3ᵉ formule, comme la 2ᵉ, pour en adopter deux séries d'autres qu'il a dégagées de la 1ʳᵉ, en procédant ainsi :

« Pour des raisons que fera comprendre la suite de « cette note, j'ai préféré revenir à la comparaison du corps « au cylindre, en assimilant la surface du corps à la sur- « face latérale du cylindre et en tenant compte encore des « trois mesures : la taille, **H**; le poids, **P**; le tour de « taille, **C**. J'ai, pour cela, associé ces deux mesures et « calculé la surface des trois cylindres. J'ai fait, ensuite, « la moyenne des trois surfaces ainsi calculées, après « avoir corrigé chacune d'elles par un multiplicateur « fourni par la comparaison du résultat de la mesure

« directe. Les formules géométriques de la surface de ces
« trois cylindres sont les suivantes :

$$CH \; ; \; 4\pi\frac{P}{C} \; ; \; 2\pi H\sqrt{\frac{P}{\pi H}}.$$

« En interposant, par le calcul, des formules intermé-
« diaires entre les formules corrigées, vérifiées par la me-
« sure directe, j'ai attribué, pour chaque sexe, à des types
« de corpulence assez nombreux, des formules qui me
« semblent offrir une suffisante approximation. »

M. *Bouchard* constitue, ainsi, 26 formules, dont 13
pour l'homme et autant pour la femme, correspondant,
chacune, à un type de corpulence spéciale dont la valeur
est indiquée par le quotient de $\dfrac{P}{H}$.

Je me bornerai à citer, ici, deux, seulement, de ces formules :

$$1° \qquad 0,48\,CH + 8,33\,\frac{P}{C} + 3,47\,H\sqrt{\frac{P}{3,14\,H}}$$

qui doit être employée pour calculer la surface cutanée de
l'*homme normal moyen* dont $\dfrac{P}{H} = 4,2$;

$$2° \qquad 0,48\,CH + 6,64\,\frac{P}{C} + 3,03\,H\sqrt{\frac{P}{3,14\,H}}$$

qui doit être employée pour calculer la surface cutanée de
la *femme normale moyenne* dont $\dfrac{P}{H} = 3,9$.

Après avoir déterminé le quotient de corpulence, il suffit
d'appliquer la formule correspondante pour avoir l'étendue de la surface de la peau.

« Si, dit-il, je donne la préférence à ces formules et si je
« leur sacrifie celles qui assimilent le corps à deux troncs
« de cône appliqués par leurs bases correspondantes, mal-

« gré la supériorité théorique de ces dernières, c'est parce
« que l'assimilation du corps à un cylindre donne, à la
« formule $\dfrac{P}{H}$ de la corpulence, une signification géomé-
« trique utilisable pour la détermination de la composi-
« tion chimique du corps. »

§ 7. — Procédé de mensuration
par le tapissage au sparadrap de MM. J. Bergonié
et C. Sigalas.

MM. *J. Bergonié* et *C. Sigalas* ont repris, dans ces
derniers temps, l'étude de cette question, au moyen des
procédés spéciaux suivants (a).

Après avoir essayé les papiers métalliques et les pein-
tures colorées appliquées directement sur le corps et dont
les quantités utilisées étaient, ensuite, appréciées par des
pesées, procédés qui, disent-ils, « ne nous ont donné que
des déboires », ils se sont arrêtés à la méthode exposée
ci-après :

1° Prendre une plaque de plomb de 3 millimètres d'épaisseur, de forme rectangulaire, bien planée sur un marbre
de mécanicien et en mesurer la surface exactement, d'abord
directement, par la mesure de la longueur des côtés, ensuite, en la pesant et déterminant le poids de l'unité de
surface sur un échantillon de la même lame. Ils ont trouvé,
ainsi, que la surface, **S**, de la plaque était :

$$\mathbf{S} = 1\,\mathrm{m.q.}\,8013;$$

2° Déformer, ensuite, cette plaque, « sans lui faire subir

(a) *Mesure des surfaces du corps de l'homme : Méthode et résultat. Comptes-
rendus de la Société de biologie.* Séance du 4 juin 1898, p. 646.

aucune traction » ; lui donner une forme très irrégulière ;

3° Prendre un certain nombre de rouleaux de sparadrap ordinaire des pharmacies et en mesurer, exactement, la surface totale ;

4° Tailler, dans ces rouleaux de toile sparadrap, des lambeaux convenables et les coller sur la lame de plomb déformée, en les juxtaposant exactement ; recouvrir, ainsi, entièrement, l'une des deux faces de cette lame ;

5° Le recouvrement achevé, évaluer, exactement, la surface du sparadrap non employé, en la recouvrant, elle aussi, avec du papier millimétrique.

6° Retrancher de la surface totale du sparadrap primitivement fixée, la surface du reste de sparadrap non employé. La différence est, évidemment, égale à la surface du sparadrap employé pour recouvrir la lame de plomb déformée et, par conséquent, égale, aussi, à la surface recouverte de cette lame. La valeur de la surface, S', de cette plaque de plomb déformée et très irrégulière n'est pas tout à fait égale à la première surface de la plaque de plomb, bien planée et non déformée :

$$S' = 1m.q\ 9089$$

La déformation a fait augmenter la première surface de « 0,10 décimètres carrés. »

Toutes ces manœuvres ne sont nécessaires, on le comprend, que pour fixer, une fois pour toutes, la valeur de la méthode.

Pour appliquer cette méthode à la détermination de la surface de la peau de l'homme, les auteurs procèdent ainsi :

1° Prendre, exactement, le poids, la taille et le tour de taille du sujet ;

2° Si le sujet est symétrique, recouvrir, seulement, l'une des deux moitiés de son corps, avec la toile sparadrap, en procédant comme il a été fait avant de recouvrir la lame de plomb. Puis, retrancher, de la première surface de la toile, la 2° surface de la quantité restante, au moyen du papier millimétrique. La différence donnera la surface totale du corps, en la multipliant par 2.

§ 8. — Procédés de mensuration par l'électricité proposés par M. le Prof. d'Arsonval.

M. le prof. d'*Arsonval* a exposé, devant la *Société de Biologie de Paris*, dans sa séance du 6 mai 1899 (a), deux procédés pour mesurer, au moyen de l'électricité, la surface de la peau humaine.

Le 1ᵉʳ *Procédé* consiste à transformer la totalité de la surface du corps de l'homme en armature interne d'une bouteille de Leyde.

Pour atteindre ce but, l'individu revêt un maillot bien sec que l'on recouvre soit de lames métalliques, soit de graines, en le plongeant dans un vase qui en est rempli.

Son corps est mis en contact avec l'un des pôles d'un appareil de charge et le maillot avec l'autre pôle.

Cet individu étant, ainsi, transformé en une bouteille de Leyde, il est facile de calculer la quantité d'électricité qui est nécessaire pour le charger, si l'on possède une unité de mesure.

Il est facile de faire cette unité de mesure, en plaçant,

(a) *La Médecine moderne* du 7 mai 1899.

sur la poitrine du sujet, une plaque de métal de 1 décim. carré dont on détermine la capacité de charge électrique.

Ce procédé, dit *M. d'Arsonval*, a l'avantage d'augmenter, dans d'énormes proportions, la quantité d'électricité accumulée sur le sujet et de la répartir d'une façon uniforme.

Le 2e *procédé* est beaucoup plus simple.

Il consiste à isoler l'individu, en le plaçant sur le tabouret à pieds de verre, puis, à le mettre en relation avec un solénoïde que l'on fait parcourir par un courant à haute fréquence qui traverse, en même temps, l'individu.

On déduit la valeur de sa surface cutanée, au moyen des variations de ce courant (*a*).

(*a*) M. d'*Arsonval* a, aussi, dans la même séance, exposé un procédé pour mesurer le *Volume* du corps. Ce procédé découle de celui que le physicien *Régnault* a fait connaître, autrefois, sous le nom de *Volumètre*.

Soit, dit M. d'*Arsonval*, un récipient plein d'air portant, à l'extérieur, un tube manométrique qui communique avec son intérieur et qui contient une certaine quantité d'eau.

Si on comprime cet air, avec un piston dont le corps de pompe qui communique avec le récipient ci-dessus indiqué a le 10e de son volume, on détermine, dans la colonne d'eau du tube manométrique, une ascension de 1m.

Or, si l'on place, dans le récipient, un objet ou un animal, et si l'on répète la compression avec le piston, l'ascension de la colonne d'eau présentera une augmentation qui sera, exactement, proportionnelle au volume de cet objet ou de cet animal.

Ce procédé permet, assure M. d'*Arsonval*, de mesurer, *exactement*, le volume des petits animaux.

Il serait, aussi, bien supérieur au procédé ordinairement employé pour mesurer le *Volume du corps humain*, procédé qui consiste à le placer dans un bain et à déterminer le volume par celui de l'eau déplacée.

On sait, en effet, que l'augmentation de volume due aux gaz de l'intestin et à l'air inspiré est une grosse cause d'erreur.

CHAPITRE II

EXAMEN DES AVANTAGES ET DES INCONVÉNIENTS DES DIFFÉRENTS PROCÉDÉS IMAGINÉS, JUSQU'A CE JOUR, POUR MESURER LA SURFACE DE LA PEAU

Il convient d'examiner, maintenant, ce que valent les différents procédés inventés, jusqu'ici, pour mesurer la surface de la peau, d'en faire ressortir les avantages et les inconvénients.

Pour mettre un peu d'ordre dans cet examen, on peut classer ces différents procédés en deux grandes sections, suivant qu'ils permettent de faire des *mensurations directes* ou des *mensurations indirectes*.

§ 1. — Examen critique des procédés de mensuration directe.

La *Dissection de la peau*, soit par lambeaux bien délimités, comme l'ont fait *Fubini* et *Ronchi*, soit en totalité, comme a préféré le faire *Sappey*, peau que l'on divise, ensuite, en figures géométriques (carrés, triangles, etc.), faciles à mesurer, ou que l'on étale sur une grande table à surface quadrillée, semble être, à première vue, le plus précis et le plus sûr des procédés de mensuration directe. Il semble être, aussi, le plus commode, puisque l'on a, dans les mains, l'objet à mesurer, qu'on peut le placer dans la position la plus accessible aux instruments de mesure.

Ces quelques avantages sont bien peu de chose en comparaison des *inconvénients*. Tout d'abord, la dissection qui, par elle-même, ne présente rien de bien agréable, exige beaucoup de temps et de soin. Elle reste, forcément, confinée dans l'amphithéâtre d'anatomie et est absolument inapplicable dans la pratique médicale.

Quant à la précision de la mesure, elle est plus apparente que réelle. En effet, la *rétraction* que subit la peau, après sa dissection, modifie sensiblement l'étendue de sa surface.

Pour éviter cette cause d'erreur, il faudrait que la peau, bien étalée sur un plan, ait exactement la même surface que sur le vivant ou, seulement, que sur le cadavre.

Si, avant de la couper et de la disséquer, on a eu soin de tracer, avec une couleur appropriée, un grand nombre d'abscisses et d'ordonnées, sur toute son étendue, si, en l'étalant sur la table, soit pour la mesurer, à l'état frais, soit pour la faire sécher, on s'efforce de redonner, aux mêmes lignes, *exactement*, leurs longueurs primitives, en les étirant convenablement et en épinglant solidement, si on fait tout cela, on tendra à réaliser, avec une approximation plus ou moins grande, la surface primitive du cadavre, sans cependant la réaliser jamais exactement.

Mais que de soucis, que de soins, que de difficultés pour diminuer une erreur!

Le *Procédé Géométrique* qui consiste à considérer la tête, comme une sphère, et les autres parties du corps, comme des cylindres, et à les mesurer, au moyen des formules mathématiques applicables à ces différents corps, est, assurément, plus commode et moins long à appliquer que le précédent. De plus, il a le grand avantage de pouvoir être employé sur l'homme vivant, aussi bien que sur le cadavre.

Mais, que de causes d'erreur il contient, malgré son apparente précision ! Avec la meilleure volonté, il n'est pas possible de considérer les segments du corps (jambes, cuisses, tronc, etc.), comme des cylindres.

Tout au plus, pourrait-on les assimiler à des troncs de cône. Et encore, cela ne devrait pas être, sans faire de sérieuses et nombreuses réserves.

Le *Tapissage*, seul, de la totalité ou simplement de la moitié du corps, soit avec du papier millimétrique enduit de colle, comme l'ont fait *Funke. Carl. Meeh, L. Wilmart*, soit avec de la toile sparadrap, comme l'ont fait MM. *Bergonié* et *Sigalas*, ou le *Tapissage* combiné au *Décalcage*, ainsi que l'a exécuté *Carl. Meeh*, présente le grand avantage de pouvoir être appliqué, aussi, sur le vivant.

De plus, il contient des garanties d'exactitude sensiblement plus grandes que les précédents procédés. La valeur de l'étendue de la surface cutanée recouverte obtenue, soit par la soustraction, en surface ou en poids, de ce qui reste de papier ou de sparadrap non employé de la première quantité de ces matières, quantité toujours plus grande qu'il ne faut et rigoureusement déterminée, avant de commencer le tapissage, soit par la pesée directe de l'image décalquée et découpée avec soin, cette valeur, dis-je, peut être considérée comme étant assez voisine de la vérité.

Cependant, je crois qu'il faut se méfier beaucoup de l'allongement que doit subir le papier, surtout quand il est humide, comme le papier enduit de colle, ou le sparadrap, pendant leur application, qui exige une certaine traction.

Selon moi, il faut se méfier, tout particulièrement, de la toile sparadrap. Tous ceux qui ont manié cette toile savent, en effet, avec quelle facilité elle s'allonge, *sous la moindre traction*, surtout lorsqu'elle est débitée en bandes ou bandelettes et légèrement chauffée, ce qui est précisément le cas, dans le procédé examiné.

Mais, à côté de ces sérieux avantages, que d'autres inconvénients, et quels gros inconvénients ! Pour s'en faire une idée, il suffit de penser, un instant, au grand nombre d'heures qu'il faut consacrer dans l'emploi de ce procédé, à la patience dont doivent faire provision, avant de commencer, et l'opéré et l'opérateur, et, de plus, à la délicatesse que doit posséder ce dernier.

D'autre part, si c'est le papier que l'on a choisi, l'humidité de la colle doit ramollir les petites bandelettes et les faire casser souvent ; les bandes ou les bandelettes doivent se coller assez difficilement et se décoller, au contraire, facilement, surtout quand le sujet fait quelques mouvements ; il faut raser, au préalable, toutes les agglomérations de poils (tête, face, aisselle, poitrine, pubis, etc.); si l'on ne rase pas, impossible d'appliquer, convenablement, le papier ou le sparadrap ; si on les applique quand même, le décollement doit être fort douloureux, surtout si c'est le sparadrap que l'on a choisi, même sur les parties peu velues ; enfin, l'opération terminée, il faut nettoyer la peau ce qui présentera une grosse difficulté, avec le sparadrap.

Quant au *Badigeonnage* précédé et suivi de *pesées* il me paraît présenter, à peu près, autant d'inconvénients que le procédé du tapissage et, avec cela, beaucoup moins de précision. En effet, quel que soit le soin que l'on mette à appliquer la peinture, il me semble impossible d'obtenir une couche uniforme sur toute l'étendue de la surface badigeonnée. Je crois même que les différences d'épaisseur doivent être fréquentes. De là, forcément, de grosses erreurs.

Il va, sans dire, que, l'opération terminée, le nettoyage de la peau sera encore plus long et plus difficile à bien faire, que si l'on emploie du papier enduit de colle ou du sparadrap.

En somme, aucun des procédés de mensuration directe imaginés, jusqu'à ce jour, n'est, ni exact, ni sûr, ni pratique. Ils sont tous plus ou moins décourageants, par la longueur de temps et la patience qu'ils exigent. Ils sont tous plus ou moins salissants et entachés de grosses erreurs.

§ 2. — Examen critique des procédés de mensuration indirecte ou mathématique.

Les procédés de mesure de cet ordre sont, tous, assurément, beaucoup plus avantageux que les précédents. Ils sont d'une application facile, rapide, et ils ne présentent aucun inconvénient, ni pour le sujet dont on cherche la surface, ni pour l'opérateur. Il suffit, simplement, que ce dernier ait quelques notions de mathématiques, qu'il sache calculer.

Cependant, malgré ces précieux avantages, ils sont loin d'être parfaits, au moins tels qu'ils existent, encore, actuellement.

Leur défaut capital consiste dans leur manque de précision.

En effet, malgré leur caractère de rigueur mathématique absolue, cette précision est beaucoup plus spécieuse que réelle.

Si on se donne la peine de l'analyser et de peser la valeur des bases sur lesquelles elle repose, on s'aperçoit, bientôt, que cette rigueur mathématique n'est, encore, qu'un *trompe-l'œil* et qu'on agira avec prudence, en ne lui accordant qu'une confiance relative.

Considérons, en effet, le procédé de calcul indiqué par *Jac. Moleschott*, procédé que l'on peut, par exemple, formuler ainsi :

$$x = \frac{\mathrm{S}.\mathrm{P}'\frac{2}{3}}{\mathrm{P}\frac{2}{3}} = \mathrm{S}',$$

x étant la surface cutanée inconnue du corps humain dont le poids **P'** est connu et, **S'**, cette même surface dégagée de l'inconnu ; **S**, étant la surface connue et **P**, le poids connu d'un autre corps humain ;

Considérons, de même, la formule donnée par *Carl. Mech :*

$$x = 12.3 \sqrt[3]{\mathrm{P}^2}$$

Nous voyons que ces deux formules ont, pour base, la même loi que l'on peut formuler ainsi :

$$\frac{\mathrm{S}}{\mathrm{S}'} = \frac{\mathrm{P}\frac{2}{3}}{\mathrm{P}'\frac{2}{3}}$$

Mais, nous savons que cette loi est *conventionnelle*, puisque **P** et **P'** y sont mis à la place de **V** et **V'** qui représentent, respectivement, le volume de chaque corps.

Pour avoir toute sa rigueur mathématique, la loi devrait être formulée :

$$\frac{S}{S'} = \frac{V^{\frac{2}{3}}}{V''^{\frac{2}{3}}}$$

Pour que **P** et **P'** pussent être considérés, respectivement, comme identiques à V et V', il faudrait que, entre deux corps humains, existât, aussi, l'égalité de rapport :

$$\frac{P}{P'} = \frac{l^3}{l'^3},$$

qui existe entre les volumes de deux corps semblables de matière brute, l et l', représentant les dimensions homologues de ces corps.

Or, il n'en est point ainsi. La différence des quotients serait même assez sensible. En effet, si, d'après *Hutchinson*, on voit que, entre deux corps humains,

$$\frac{P}{P'} = \frac{l^{\frac{27}{10}}}{l'^{\frac{27}{10}}}.$$

on voit, aussi, d'après *Ad. Quetelet* (a), savant des plus recommandables et des plus dignes de foi, que

$$\frac{P}{P'} = \frac{l^2}{l'^2}$$

Ces quelques considérations suffiront, je pense, pour faire comprendre la part d'erreur, toujours plus ou moins grande et, quelquefois, relativement énorme, que doivent, forcément, contenir les résultats obtenus au moyen des formules mathématiques de *Moleschott* ou de *Meeh*.

(a) *Physique sociale*, 1869 (chap. *Relation entre le poids et la taille*), t. II, p. 92 et 97.

Aussi, M. *Ch. Bouchard*, après avoir essayé la formule de ce dernier auteur et contrôlé ses résultats par des *mensurations directes* qui, seules, doivent, en principe, déterminer quel degré de confiance on peut accorder à une formule de ce genre, s'est-il vu dans l'impossibilité de se servir de ces résultats, parce qu'ils étaient beaucoup trop erronés. Il a dû abandonner la formule de *Meeh* et s'est efforcé d'en trouver une meilleure.

Certes, on ne peut s'empêcher d'éprouver une certaine admiration, quand on se représente les efforts, efforts aussi ingénieux que persévérants, que ce maître a dû dépenser dans la poursuite de son idéal !

Il semble, en effet, *à priori*, que, grâce à l'introduction de multiplicateurs de correction dans les nouvelles formules qu'il a constituées, il soit possible d'obtenir, avec ces formules, des résultats meilleurs, qu'il soit possible de s'approcher, plus sûrement et plus près, de la vérité.

Il reste à savoir ce que valent, eux-mêmes, ces quotients correcteurs. C'est, là, un point difficile à élucider, pour le moment. En effet, comme ils tirent leur valeur propre de celle des *procédés géométriques de mensuration directe* qui ont servi à contrôler les résultats des formules, comme, d'autre part, il n'est fait, de ces procédés, qu'une très brève mention, qui ne permet pas de s'en faire une idée sûre et d'en apprécier la valeur, il s'ensuit que l'on ne peut pas, actuellement, porter un jugement raisonné, sur aucun des trois points de cette partie de la méthode.

Quoi qu'il en soit, on peut avancer, avec assurance, que si les *procédés géométriques* sont plus ou moins erronés, les mensurations directes le seront aussi, fatalement, et, il en sera de même, pour les quotients correcteurs et les formules où ils sont introduits. Si, au contraire, ces procédés de mesure sont très rigoureux, alors, les formules seront excellentes et elles seront d'autant meilleures et plus dignes de confiance que ces *procédés géométriques* de mensuration directe seront, eux-mêmes, plus exacts.

M. *Bouchard* a reconnu, dès le début de ses recherches, qu'il était impossible, contrairement à ce que croyait *Carl. Meeh*, d'employer *la même formule* pour calculer la surface cutanée de tous les êtres humains. Il a trouvé que cette formule devait varier suivant le *type de corpulence* qu'il a imaginé de représenter et de déterminer par la formule $\frac{P}{H}$, création heureuse qui met un peu de clarté et de précision dans une notion fort importante qui, jusqu'alors, était restée profondément vague.

M. *Bouchard* a choisi, ainsi, treize types de corpulence chez les hommes et autant chez les femmes, soit, en tout, 26 types de corpulence ayant, chacun, sa formule spéciale avec ses multiplicateurs de correction spéciaux.

On peut trouver qu'il y a, là, abondance de formules, et cependant, ces 26 formules ne sont pas encore suffisantes.

En effet, puisque le quotient de $\frac{P}{H}$ varie, plus ou moins avec chaque individu, il résulte, de là, que, si la composition de la formule est subordonnée au type de corpulence, il faudra autant de formules qu'il y a de variétés de quotients de corpulence, c'est-à-dire, autant de formules qu'il y a d'individus.

L'opérateur, qui veut déterminer la surface cutanée d'un individu dont le type de corpulence n'est pas compris dans les 26 types choisis, doit donc se trouver dans l'obligation de modifier la formule type, s'il tient à avoir la mesure exacte de cette surface (a).

(a) Tout récemment, M. le professeur *Bouchard* m'a appris que, pour répondre aux objections ci-dessus qu'il s'était déjà faites, il a porté à 100 le nombre de ses formules et que, de plus, il les a encore simplifiées *(Communication verbale)*.

Quoi qu'il en soit, le travail de M. *Bouchard*, par sa tendance très caractérisée vers la précision mathématique, tendance que l'on ne saurait trop encourager, par les nombreux et ingénieux efforts qu'il a exigés, par son originalité, mérite notre reconnaissance. Il mérite aussi, ce qui est mieux, encore, de servir d'exemple aux chercheurs qui se cantonnent trop dans les recherches et les résultats vagues.

Selon moi, il faut s'attacher à mettre autant de précision dans les recherches d'ordre biologique, que dans celles d'ordres chimique, physique, mécanique, astronomique ou, même, d'ordre purement mathématique. Ces deux dernières branches de la science positive, l'astronomie et la mathématique, constituent même un groupe naturel, le groupe *mathématico-astronomique*, dont doivent s'inspirer, de plus en plus, les savants de tous ordres et de toutes catégories.

Je sais bien que certains esprits sont plutôt pris de pitié et même d'ironie, que d'admiration, devant les courageux efforts de ceux qui cherchent à introduire, raisonnablement, l'esprit et la technique mathématiques dans l'étude des phénomènes de la vie humaine. Ils vont même jusqu'à blâmer leurs audacieuses tentatives, en prêchant que les phénomènes de ce genre sont trop mystérieux, trop compliqués et trop embrouillés, pour que l'on puisse, jamais, les soumettre à la mathématique.

Quant à moi, sans méconnaître les énormes difficultés que comporte l'introduction de la mathématique dans la biologie, je pense bien différemment. Je crois même que, en principe, il faut s'efforcer de mettre d'autant plus de précision dans un ordre de recherches quelconque, que l'on y est plus exposé à commettre des erreurs. Et c'est là, justement, le cas de la biologie.

CONCLUSION

§ 3. — Nécessité de trouver une méthode nouvelle qui soit, à la fois, pratique et exacte, pour mesurer la surface de la peau.

En somme, on peut conclure que, de tous les procédés de mensuration imaginés, jusqu'ici, pour mesurer la surface de la peau, il n'en est pas un seul qui soit vraiment pratique ou qui mérite la confiance qu'il doit nécessairement inspirer.

Comme, d'autre part, le besoin de posséder des connaissances exactes sur l'étendue de la peau se fait, de plus en plus, vivement ressentir, aux yeux des cliniciens vraiment soucieux de donner, autant que possible, un caractère scientifique à leur pratique, il résulte, de là, la nécessité de rechercher et de trouver une méthode nouvelle, pour mesurer la surface de la peau, qui soit, à la fois, pratique et exacte.

Tel est le problème que je me suis proposé de résoudre, depuis déjà longtemps, et dont je crois avoir, enfin, trouvé une solution satisfaisante.

SECTION II

NOUVELLE MÉTHODE DE MENSURATION DIRECTE
DE LA SURFACE DE LA PEAU HUMAINE, ETC.
AU MOYEN
D'UN NOUVEL APPAREIL : LE PELLIPLANIMÈTRE
A COMPTEUR TOTALISATEUR ET A
SURFACE VARIABLE

———

Profondément convaincu, depuis de longues années déjà (a), que l'on peut, fructueusement, et que l'on doit s'efforcer de *dégager, numériquement, les relations abstraites
et constantes qui existent entre les états statiques et les
états dynamiques, normaux ou pathologiques, du Système vivant, ou entre les facteurs spéciaux de l'une ou
de l'autre catégorie de ces états*; préoccupé, de plus en plus,
par le souci de contribuer à réaliser ce grand idéal dont

(a) Voir :

1° Préface de *Microbes, Ptomaïnes et Maladies*, vol. in-12 de 235 p.
Doin, édit. Paris. Ouvrage portant le millésime de 1887, mais imprimé et
publié au commencement de 1886. Traduit de l'Allemand, en collaboration.
Arrangé et augmenté d'une *Préface*, d'une *Introduction* et de nombreuses
Notes.

2° *Recherches expérimentales sur la pathogénie de la Fièvre. — Théorie générale sur la nature et les rôles physiologique, pathogène et thérapeutique des
Diastases ou Ferments solubles*. Mémoires lus devant l'Académie de médecine
de Paris (*Séances des 12 février et 12 mars 1889*), honorés de remerciements
(*Bulletin de l'Académie du 12 novembre 1889*), couronnés du prix Perron
« décerné, tous les 5 ans, au Mémoire qui parait le plus utile au progrès de la
médecine » (1890). Publiés *in Recueil des Mémoires de cette Académie*, t. XXXVII,
fasc. 1.

la possession sera, seule, capable de faire, de notre vieille médecine, toujours imprégnée d'empirisme plus ou moins vague ou obscur, une *véritable science positive*, j'ai cherché, dans ces dernières années, pour déterminer rigoureusement l'étendue de la surface cutanée, une *Méthode Nouvelle de mensuration directe* qui fût, à la fois, mathématique, expéditive et sûre, vraiment pratique.

Cette méthode, je crois l'avoir, enfin, trouvée, après de longues recherches dont je fais grâce au lecteur. Elle consiste dans l'emploi de l'appareil figuré ci-dessous que j'ai imaginé, fait construire et expérimenté avec succès.

CHAPITRE I

DIFFÉRENTS MODÈLES DE PELLIPLANIMÈTRES

---

§ 1. — Pelliplanimètre à compteur totalisateur et à surface variable.

(*Troisième modèle*).

1. *Construction*. — Ce nouvel appareil, qui est tout en melchior, se compose de deux *disques* minces (1, 2), de 0^m20 cent. de circonférence, exactement, pouvant glisser, avec la plus grande douceur, sur un petit *axe carré* (3).

Cet axe repose sur les coussinets (4) placés aux extrémités d'une fourche (5) qui constitue la tête de l'appareil. Il est très mobile et roule avec la plus grande facilité.

Deux rochers (6,7) dont les dents, taillées en sens inverse, sont fixées sur les extrémités de cet axe carré.

Deux cliquets (8, 9), maintenus, chacun, par un petit

ressort plat (10, 11), sont destinés à immobiliser, complètement et sûrement, l'axe (3) dans la position que l'on désire lui conserver.

Une *vis à tête molletée*, prisonnière sur le côté droit de la fourche (12), peut repousser l'extrémité postérieure du cliquet (9), le faire, ainsi, basculer et soulever son extrémité antérieure. Ce dispositif a pour but, soit de permettre aux deux disques (1, 2) de rouler d'arrière en avant, soit, quand le cliquet est abaissé entre deux dents du rocher, d'immobiliser le tout, pendant les manipulations que l'on peut vouloir faire subir à l'appareil.

Deux solides arcs (13, 14), dont les extrémités postérieures, en forme de douilles carrées, peuvent glisser, à frottement doux, sur un *support horizontal* divisé en centimètres, demi-centimètres et millimètres (15), et dont les extrémités antérieures, en forme d'anneau, reçoivent, à frottement doux, le moyeu de chaque disque (16) qui y tourne très facilement.

Un *écrou molleté* (17), vissé sur l'extrémité externe filetée de chaque moyeu, maintient toujours l'extrémité annulaire des arcs (13, 14) étroitement appliquée sur la face externe de chaque disque et l'empêche de décoiffer le moyeu *(a)*.

Deux *tampons encreurs* (18, 19) fixés aux extrémités antérieures de ressorts plats (20, 21) dont les extrémités postérieures, en forme de crochets coniques, sont logées dans des petites douilles (23, 23) fixées sur les arcs (13, 14), remplissent le rôle d'encriers qui enduisent d'encre, pendant le roulement, la circonférence *finement dentée* des disques (1, 2).

(a) Dans la figure 52, cet écrou n'existe pas encore. A la place qu'il doit occuper se trouve une petite goupille ou une vis destinée à remplir le même rôle et qui est rejetée.

Une *vis à double filet opposé*, dont l'extrémité droite
porte une tête molletée (24), traverse les arcs (13, 14) et
les deux branches (5, 5') de la fourche qui forme la tête
de l'appareil. La rotation de cette vis permet, suivant le
sens qu'on lui donne, de rapprocher ou d'écarter, l'un de
l'autre, les deux disques (1, 2). L'écartement maximum
compris entre les deux faces internes des disques, est de
0,10 cent., exactement. L'écartement minimum est de
0,015 millimètres. On peut avoir, ainsi, une grande variété
de cylindres.

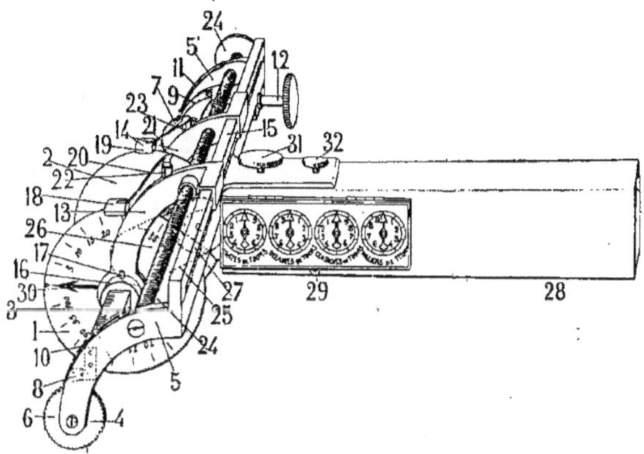

Fig. 52. — Pelliplanimètre à compteur totalisateur et à surface variable.
(*Troisième Modèle*).

Une *minuscule chaîne vaucanson* (25) relie la petite
roue dentée (26), fixée sur le milieu de l'axe (3), à la petite
roue dentée (27), de même diamètre que la précédente,
dont l'axe est fixé sur l'extrémité antérieure du manche
(28). Elle transmet le mouvement de rotation de l'axe (3)
à la poulie (27).

Un *système de roues et de pignons dentés* est logé dans
la cavité du manche (28). La roue dentée (27) porte, aussi,

un pignon qui transmet le mouvement à tout le système. Ce système est combiné de façon à ce que, pendant que les disques (1, 2) et, conséquemment, les roues (26, 27) font un tour complet, la première roue dentée du système ne fasse que 1/10 de tour, la 2ᵉ 1/100, la 3ᵉ 1/1000 de tour.

Une *série de cadrans* correspondant, chacun, à une roue dentée du système logé dans le manche, indique, à chaque instant, le chemin parcouru par les disques (1, 2). Il est logé sous une petite porte en verre (29) qui le protège contre tout dérangement.

Le 1ᵉʳ cadran de gauche marque les unités de tour; le 2ᵉ, les dizaines de tours; le 3ᵉ, les centaines de tours; le 4ᵉ les milliers de tours.

Les aiguilles sont indépendantes. Leur axe porte une petite douille qui coiffe, à frottement plus ou moins doux, l'axe de la roue dentée correspondante. Il est facile, ainsi, de remettre, à volonté, avec le doigt, au zéro, l'aiguille de chaque cadran, avant de commencer à se servir de l'appareil.

Un *index* (30) fixé sur l'extrémité antérieure de l'arc (13) indique, à chaque instant, la valeur de la fraction de tour, sur la face externe du disque (1) divisée en 200 parties égales.

Tel qu'il est, cet appareil est, assurément, très commode, son maniement est extrêmement simple et précis.

II. *Inconvénients de ce modèle*. — Cependant, il présente quelques légers inconvénients. En effet, il est à peu près impossible de s'en servir pour mesurer la surface cutanée latérale des doigts de la main et du pied. Les disques (1, 2) beaucoup trop grands, dans ce cas, ne peuvent pas passer convenablement sur ces surfaces. De plus, on ne peut mesurer, dans tous les cas, que des bandes ayant une largeur supérieure à $0^m,015$ millimètres, les deux disques ne pouvant jamais être accolés et étant tenus écartés par le bec du manche.

Ces petits inconvénients eussent pu être facilement supprimés, s'il avait été possible de remplacer la large tête de cet appareil, par une toute petite tête qui aurait pu servir à mesurer les plus petits espaces. Mais, ce remplacement est impossible, ou plutôt fort incommode, à cause de l'introduction, presque inévitable, dans la construction, des poulies et de leur corde.

J'ai donc dû, pour n'avoir qu'un seul appareil qui réponde à toutes les exigences de la pratique, modifier le précédent d'une façon convenable. La figure 53 (p. 284) représente cette modification.

§ 2. — Polliplanimètre perfectionné
à Compteur totalisateur et à surface variable.

(Cinquième modèle)

Dans cette construction nouvelle qui représente le 5ᵉ appareil imaginé et construit, l'axe carré (3, fig. 52) est remplacé par la vis à double filet opposé (3, fig. 53) dont la tête molletée est supprimée.

Les divisions de cet axe carré sont reportées sur une *petite règle* (3').

Les arcs (13, 14, fig. 52) sont complètement supprimés excepté, cependant, leurs extrémités postérieures qui servent de support glissière aux tampons encriers.

Les moyeux (16) des disques (1, 2) sont, naturellement,

transformés en écrous (17). Leurs extrémités externes ont été légèrement amincies en cônes et fendues, de façon à ce qu'il suffise de visser les contre-écrous molletés (17), pour immobiliser les disques, sur deux points quelconques de leur vis, ou de les dévisser, pour les rapprocher ou les éloigner l'un de l'autre.

Les deux disques (1, 2) n'ont plus que $0^m,10$ cent. de circonférence.

La chaîne (25, fig. 52) est supprimée. Les petites roues dentées (26, 27, fig. 53), de même diamètre, sont rapprochées et engrenées l'une sur l'autre.

L'index (30) a été supprimé. La position du disque (1) et de l'une de ces divisions sur l'une des divisions de la *règle* (3') suffit, pour indiquer, avec précision, les points de départ et d'arrivée de ce disque.

Enfin, la tête tout entière de l'appareil peut être séparée du manche (28), en dévissant les deux vis à tête molletée qui l'y fixent solidement et remplacée par une toute petite tête (**B**, fig. 53).

Cette petite tête est fixée solidement sur l'extrémité antérieure du manche.

Sa construction (**B** et **C**, fig. 53) est tout à fait semblable à celle représentée par **A** (fig. 53).

Ses différences consistent dans la petitesse de ses dimensions, la fixité du disque droit sur sa vis qui n'a plus qu'un filet de même sens, et, aussi, par la position de la roue dentée (26), faisant fonction de pignon, placée sur le côté, au lieu de l'être sur le milieu de la vis.

Cette disposition est, ici, très avantageuse, car elle permet de rapprocher, jusqu'au contact, les deux disques qui ne forment plus, ainsi, qu'une petite molette de 1 millimètre d'épaisseur.

Grâce à cette construction perfectionnée, il n'y a plus

un seul point de la surface de la peau humaine, si petit qu'il soit, qui ne puisse être recouvert et, conséquemment, mesuré, exactement, par le *Pelliplanimètre*.

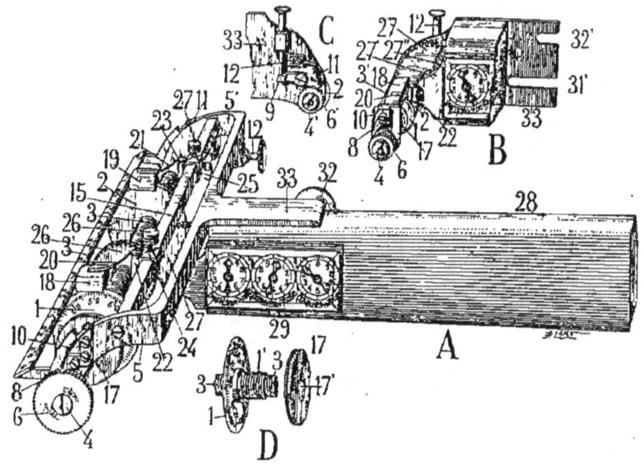

Fig. 53. — Pelliplanimètre perfectionné à compteur totalisateur et à surface variable.

(*Cinquième et dernier modèle*) (*a*).

LÉGENDE ANALYTIQUE ET EXPLICATIVE DE LA PLANCHE 53

Figure A.

1. — *Disque* de 0m10 cent. de circonférence et 0m002 (2mm) d'épaisseur destiné à rouler sur la peau ou sur le plan que l'on veut mesurer.

Sa circonférence est finement dentée. Elle contient 100 dents et chaque dent correspond à une des 100 divisions bien marquées sur le cadran du disque (1).

Le centre de ce disque est constitué par un moyeu assez fort, conique, qui dépasse sa face externe de 0m015mm et qui est arasé sur sa face interne.

Ces 0m015mm présentent 3 fentes longitudinales qui leur donnent un certain degré d'élasticité.

Ce moyeu a la forme d'un tube qui serait fileté sur ses deux faces interne et externe.

Sa face interne est vissée sur la vis (3) et sur sa face externe est vissé l'écrou (17).

2. — *Disque identique* au disque (1).

(*a*) *Compte Rendu de la Société de Biologie*, 1899 (Séance du 13 mai).

3. — *Vis de précision à double filet opposé* sur laquelle on éloigne ou l'on rapproche, à volonté, les deux disques (1, 2), depuis 0m10 cent jusqu'à 0m002 (2mm.).

Cette vis repose, par ses deux extrémités, sur deux coussinets dans lesquels elles roulent avec la plus grande facilité, coussinets qui sont formés aux dépens des extrémités de la fourche (5,5').

3'. — *Petite règle* divisée avec précision en millimètres et fixée, par ses deux extrémités, sur celles de la fourche (5 5').

Cette règle touche presque les circonférences des deux disques (1-2). Elle est mince. Aussi, est-il très facile de voir la coïncidence des divisions des disques avec celle de la règle.

4. — *Petite vis* gauche à tête fendue servant à fixer et à serrer la vis (3) entre les extrémités de la fourche (5,5').

Il y a une vis à chaque extrémité.

5. — *Branche gauche* de la fourche.

5'. — *Branche droite* de la fourche.

Ces deux branches de la fourche constituent la tête de l'appareil.

6. — *Rochet gauche* dont les dents sont taillées de façon à empêcher la vis (3) et, par conséquent, les disques (1 2) de tourner d'avant en arrière, quand le cliquet y forme arrêt, et de jeter des perturbations dans le compteur (29)

Il existe un *Rochet* à chaque extrémité.

Le *Rochet droit*, présente des dents taillées dans le sens opposé, de façon à empêcher la vis et les disques de tourner d'arrière en avant, quand le cliquet y forme arrêt.

Quand les deux cliquets sont placés en arrêt, simultanément, sur chaque rochet, la vis et ses disques sont immobilisés dans une certaine position.

Chaque rochet porte 100 dents.

8. — *Petit cliquet gauche* qui forme arrêt sur le Rochet et l'empêche de tourner d'avant en arrière.

9. — Extrémité postérieure d'un levier attaché par le milieu de sa longueur, sur la branche (5') de la fourche, point d'attache sur lequel il peut basculer dans un plan vertical.

L'extrémité antérieure porte un petit prisme d'acier, invisible dans la figure, qui y est fixé, dans le sens horizontal, et qui vient, ainsi, s'engager entre les dents du rochet droit, pour y remplir le rôle de cliquet et l'empêcher de tourner d'arrière en avant.

Quand les deux cliquets sont, ainsi, abaissés sur leur rochet respectif, le fonctionnement de l'appareil est impossible.

10. — *Petit ressort* plat gauche qui appuie, sans cesse, sur le cliquet gauche (8) pour l'empêcher de sortir des dents du rochet (6).

11. — *Petit ressort* plat droit qui appuie, sans cesse, sur le cliquet droit.

12. — *Extrémité postérieure* à tête molletée d'une vis prisonnière dans l'épaisseur de la branche transversale de la fourche (5,5').

15. — *Support carré* transversal fixé, par ses deux extrémités, entre les deux branches de la fourche (5,5') et sur lequel peuvent être déplacés et fixés les deux curseurs (24,25).

17. — *Écrou gauche* à double molletage vissé sur l'essieu fileté du disque (1) qu'il peut fixer, solidement, sur un point quelconque de la vis (3).

Un écrou identique existe sur l'essieu du disque droit (2).

En dévissant et vissant, alternativement, on peut déplacer les deux disques (1-2), les rapprocher ou les éloigner, de la distance que l'on veut, qui est *exactement mesurée* sur la règle (3'), puis, les fixer, solidement et définitivement, sur la vis (3), grâce aux trois fentes faites dans l'essieu de chaque disque et qui les transforme, jusqu'à un certain degré, en un ressort.

18. — *Tampon encrier gauche* constitué par un épais fragment cubique de feutre spécial enveloppé de drap fin placé dans une enveloppe de métal Sur cette enveloppe est fixé un petit ressort plat (20) dont l'extrémité libre, postérieure, porte une sorte de crochet rond qui vient se loger dans une petite douille (22) fixée sur le curseur (24). Ce petit crochet peut être enlevé de la douille et replacé avec la plus grande rapidité. Il y tient très bien.

19. — *Tampon encrier droit* identique au tampon gauche.

Les deux tampons sont, simplement, humectés avec de l'encre noire ordinaire, opération qui se fait, dans tous les cas, avec la plus grande facilité, en prenant, au moyen d'un porte-plume ordinaire, un peu d'encre (1 ou 2 gouttes) que l'on dépose sur le feutre. On répète, de temps en temps, l'opération. Si le tampon s'encrasse, on le nettoie ou on le change.

20. — *Ressort plat* du tampon *gauche* (voir la description n° 19).

21. — *Ressort plat* du tampon *droit* (voir la description n° 19).

22. — *Douille gauche* du curseur gauche (voir la description n° 19).

23. — *Douille droite* du curseur droit (voir la description n° 19).

24. — *Curseur gauche* porteur du tampon gauche.

25. — *Curseur droit* porteur du tampon droit.

26. — *Vis à pression gauche*, à tête molletée, au moyen de laquelle on fixe le curseur (24) sur le point choisi du support carré (15).

27. — *Vis à pression droite*, à tête molletée, au moyen de laquelle on fixe le curseur (25) sur le support carré (15).

28. — *Manche* creux en melchior, bien en main, dans l'intérieur duquel se trouve le système de rouages du compteur de tours.

29. — *Série de trois cadrans*. Chaque cadran est divisé en dix parties égales. Une aiguille en acier, mobile sur son axe, peut être plus ou moins solidement assujettie sur cet axe, déplacée et fixée, à volonté, avec la plus grande facilité.

On peut, ainsi, au début de chaque opération, remettre, très rapidement, les aiguilles sur le zéro du cadran correspondant.

Les tours sont ainsi marqués :

1° *Unités*, par le cadran de gauche ;

2° *Dizaines*, par le cadran du milieu ;

3° *Centaines*, par le cadran de droite ;

Les trois cadrans sont renfermés dans une petite boîte dont la porte, en verre (29), se ferme comme un porte-monnaie. Les aiguilles des cadrans sont, ainsi, parfaitement protégées.

32. — *Une vis* à tête molletée, prisonnière sur le côté droit du manche, fixe, solidement, la tête de l'appareil sur le manche.

33. — *Pied de la fourche* qui constitue la tête de l'appareil et qui vient coiffer l'extrémité gauche du manche (28).

Ce pied présente, sur sa paroi droite, deux encoches de profondeurs différentes, semblables à 31' et 32' de **B** dans lesquelles passent la vis 32 et une 2ᵉ vis semblable et voisine, pour fixer le manche de l'appareil sur sa tête.

FIGURE B

Cette figure représente la petite tête de l'appareil destinée à couvrir les petites surfaces, telles que celles des doigts de la main et du pied, celle de la face, etc.

Elle est semblable à la grande tête de la figure **A**.

Les mêmes numéros que ceux qui sont sur la figure **A** représentent les mêmes organes. Prière de se reporter à la figure **A** pour comprendre la figure **B**.

FIGURE C

Cette figure représente la face droite de la figure **B** pour en montrer la construction invisible sur cette dernière.

On y voit bien comment le jeu de la vis (12) permet d'enrayer, par le cliquet du levier (9), la rotation du rochet (6').

Les mêmes numéros s'appliquent aux mêmes organes dans les figures **A**, **B**, **C**. Prière de s'y reporter.

FIGURE D

Cette figure représente, en détail, la construction du moyeu des disques (1-2) et des écrous (17).

Les mêmes numéros s'appliquent aux mêmes organes dans toutes les figures.

Le n° 1 représente la partie du moyeu en forme de tuyau fileté sur ses deux faces et fendu sur trois lignes.

CHAPITRE II

APPLICATIONS DE LA NOUVELLE MÉTHODE
PELLIPLANIMÉTRIQUE

L'application de la *Nouvelle Méthode* de mensuration directe de la surface de la peau comprend la succession des opérations suivantes :

§ 1. — Préparation du corps humain.

1° Revêtir la tête, en l'enserrant étroitement, d'une calotte blanche qui recouvre, entièrement, autant que possible, les cheveux, si, toutefois, cette tête n'est pas chaùve. Il va, sans dire, que, chez la femme, le chignon devra être défait, les cheveux bien peignés et plaqués sur la tête ;

2° Répéter l'opération pour la barbe si elle est longue et épaisse ;

3° On pourrait en faire autant pour toutes les autres agglomérations de poils, si ils étaient exceptionnellement abondants, à moins qu'on ne préfère, soit les rogner, soit les raser. Mais cette dernière opération ne me paraît point indispensable et, du reste, il faut l'éviter ;

4° Faire étendre le corps sur un lit un peu dur ;

5° Tracer, en bas et en haut de la région dont on veut mesurer l'étendue, une ligne horizontale.

§ 2. — Préparation de l'appareil.

1° Immobiliser l'axe (3), en abaissant le cliquet (9), par le jeu de la vis (12) ;

2° Ecarter, au maximum, soit 10 centimètres, d'abord les tempons encriers, puis les deux disques (1, 2) et les fixer sur leur vis, en serrant les contre-écrous (17) ;

3° Humecter les tampons avec une goutte d'encre ordinaire et les appliquer sur leur disque respectif ; humecter, aussi, avec la plume, la partie de la circonférence des disques qui doit, tout d'abord, rouler sur la peau ;

4° Soulever le cliquet (9), faire tourner l'axe (3), jusqu'à ce que le zéro du disque (1) soit, exactement, en face d'une division de la règle (3'), puis abaisser, de nouveau, le cliquet, pour immobiliser l'axe ;

5° Avec les doigts, mettre toutes les aiguilles du compteur au zéro et fermer la boîte (29).

§ 3. — Application de l'appareil.

1° Soulever le cliquet (9), saisir le manche, solidement et avec soin, en appuyant l'extrémité de l'index tendu au-dessus du premier cadran, sur la région (33) ;

2° Appliquer les disques sur la ligne droite horizontale tracée au bas de la région à mesurer, en ayant bien soin d'y faire coïncider, exactement, les zéros des deux mêmes divisions (1) ;

3° Faire rouler les deux disques, de bas en haut de la région. On voit, alors, les disques tracer, chacun, une fine ligne pointillée ;

4° Appuyer, très légèrement, les disques sur la peau. L'appareil étant extrêmement sensible, la moindre pression et la plus légère poussée suffisent pour le faire fonctionner.

5° Avoir soin de tracer, autant que possible, des lignes droites qui soient parallèles au grand axe du corps ;

6° S'arrêter, exactement, sur la ligne droite supérieure qui limite la région et bien noter le degré du cadran tracé sur le disque (1), degré qui se trouve en face d'une division de la règle (3) et auquel on s'est arrêté ; noter ce degré avec soin ;

7° Ramener l'appareil en bas de la région et appliquer, exactement, sur la ligne inférieure, le degré auquel on s'est arrêté sur la ligne supérieure ;

8° Recommencer la première opération, en ayant bien soin de faire repasser le disque (1) sur la ligne pointillée tracée par le disque (2), ce qui est facile ;

9° Répéter, exactement, la même opération autant de fois que l'on pourra faire rouler les deux disques sur la région ;

10° Quand l'espace à parcourir est trop étroit, on arrête cette première série d'opérations, en abaissant, immédiatement, le cliquet (9) sur son rocher, en faisant tourner, dans le sens convenable, la vis (12). L'axe étant, ainsi, immobilisé, on n'a pas à craindre qu'il tourne, accidentellement, pendant les manipulations de l'instrument, et qu'il s'introduise des erreurs dans le compteur.

§ 4. — Relevé de la surface couverte
par le pelliplanimètre.

On examine le compteur et l'on voit, je suppose, que l'aiguille du cadran des dizaines de tours (celui du milieu) s'est arrêtée au chiffre 3, que celle des unités de tours est sur le chiffre 7, enfin, que la division de la règle est en face du chiffre 50 du disque (1).

Nous disons, alors, que nous avons un total de 3 dizaines de tours, 7 unités de tour et 50/100 ou 5/10 de tour, soit 37 tours 5, et nous inscrivons, immédiatement, ces résultats.

Comme nous savons que la circonférence de chaque disque est de 10 cent. divisée, sur le disque (1), en 100 parties égales ou 100 millimètres et que, par conséquent, chaque tour représente, exactement, un carré de 10 cent. de côté ou un décimètre carré, puisque l'écartement des 2 disques (1.2) a été de 10 centimètres, nous multiplions notre chiffre 37,5 par 10 et nous disons, immédiatement, que la surface couverte est, exactement, de 375 centimètres carrés. Nous inscrivons ce total, en face de celui déjà écrit, en unités et fractions de tour.

On couvre, ainsi, chaque région ou, simultanément, plusieurs régions, en donnant, chaque fois, aux deux disques (1, 2), autant que possible en centimètres, le maximum d'écartement que peuvent admettre ces régions.

Après chaque série de mesures, on inscrit, au-dessous des chiffres précédents, les nouveaux ainsi obtenus et, à leur suite, la surface couverte, en centimètres et millimètres carrés.

Il est utile de mettre, toujours, en tête de la série de chiffres, la ou les régions sur lesquelles on les a relevés.

Quand on a relevé, avec les grands disques, toutes les surfaces que l'on peut prendre avec eux, on les remplace par les petits disques (**B**, fig. 53), en disposant l'appareil, ainsi que le représente la figure 53.

On procède, exactement, de la même façon avec les petits disques qu'avec les grands.

Ces petits disques sont particulièrement indispensables pour relever les surfaces des régions plus ou moins accidentées, composées, alternativement, de parties creuses et de parties saillantes, ainsi qu'on le voit sur les *orteils*, les *doigts* de la main, la face, etc.

Pour relever la surface de la face externe du *pavillon* de *l'oreille* et de l'entrée du conduit auditif externe, il me paraît préférable d'en prendre l'empreinte, tout d'abord, avec de la gutta-percha, et, lorsque celle-ci est convenablement durcie, de la faire couvrir par les plus petits disques.

Si le corps est parfaitement symétrique, il pourra suffire de ne relever que la surface de l'une de ses deux moitiés, après l'avoir divisé par un plan fictif que l'on trace au moyen d'une raie colorée.

Si, au contraire, le corps n'est point parfaitement symétrique, il sera nécessaire de relever sa surface entière.

J'ai conseillé de limiter, en haut et en bas, la région dont on veut relever la surface. Mais, à la rigueur, on peut se dispenser de tracer ces lignes limites. Les disques imprimant toujours sur la peau deux fins pointillés très visibles, aussi bien au début et à la fin de leur course, que dans le reste de leur parcours, on peut, toujours, avoir sous les yeux la surface couverte et la différencier nettement de la surface non couverte.

Quand toute la surface de la moitié ou de la totalité du corps a été, ainsi, couverte et notée, comme il a été dit plus haut, il ne reste plus qu'à faire l'addition des totaux partiels déjà inscrits en centimètres et en millimètres carrés, pour avoir, très rapidement, la surface totale du corps, en mètre, décimètres, centimètres et millimètres carrés.

Pour procéder avec méthode, on peut inscrire les résultats donnés par le compteur et le calcul arithmétique dans un tableau imprimé construit de la façon suivante :

RÉGIONS anatomiques	ÉCARTEMENT des disques	CENTAINES de tours	DIZAINES de tours	UNITÉS de tours	FRACTIONS de tours	TOTAUX PARTIELS		OBSERVATIONS
						en centimètres carrés	en millimètres carrés	
1	2	3	4	5	6	7	8	9
A. — DISQUES DE 0,10 CENT. DE CIRCONFÉRENCE								
B. — DISQUES DE 0,04 CENT. DE CIRCONFÉRENCE								

§ 5. — Cas où l'on peut encore employer le Pelliplanimètre.

Ce nouvel appareil n'est point exclusivement destiné à mesurer la surface de la peau humaine. Loin de là. Il est, avant tout, un *Planimètre*, et il me paraît pouvoir être, en principe, employé, avec commodité et succès, pour mesurer n'importe quelle surface solide et, principalement, les surfaces plus ou moins irrégulières composées de dépressions et de saillies et, par conséquent, toujours, fort difficiles à mesurer. Là, cet appareil peut rendre, je crois, de réels services.

Légèrement modifié et convenablement agrandi, il pourrait même être employé, pour mesurer soit la surface d'un *cheval*, d'un *bœuf*, d'un *mouton*, etc., soit la surface d'un terrain accidenté plus ou moins ondulé.

Mais, il me paraît être appelé à rendre des services, surtout, aux *anatomistes* qui cherchent à connaître la surface des organes et des cavités, tels que le foie, le rein, les cavités crâniennes, thoracique, etc., etc., en employant une encre de couleur appropriée, suivant celle de l'organe.

Son emploi me paraît être particulièrement indiqué pour mesurer, avec exactitude, la surface cutanée des tumeurs, les surfaces d'insertion des muscles, les surfaces des apophyses et autres saillies ou des cavités osseuses, toujours si difficiles à apprécier.

Enfin, il me paraît y avoir, encore, de nombreux cas que je ne citerai pas, ici, mais que la pratique saura, sans doute, trouver, quand elle saura tirer parti du nouvel appareil.

CHAPITRE III

SUPÉRIORITÉ
DE LA NOUVELLE MÉTHODE PELLIPLANIMÉTRIQUE
SUR TOUS LES AUTRES PROCÉDÉS

Les avantages que cet appareil présente, sur tous les autres procédés imaginés, jusqu'à ce jour, pour mesurer la surface de la peau, sont nombreux et importants.

Ils sont, aussi, tellement évidents qu'il est à peine besoin de les indiquer aux yeux les moins clairvoyants ou les plus indifférents, pour qu'ils deviennent saisissants, pour eux comme pour les autres.

Comparons donc sommairement.

Et, tout d'abord, essayons de déterminer le degré de confiance que peut nous inspirer la *Nouvelle Méthode pelliplanimétrique*.

§ 1. — Essai de détermination de la part d'erreur que comporte la nouvelle méthode.

Toute méthode de mesure, toute méthode de travail, pourrait-on dire, porte, en elle, fatalement, une part d'erreur. La part est plus ou moins grande, mais elle existe toujours.

Aussi, l'expérimentateur doit-il, avant tout, s'efforcer de déterminer, avec soin, la part d'erreur que contient la méthode de mesure qu'il se propose d'appliquer. C'est, là, une règle élémentaire qui ne souffre aucune exception.

Dans une méthode de mesure quelconque, la part d'erreur est, toujours, constituée par un certain nombre de sources que l'on peut diviser en deux sections naturelles :

Les unes sont *subjectives*, c'est-à-dire, dues à l'opérateur lui-même ;

Les autres sont *objectives*, c'est-à-dire, dues à la Méthode et à l'appareil de mesure qui lui sert de base.

Une simple réflexion en révèle facilement, au moins, 7 qui sont énumérées ci-après :

1° Construction défectueuse de l'appareil qui reste toujours imparfaite, quoi qu'on fasse ;

2° Variations de forme, de dimensions et de constitution moléculaire, engendrées par les agents modificateurs du milieu où séjourne l'appareil, variations qui entraînent des modifications dans son fonctionnement ;

3° Application plus ou moins défectueuse de l'appareil qui varie suivant l'habileté et le soin de l'opérateur ;

4° Lecture de la mesure qui ne peut être d'une précision absolue et qui varie, aussi, suivant l'habileté et le soin de l'opérateur ;

5° Opérations mathématiques très fréquemment employées pour extraire la mesure définitive, opérations qui exposent, toujours, celui qui les fait à commettre des erreurs ;

6° État variable des sens que l'opérateur doit mettre, plus spécialement, en jeu, dans l'emploi de la méthode ;

7° État variable du fonctionnement cérébral de l'opérateur ;

Etc., etc...

Si l'on ne peut parvenir à éviter ces erreurs, ni même à les atténuer toutes, il faut, au moins, s'efforcer de déterminer la valeur approximative des principales.

Cette valeur étant connue, il suffira d'en tenir compte dans les résultats définitifs. On se rapprochera, ainsi, autant que possible de la réalité objective.

C'est en m'inspirant de ces différentes considérations théoriques que j'ai essayé de déterminer la part d'erreur que contient la nouvelle méthode que j'ai proposée.

Mes premiers essais devaient porter et ont porté sur la mesure des surfaces géométriques qui se rapprochent le plus des surfaces du corps humain : *plan, cylindre, tronc de cône.*

A. *Mesure de la surface plane d'un carré.* — Un mètre carré de carton, bien établi sur une table, est mesuré, suivant la formule ordinaire $(S = Larg. \times Long.)$.

La mesure refaite, avec le *Pelliplanimètre* dont on a écarté les disques de 4 centimètres, donne, en moyenne, 99 d. q. 50. L'erreur moyenne est donc de 50 c. q. sur 10.000 c. q., c'est-à-dire, de 1/200.

B. *Mesure de la surface latérale du cylindre.* — Le plan de carton ci-dessus ayant été transformé en cylindre, la mesure est refaite avec le *Pelliplanimètre* dont les disques sont toujours écartés de 4 centimètres. Elle donne 99 d. q. 01, soit, en compte rond, 99 décimètres carrés.

L'erreur moyenne est donc, ici, double de la précédente, c'est-à-dire de 1 d. q., sur 100 d. q. ou de 1/100.

Cette augmentation de l'erreur était prévue. En effet, la surface courbe du cylindre comprise, pendant l'emploi de l'appareil, entre ces deux disques, est, évidemment, un peu plus grande que la distance, *toujours droite, qui les sépare. Mais, elle est faible. De plus, l'erreur est constante et peut être facilement connue.*

C. *Mesure de la surface latérale du tronc de cône.* — Je taille, en forme de *trapèze*, une grande feuille de carton.

La mesure de sa surface, obtenue à l'aide de la formule générale $\left(\dfrac{B+b \times h}{2}\right)$, est égale à 1 mètre carré.

Je transforme ce trapèze en un tronc de cône qui rappelle la forme agrandie d'un membre inférieur humain coupé à sa naissance et à l'articulation tibio-tarsienne.

Les disques du *Pelliplanimètre* étant écartés de 2 centimètres seulement, je refais la mesure et j'obtiens 99 d. q. 21,45. L'erreur *en moins* est donc de 78 c. q 55. Soit, en compte rond, de 80 centimètres carrés.

La diminution de l'erreur sur celle constatée dans la mesure du cylindre provient, sans doute, de ce que l'écart des disques n'était que de 2, au lieu de 4 centimètres. Il est évident, en effet, que dans la mesure d'une surface courbe, l'erreur sera d'autant plus petite, que les disques seront plus rapprochés l'un de l'autre.

L'erreur inhérente à la mesure de la surface plane étant déjà de 50 c. q., celle spécialement due à la mesure de la surface courbe ne serait donc que de 25 à 30 c. q. sur 10.000 c. q., c'est-à-dire de 1/400. *C'est, là, l'erreur propre à la Nouvelle Méthode.*

Tels sont les résultats auxquels je me suis arrêté, après avoir répété mes essais. Évidemment, ces chiffres ne sauraient être considérés comme *absolument exacts*, mais, seulement, comme très approximatifs.

Ils n'en démontrent, pas moins, je crois, que la nouvelle méthode que je propose, pour mesurer la surface de la peau, mérite d'être prise en considération.

§ 2. — **Supériorité pratique de la Nouvelle Méthode pelliplanimétrique.**

Alors que les procédés de mensuration directe obligent à enduire le corps de colle, de couleur ou d'emplâtre adhésif qui tire et arrache les poils, et sont, ainsi, très salissants, dégoûtants même, et douloureux, le *Pelliplanimètre* ne trace que quelques lignes finement pointillées qu'un coup d'éponge suffit à enlever.

Alors que ces procédés exigent beaucoup de temps et de patience, chez l'opéré de même que chez l'opérateur, beaucoup de soins minutieux, inconvénients absolument décourageants, l'emploi du *Pelliplanimètre* permet d'aller très vite et de couvrir la surface entière de la peau dans un temps relativement court.

Alors que les procédés de mensuration indirecte, de même et plus encore que les autres procédés de mensuration directe, font commettre de nombreuses erreurs, les résultats obtenus avec le *Pelliplanimètre* ne contiennent que de minimes erreurs que l'on peut connaître facilement et dont on peut tenir compte dans la mensuration.

§ 3. — **Conclusions sommaires.**

Le nouveau procédé de mensuration que je propose réunit, je crois, tous les avantages que l'on peut, actuellement, raisonnablement demander : il est commode, facile pour tous, invariable, sûr, relativement expéditif, à la fois direct et mathématique.

Aussi, pour ces différentes raisons, j'espère que l'on n'éprouvera pas de peine à substituer ce nouveau procédé aux anciens procédés de mensuration.

QUATRIÈME PARTIE

APPAREILS SANITAIRES DE LABORATOIRE

Les recherches entreprises sur les organes et les fonctions des animaux sont, toujours, accompagnées de certaines opérations désagréables, incommodes ou répugnantes. Elles engendrent même, souvent, des causes d'insalubrité plus ou moins redoutables pour la santé des expérimentateurs et de leurs aides.

C'est pour supprimer ou atténuer quelques-uns de ces inconvénients que j'ai imaginé l'appareil sanitaire figuré et décrit ci-après.

CHAPITRE I

PUTRIDARIUM INODORE ET STÉRILISABLE

Les animaux sur lesquels on fait des recherches sont, à peu près, dans tous les cas, voués à une mort certaine.

Quand ils ne meurent pas spontanément ou des conséquences de l'expérience qu'ils ont subie, l'expérimentateur les tue pour rechercher et étudier les lésions qu'elle a déterminées.

§ 1. — Insalubrité du séjour, dans le laboratoire, des matières organiques en putréfaction.

Il résulte, ainsi, de ces recherches anatomiques, des débris de cadavre en voie de putréfaction dont il faut se débarrasser.

A la campagne, il est facile de les faire disparaître en les enterrant, profondément, dès qu'on n'en a plus besoin. Mais, à la ville, surtout dans une grande ville, comme Paris, il est très difficile, sinon impossible, de s'en débarrasser rapidement. On est obligé de les garder, un ou plusieurs jours, souvent tout à côté du laboratoire ou dans le laboratoire et, quelquefois, dans la salle même où travaillent les expérimentateurs, en attendant que l'agent chargé de les enlever soit venu accomplir sa mission.

On jette, alors, ces débris de chairs plus ou moins putréfiées dans la *boîte à ordures*, boîte très souvent ouverte et toujours mal fermée. Les agents de la putréfaction continuant leur œuvre, il s'exhale, bientôt, de cette boîte, des odeurs désagréables et nuisibles à la santé. Et, lorsque les fortes chaleurs de l'été viennent à activer la marche des processus putréfactifs, tout en distillant, abondamment, les différents gaz qui y naissent, ces odeurs deviennent absolument intolérables.

Cette promiscuité est fort gênante, pour les travailleurs qui sont obligés de la subir. Il peut même arriver que leur santé soit en danger, si les matières ainsi volatilisées sont toxiques.

Le danger devient encore plus redoutable, lorsque l'animal, d'où proviennent les débris, a succombé à une maladie infectieuse. C'est, là, un cas qui est de beaucoup le plus fréquent, à notre époque où l'étude des propriétés pathogènes des microbes absorbe l'activité de la plupart des biologistes expérimentateurs.

On a conseillé, il est vrai, d'incinérer, aussi rapidement que possible, le cadavre infectieux, ainsi que tout ce qui émane de lui. Plusieurs modèles de fours crématoires ont été imaginés, pour atteindre convenablement ce but. Mais, ces appareils sont coûteux et tous les expérimentateurs ne peuvent pas se les payer.

C'est pour remédier aux différents inconvénients énumérés plus haut, que j'ai imaginé le seau spécial figuré ci-dessous. C'est une sorte de *Putridarium* dont la *fermeture hermétique* empêche, sûrement, les émanations putrides de se répandre au dehors et de vicier l'atmosphère.

§ 2. — **Construction du Putridarium.**

Cet appareil, entièrement en métal, se compose des organes ci-après :

1° Un *seau* en tôle galvanisée (1), dont le bord libre est constitué par une rigole (2, 2), à parois légèrement obliques, remplie d'eau ;

2° Un *couvercle spécial*, en tôle également galvanisée (3) dont le bord libre (4) plonge dans l'eau de la rigole, jusqu'au fond, et porte, de plus, deux prolongements circulaires (5, 5) légèrement obliques. Par leur obliquité; ces deux bords (5, 5), forment une sorte de *bouchon* qui, en s'enfonçant dans la rigole, à frottement doux, en ferme complètement l'ouverture et empêche l'eau qu'elle contient d'en sortir, même dans les différents mouvements que l'on peut faire exécuter à l'appareil pendant son transport.

On obtient, ainsi, cela se comprend, une fermeture aussi parfaite que possible qui empêche les odeurs de sortir de l'appareil.

Lorsque le seau a été vidé de ses débris putréfiés ou infectieux et lavé avec une solution antiseptique et désodorante, il est facile de le stériliser d'une façon absolue,

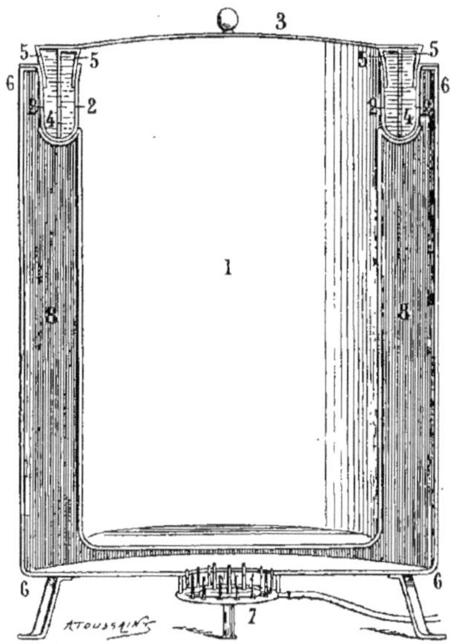

Fig. 54. — Putridarium inodore et stérilisable
(*Modèle de* 1892)

si on le désire, en le soumettant à une température suffisamment élevée, pour détruire, sûrement, tous les micro-organismes.

On obtient ce résultat, en plaçant le seau dans une sorte de four vertical à trépied, en tôle noire (6), ainsi que l'indique la figure 54. Ce four porte un fort brûleur à gaz qui est placé au-dessous (7), dans une ouverture ronde faite dans son fond. L'air surchauffé emprisonné dans l'espace (8) compris entre le four et le seau, porte ce dernier à une température élevée qui carbonise toutes les parcelles de matière animale qui peuvent s'y trouver et, par conséquent, tous les germes.

Si l'on ne possède pas le four ci-dessus figuré, on peut obtenir le même résultat, soit en flambant le seau et son couvercle, soit en le renversant obliquement, l'ouverture en bas, au-dessus d'un brasier et en l'y laissant exposé un temps suffisant. Cette dernière façon de procéder serait, certainement, la plus pratique, pour la campagne où l'on n'a pas toujours le gaz à sa disposition.

§ 3. — Applications variées du Putridarium.

Cet appareil, que j'ai imaginé pour compléter le matériel du laboratoire de physiologie expérimentale, me paraît susceptible de recevoir, aussi, un grand nombre d'autres applications non moins utiles.

C'est ainsi qu'il pourrait, je crois, remplacer avantageusement la *boîte à ordures* que les concierges sont tenus de mettre à la disposition de leurs locataires. Ces boîtes, toujours ouvertes, constituent, comme chacun sait, à Paris, plusieurs centaines de milliers de foyers d'infection d'où s'exhalent, constamment, des torrents d'odeurs fort incommodes.

Il serait bien placé, aussi, dans l'office de chaque ménage et de chaque restaurant.

Il serait bien placé, surtout, dans l'arrière-boutique des bouchers de Paris, pour recevoir les nombreux débris de viandes qu'ils y laissent putréfier librement.

Il paraît être tout indiqué pour opérer, à travers Paris, le transport de ces mêmes débris putréfiés dont les odeurs nauséabondes font soulever, de dégoût, l'estomac du passant qui a le malheur de rencontrer une des voitures qui servent, encore, à faire ce transport.

Cet appareil pourrait, ainsi, contribuer, efficacement, à supprimer les odeurs qui infectent, surtout l'été, l'atmosphère de notre belle capitale et qui soulèvent d'unanimes protestations.

§ 4. — Remarque.

Cette *quatrième partie* comprenait, encore décrit, dans un 2ᵉ chapitre, *un autre Appareil sanitaire de Laboratoire* très important et absolument original, appareil qui n'a aucun similaire.

Ayant vu, dans ces derniers temps, la possibilité d'y introduire des perfectionnements nouveaux et considérables, j'ai préféré le retirer, plutôt que de le présenter avec ses imperfections.

Je me propose de le publier, dès que ces perfectionnements seront convenablement réalisés.

CINQUIÈME PARTIE

QUELQUES RÉFLEXIONS
SUR L'ORIGINE ET LA MARCHE DE L'INVENTION,
AINSI QUE SUR LES DIFFICULTÉS PRATIQUES
DE SA RÉALISATION

CHAPITRE I

ORIGINE DE L'INVENTION
PHASE DE LA THÉORIE PURE

§ 1. — Rôle de l'auto-observation
dans l'étude des processus mentaux de l'invention.

L'invention comporte un travail cérébral et musculaire qui est une source féconde d'instruction.

Par son *auto-observation*, attentive et méthodique, la conscience de l'inventeur peut suivre la marche secrète des processus que l'entendement accomplit dans ses constructions, de même que la succession des différentes opérations musculaires que nécessite la réalisation matérielle, effective, de ces mêmes constructions.

L'inventeur attentif assiste, ainsi, à l'entrée ou au surgissement, dans son entendement, du premier germe de son invention, aux premières manifestations de l'activité cérébrale qu'y engendre ce germe, au développement, toujours croissant, de cette activité, à l'éclosion et à la succession de ses *Idées Originales*, à leurs combinaisons et aux *Constructions subjectives* qu'elles constituent.

Il assiste, enfin, à la mise en jeu de sa musculature, lorsqu'il cherche à exprimer l'*Image subjective* de cette *Construction mentale* dans une *Figuration Objective théorique*, et qu'il s'efforce d'en réaliser, lui-même, ou d'en faire réaliser la *Construction matérielle pratique*.

Il embrasse, ainsi, d'un seul regard, les conditions déterminantes et les caractères de l'originalité de son invention. Il peut apprécier, mieux que personne, la somme d'efforts, de tous genres, qu'elle a exigés et la contribution qu'il apporte au *Progrès*.

§ 2. — De la conception des idées originales.

Certes, je n'ai pas l'intention d'exposer, ici, en détail, une analyse complète du travail mental et musculaire inhérent à l'invention. Je désire simplement relater, sommairement, quelques-unes des principales réflexions qu'il m'a été donné de faire, le plus souvent, sur l'origine et la marche de l'invention, ainsi que sur les difficultés pratiques de sa réalisation.

Peut-être ne paraîtront-elles pas sans intérêt, surtout, à ceux qui, comprenant le rôle capital que l'outillage joue dans l'étude des phénomènes de la vie, désirent en augmenter la richesse ou la puissance.

Tout d'abord, je tiens à faire remarquer qu'il est assez difficile et assez rare de concevoir simplement une *Idée Nouvelle* et *raisonnable* qui soit vraiment *originale*, même une idée qui semble avoir peu d'importance.

Le nombre de ceux qui ont des idées nouvelles ou seulement une idée nouvelle est, relativement à la masse des hommes, bien restreint, bien minime.

Concevoir une idée nouvelle et raisonnable, c'est déjà beaucoup, sans doute, et, cependant, c'est encore bien peu de chose, en comparaison de ce qui reste à faire.

§ 3. — De la Construction mentale.

Si cette idée nouvelle est capitale, elle n'est, aussi, que le point de départ de l'ère des difficultés, que le commencement d'un travail plus ou moins compliqué, quelquefois immense, et toujours ingrat, qu'il faudra accomplir.

Il faut, en effet, faire une *Construction théorique mentale*, pour pouvoir préparer, ensuite, un plan d'exécution qui soit réalisable.

Mais, on ne peut point y parvenir, sans faire, à peu près dans tous les cas, de longues et profondes méditations, sur chacun des points de la construction.

Et alors, que de combinaisons, plus ou moins compliquées, il faut imaginer, étudier, abandonner, reprendre et modifier, pour arriver, enfin, à en obtenir une qui soit, sinon la meilleure possible, au moins assez bonne et sûrement réalisable, avec les moyens d'exécution que l'on peut employer.

CHAPITRE II

PASSAGE DE LA THÉORIE PURE A LA PRATIQUE

§ 1. — De la construction matérielle figurée:
plan d'exécution.

L'inventeur sage et prudent ne doit point se baser, uniquement, sur sa *Construction mentale purement subjective* pour réaliser, *objectivement*, sous la forme d'un appareil pratique, son invention.

S'il agit ainsi, il s'expose, sûrement, à perdre beaucoup de travail, de temps et d'argent.

Il évitera ces pertes, en faisant, avant d'essayer de réaliser la construction matérielle pratique qui représente son but final, un *Plan d'exécution*.

Il s'efforcera donc de *figurer*, sur le papier, la construction mentale purement subjective qui lui semble être la meilleure de celles qu'il a *imaginées*. Et là, il s'efforcera, encore, d'étudier, un à un, tous les organes et toutes leurs combinaisons et de ne rien laisser à l'*imprévu*.

L'inventeur ayant, ainsi, préparé son *Plan d'exécution*, il croira volontiers, surtout quand il manque d'expérience, qu'il en a fini avec les méditations, avec les recherches mentales, logiques. Il croira, naïvement, que l'ère des difficultés est à peu près terminée, qu'il ne lui reste presque plus rien à faire, pour réaliser l'invention qui lui est chère, et qu'il va, enfin, toucher son *Idéal*.

Cette pensée le réjouit. Il est heureux. Hélas! que d'illusions il se fait! que de déceptions l'attendent! Il va, bientôt, constater qu'il n'est, encore, qu'au début de ses peines, qu'il n'a presque rien fait. Il va bientôt constater que la part de l'*Imprévu* est encore énorme, malgré tous les efforts qu'il aura faits pour l'amoindrir.

§ 2. — Difficultés inhérentes à la réalisation d'une construction matérielle et pratique.

En effet, toutes les difficultés pratiques, difficultés de tous genres et sans nombre, sont là qui se dressent devant lui, devant le *praticien*, dès qu'il entreprend la réalisation de son invention théorique.

Essaie-t-il d'en exécuter, lui-même, la construction matérielle? S'il ne possède pas une compétence et une habileté manuelle spéciales et consommées, ce qui est extrêmement rare, parmi les véritables inventeurs, s'il n'est point robuste et s'il n'est pas doué d'une grande force de caractère, il lui sera sûrement impossible d'achever son œuvre.

Le plus souvent, l'insuffisance ou l'absence plus ou moins complète de ces différentes qualités ne lui permettront même pas de penser à entreprendre le travail.

S'adresse-t-il à une maison de construction spéciale ou, directement, à un ouvrier? les difficultés ne font que changer de nature et, souvent, que se compliquer. Il est mal ou point du tout compris. Le praticien fait des objections peu raisonnables ou fort exagérées : la construction lui paraît impossible ou trop difficile à réaliser, il faut renoncer au projet ou modifier le plan d'exécution, etc., etc. Si bien qu'on est, parfois, tenté de croire qu'il invente des difficultés avec l'espoir de vous voir abandonner votre idée et de pouvoir s'en emparer.

Le constructeur praticien ne fait-il aucune objection sur le plan d'exécution? s'engage-t-il à l'exécuter? vous croyez avoir été bien compris et vous recevez l'assurance formelle que l'appareil vous sera livré, tel que vous le désirez, après un délai convenable, bien fixé.

Ce ne sont, là, que de vaines promesses. Le délai est épuisé et vous ne recevez aucun appareil. Pourquoi? Parce que sa construction présente beaucoup plus de difficultés pratiques que ne paraissait en avoir le plan théorique. Les mois s'écoulent et s'accumulent.

Après avoir beaucoup stimulé, beaucoup récriminé, vous recevez, enfin, l'appareil tant désiré.

Mais, ce n'est point celui que vous rêvez, celui indiqué par le plan d'exécution. Il est défiguré. L'ouvrier s'est trompé ou bien il a introduit, sciemment, sans vous consulter, une ou plusieurs modifications que vous ne pouvez pas accepter et que vous refusez. Tout est à refaire, soit avec le même ouvrier, soit avec un autre, ce qui est, souvent, une nécessité.

Que ce soit avec le même praticien ou avec un autre, les mêmes désagréments se reproduiront encore un certain nombre de fois. C'est exaspérant. On est porté à croire, forcément, qu'ils agissent ainsi, par calcul, pour augmenter le travail et, par conséquent, leurs bénéfices. Il est certain que cette opinion est juste, pour beaucoup de cas, sinon pour tous les cas.

§ 3. — Illusions et déceptions de l'inventeur.

Vous arrivez, enfin, à obtenir un appareil tout à fait conforme au plan que vous avez confié au praticien et vous êtes satisfait. Votre satisfaction ne sera pas de longue durée.

En effet, dès que vous l'expérimentez vous constatez que vous avez oublié d'introduire, dans la construction théorique, une ou plusieurs choses qui vous paraissent indispensables, qu'il est trop compliqué, etc. Vous voyez, nettement, la nécessité et la possibilité de réaliser une meilleure construction.

Tout le travail est à recommencer : efforts d'imagination, combinaisons multiples, schémas, dessins, gabarit en bois, puis en fonte, si l'appareil ou une partie de l'appareil doit être fondue, etc., etc. Le pauvre inventeur éprouve, de nouveau, tous les déboires dont il a, déjà, été abreuvé.

Il parvient, enfin, à obtenir un nouvel appareil qui est bien tel qu'il l'a voulu. Il compte bien qu'il n'y aura plus aucune modification à lui faire subir, qu'il aura, enfin, atteint le terme de ses peines.

Il va, encore, subir de nouvelles déceptions, car de nouveaux essais lui démontrent, clairement, qu'il n'a vu qu'une partie, seulement, des imperfections que contient sa construction. Des améliorations nouvelles s'imposent. Il faut encore recommencer le même travail et subir les mêmes difficultés et les mêmes ennuis.

Parfois, le découragement s'empare de vous. On est tenté de tout abandonner. Heureusement, il ne dure pas longtemps. Le désir de posséder un appareil utile plus commode, bien meilleur que celui que l'on a, et, surtout, l'espoir de rendre plus de services à ceux qui auront à s'en servir, sont de puissants stimulants qui ne permettent point à l'inventeur de s'arrêter. Il est tourmenté et poussé à réaliser les améliorations qu'il entrevoit. Il reprend donc son travail.

Il ne cesse, ainsi, d'introduire de nouveaux perfectionnements dans son invention. Il ne compte plus les mois de travail qu'il y consacre. Ce sont les années qui filent et qui s'accumulent.

De perfectionnement en perfectionnement, il arrive à faire exécuter dix, quinze, vingt appareils et même plus, sans pouvoir être pleinement satisfait.

Toujours il voit des améliorations à apporter et il arrive à être convaincu qu'il est impossible de réaliser une construction matérielle vraiment parfaite, où il n'y ait plus rien à retrancher, ni rien à ajouter.

Et encore, tout cela n'est que le beau côté de l'invention et de sa réalisation. L'inventeur, en effet, doit s'estimer très heureux, si, après avoir fait tant d'efforts d'imagination et caressé de beaux rêves, corrigé tant d'erreurs et d'oublis, montré tant d'ingéniosité et d'habileté manuelle, fait preuve de tant de patience et d'abnégation, déployé tant d'activité et de force de caractère, subi de grosses dépenses ou s'être ruiné, il doit s'estimer très heureux, dis-je, si, au lieu d'échouer complètement, il est parvenu à réaliser, enfin, une œuvre vraiment utile, qui soit susceptible de rendre quelques services!

§ 4. — L'esprit commence ses inventions, généralement, par les constructions les plus compliquées.

Quoi qu'il en soit, sur le rude terrain de la pratique, l'inventeur découvre, bien vite, qu'il est loin d'être aussi fort qu'il le croyait, alors qu'il se tenait dans le domaine de la théorie.

Il comprend même qu'il n'est pas très intelligent, pas aussi clairvoyant qu'il le pensait, en constatant qu'il commence, toujours, ou presque toujours, par imaginer des constructions très compliquées, alors qu'il ne désire ou qu'il ne préfère que les plus simples et qu'il s'efforce, longtemps, de les simplifier.

Il comprend, enfin, qu'il est bien plus difficile de réaliser une invention que de l'imaginer et d'en figurer la construction théorique.

————

CHAPITRE III

CONCLUSIONS SOMMAIRES

§ 1. — Comparaison de l'invention
et de la réalisation des constructions matérielles
avec l'invention et la réalisation des constructions
sociales, morales, politiques, philosophiques
et religieuses.

Quand on a éprouvé les difficultés et fait les constatations exposées dans les deux chapitres précédents, il est bien difficile de s'y arrêter, de ne pas aller plus loin. On ne peut s'empêcher de se laisser entraîner sur le domaine humain et social.

Et alors, on se dit, naturellement : « puisqu'il est si dif-
« ficile de modifier, convenablement, un morceau de bois
« ou de métal, de donner une forme nouvelle à une cer-
« taine quantité de matière brute et de réaliser, ainsi, une
« construction matérielle et pratique qui soit identique
« à une construction théorique donnée, il doit être, encore,
« bien plus difficile de réaliser, par l'éducation et autres
« procédés, un type d'homme plus parfait ; de réaliser,
« par la politique, une construction sociale meilleure;
« etc., etc. »

Il y a, assurément, dans ces différents faits et dans ces

différentes considérations d'ordre pratique, un enseignement bien propre à corriger l'orgueil et la vanité du *pur*
théoricien et à le faire descendre, modestement, du sommet des illusions où il se tient trop souvent perché, alors
même qu'il est parvenu à imaginer et à décrire, à figurer,
la meilleure des constructions théoriques.

§ 2. — L'inventeur doit poursuivre, avec ténacité, la réalisation de son invention, jusqu'à ce qu'elle soit pratique.

Cependant, si ces faits démontrent à l'inventeur qu'il
doit bien se garder d'avoir une foi absolue en sa théorie,
qu'il doit savoir douter, convenablement, de sa valeur,
ils lui démontrent, aussi, que lorsqu'il est en possession
d'une *Idée vraiment nouvelle, d'une construction théorique
originale et avantageuse*, il ne doit jamais se laisser décou-
rager par les innombrables difficultés de tous genres que
présente la réalisation pratique de cette idée.

Il doit la poursuivre, sans cesse et sans défaillance,
jusqu'à ce qu'il en ait pleinement conquis la possession.

Qu'il soit bien convaincu que sa persévérante ténacité
est et sera la condition fondamentale de son succès.

TABLE PAR ORDRE ALPHABÉTIQUE

DES

AUTEURS CITÉS DANS CE VOLUME

TABLE

PAR CATÉGORIE ET PAR ORDRE NUMÉRIQUE

D. — APPAREILS D'IMMOBILISATION

1° Appareils d'immobilisation de la tête, la gueule étant fermée ou ouverte.

2° Appareils d'Immobilisation par Suspension du corps.

3° Appareils d'Immobilisation par attachement du corps.

4° Appareils d'Immobilisation
pour Démonstrations physiologique ou anatomique,
le corps étant présenté dans la position oblique,
devant un nombreux auditoire.

E. — APPAREILS D'ENREGISTREMENT

F. — APPAREILS POUR FAIRE, SUR DE GRANDES ÉTENDUES, L'ETUDE DES COURBES ENREGISTRÉES

G. — APPAREILS DE MESURE DE LA SURFACE DE LA PEAU HUMAINE, etc.

H. — APPAREILS SANITAIRES DE LABORATOIRE, etc.

TABLE ANALYTIQUE DES MATIÈRES

PREMIÈRE PARTIE

**Appareils de Préhension, d'Attache, de Logement, d'Incarcération
et d'Immobilisation des animaux.**

SECTION I

APPAREILS DE PRÉHENSION

SECTION II

APPAREILS D'ATTACHE

CHAPITRE II

MUSELIÈRES IMMOBILISATRICES

CHAPITRE III

MORS IMMOBILISATEURS ET MORS OUVRE-GUEULES

CHAPITRE VI

TABLES ET TABLETTES DE VIVISECTION, DE DISSECTION ET DE DÉMONSTRATION

CHAPITRE VII

REMARQUES GÉNÉRALES SUR LES AVANTAGES DU NOUVEAU MATÉRIEL DE PRÉHENSION, D'ATTACHE, DE LOGEMENT, D'INCARCÉRATION ET D'IMMOBILISATION

DEUXIÈME PARTIE

Appareils d'enregistrement et d'étude des courbes enregistrées

SECTION I

GRAND ENREGISTREUR POLYGRAPHIQUE, A MOUVEMENT RÉVERSIBLE, POUR INSCRIPTIONS DE LONGUES DURÉES

CHAPITRE I

ORGANES FONDAMENTAUX DE SOUTIEN ET ORGANES D'ENREGISTREMENT PROPREMENT DITS

CHAPITRE II

ORGANES ET APPAREILS D'INSCRIPTION

CHAPITRE III

HORLOGE DE PRÉCISION, A PENDULE ET A CYLINDRE INTERRUPTEURS DE COURANTS ÉLECTRIQUES

CHAPITRE IV

APPAREILS ÉLECTRIQUES ET LEURS DIFFÉRENTES COMBINAISONS.

VARIÉTÉS DES APPLICATIONS ÉLECTRIQUES QUE L'ON PEUT FAIRE, SUR L'ORGANISME VIVANT, AVEC LE GRAND ENREGISTREUR POLYGRAPHIQUE

CHAPITRE V

AVANTAGES ET INCONVÉNIENTS DU GRAND ENREGISTREUR POLYGRAPHIQUE

SECTION II

GRAND ENREGISTREUR POLYGRAPHIQUE SIMPLIFIÉ
A MOUVEMENT RÉVERSIBLE
POUR INSCRIPTIONS DE COURTES ET DE MOYENNES DURÉES
AVEC STYLES SECS OU STYLES A ENCRE
SUR PAPIER FUMÉ OU NON FUMÉ

CHAPITRE I

DESCRIPTION SOMMAIRE DE LA CONSTRUCTION
DU GRAND ENREGISTREUR POLYGRAPHIQUE SIMPLIFIÉ

CHAPITRE II

DESCRIPTION SOMMAIRE DE L'EMPLOI
DU
GRAND ENREGISTREUR POLYGRAPHIQUE SIMPLIFIÉ

CHAPITRE III

COMPARAISON SOMMAIRE ENTRE LES DEUX MODÈLES D'ENREGISTREURS.

SECTION III

CHAPITRE I

DIFFÉRENTS GENRES D'ÉTUDES DES COURBES FIGURATIVES DES PHÉNOMÈNES ENREGISTRÉS

CHAPITRE II

DIFFÉRENTS PROCÉDÉS POUR FAIRE L'EXAMEN DES COURBES ENREGISTRÉES

TROISIÈME PARTIE

Pelliplanimétrie
ou
Mesure de la Surface de la peau humaine.

CHAPITRE I

CONSIDÉRATIONS GÉNÉRALES

CHAPITRE II

APPLICATIONS DE LA NOUVELLE MÉTHODE PLANIMÉTRIQUE

CHAPITRE III

SUPÉRIORITÉ DE LA NOUVELLE MÉTHODE PELLIPLANIMÉTRIQUE
SUR TOUS LES AUTRES PROCÉDÉS

QUATRIÈME PARTIE

Appareils sanitaires de Laboratoire

CHAPITRE I

PUTRIDARIUM INODORE ET STÉRILISABLE

ERRATA

				au lieu de	lire :
Page 12,	ligne 30,		*au lieu de*	Sterling,	*lire :* Stirling.
— 25	—	6	—	Armée,	— Armé.
— 63	—	17	—	leur,	— son.
— 88	—	11	—	Anneaux croissants,	— Anneaux-croissant.
— 118	—	8	—	Collier Préhenseur,	— Collier-Préhenseur.
— 132	—	14	—	1896,	— 1899.
— 152	—	11	—	18,	— 4.
— 155	—	8	—	inscrivant,	— inscrivent.
— 155	—	13	—	prenant,	— pressant.
— 160	—	19	—	41,	— 42.
— 164	—	2	—	s'engrène,	— qui s'engrène.
— 174	—	1	—	Segment,	— Segments.
— 236	—	31	—	page 169,	— page 168.

$$ -\ 248\ -\ 9\ -\quad \frac{V\frac{2}{3}}{V'\frac{2}{3}}\ \text{conduit à,} \qquad -\ \frac{S}{S'} = \frac{V\frac{2}{3}}{V'\frac{2}{3}}\ \text{conduit à} $$

$$ -\ 249\ -\ 19\ -\quad \frac{S.\sqrt{V}}{V} = \text{constante,} \qquad -\ \frac{S.\sqrt[3]{V}}{V} = \text{constante.} $$

— 280	—	16	—	poulie (27),	— roue dentée (27).
— 317	—		—	L. Frédéricq... 121	— L. Frédéricq... 12.
— 332	—	9	—	Segment,	— Segments.
— 333	—	20	—	Segment,	— Segments.

Paris, le 16 novembre 1899.

DIJON, IMPRIMERIE DARANTIERE, RUE CHABOT-CHARNY, 65.

9 782019 984717